全国高等职业教育护理专业"十三五"规划教材

妇产科护理学

FUCHANKE HULIXUE

主　编　邬远林　单　娟　隋　瑾

副主编　姚新兰　熊晓莉

编　者（以姓氏笔画为序）

文相华　萍乡卫生职业学院

邬远林　萍乡卫生职业学院

汤　薇　宜春职业技术学院

吴小燕　萍乡卫生职业学院

单　娟　铜仁职业技术学院

姚新兰　铜仁职业技术学院

徐　娇　萍乡卫生职业学院

黄　琴　萍乡卫生职业学院

隋　瑾　贵州健康职业学院

熊晓莉　乐山职业技术学院

颜玲琴　萍乡卫生职业学院

华中科技大学出版社
http://www.hustp.com
中国·武汉

内 容 简 介

本书是全国高等职业教育护理专业"十三五"规划教材。

本书内容详略得当,条理清晰。全书共二十二章,内容包括绪论、妇产科基础理论、产科学、妇科学、妇女保健、计划生育及妇产科常用技能操作六大部分。书中穿插了与教学内容相关的知识链接,融知识性、趣味性于一体。章末附有与护士执业资格考试题型相同的目标检测,有利于学生进一步理解与巩固所学知识,并顺利通过护士执业资格考试。

本书可供高职护理、助产及相关专业学生使用,也可供临床工作者参考。

图书在版编目(CIP)数据

妇产科护理学/邬远林,单娟,隋瑾主编. —武汉:华中科技大学出版社,2018.6
全国高等职业教育护理专业"十三五"规划教材
ISBN 978-7-5680-4168-3

Ⅰ. ①妇… Ⅱ. ①邬… ②单… ③隋… Ⅲ. ①妇产科学-护理学-高等职业教育-教材 Ⅳ. ①R473.71

中国版本图书馆 CIP 数据核字(2018)第 135321 号

妇产科护理学
Fuchanke Hulixue

邬远林 单 娟 隋 瑾 主编

策划编辑:余 雯
责任编辑:谢贤燕
封面设计:原色设计
责任校对:李 弋
责任监印:周治超

出版发行:华中科技大学出版社(中国·武汉)　　电话:(027)81321913
　　　　　武汉市东湖新技术开发区华工科技园　　邮编:430223
录　排:华中科技大学惠友文印中心
印　刷:武汉华工鑫宏印务有限公司
开　本:787mm×1092mm　1/16
印　张:18.5
字　数:479 千字
版　次:2018 年 6 月第 1 版第 1 次印刷
定　价:58.00 元

Preface 前　言

　　本书是全国高等职业教育护理专业"十三五"规划教材。本书的指导思想、编写原则，教材内容的深度、广度以及内容的界定明确，并明确了编写应以岗位需求为导向，满足理论与实践一体化的课堂要求，突出实践教学。

　　全书共二十二章，内容包括绪论、妇产科基础理论、产科学、妇科学、妇女保健、计划生育及妇产科常用技能操作六大部分。全书编写体例一致，内容详略得当，条理清晰，并有以下特点。

　　（1）坚持"以服务为宗旨，以就业为导向"的高等职业教育办学思想。体现"以人为中心"的整体护理理念，首先叙述妇女妊娠、分娩、产后的正常过程及护理，在此基础上介绍异常过程及患病妇女的护理、计划生育和妇女保健内容。

　　（2）书中增加了图、表，穿插了与教学内容相关的知识链接，融知识性、趣味性于一体。

　　（3）注意与相关专业课程内容的衔接，避免重复，但保留专科特色。

　　（4）相关章节后增加了常见诊疗技术及护理，能有效提高学生的实践技能。

　　（5）对各章内容的取舍及章节、疾病的排序等方面做了一些变动，体现了内容的时代性。主要以全国护士执业资格考试大纲为依据，每章末附有与护士执业资格考试题型相同的练习题及参考答案，有利于学生对知识进一步理解与巩固，并有利于学生通过护士执业资格考试。

　　本书主要供各高职专科护理、助产专业学生使用，也可作为从事相关工作人员的参考用书。

　　本书在编写过程中参阅了大量文献，同时得到了华中科技大学出版社、宜春职业技术学院、乐山职业技术学院等的大力支持和帮助，在此深表谢意。

　　本书由邬远林、单娟、隋瑾担任主编，由姚新兰、熊晓莉担任副主编,参与编写工作的还有文相华、黄琴、汤薇、徐娇、吴小燕、颜玲琴。

具体编写分工如下:由萍乡卫生职业学院邬远林编写第一、十四、十六、十七章,铜仁职业技术学院单娟编写第二、三、十、十一、十二章,贵州健康职业学院隋瑾编写第七、八、九章,铜仁职业技术学院姚新兰编写第四、五章,乐山职业技术学院熊晓莉编写第十九、二十一章,萍乡卫生职业学院文相华编写第六、七、八章,萍乡卫生职业学院黄琴编写第九、二十二章,宜春职业技术学院汤薇编写第二、三章,萍乡卫生职业学院徐娇编写第十三章,萍乡卫生职业学院吴小燕编写第十五、十八章,萍乡卫生职业学院颜玲琴编写第二十章。全书由邬远林、单娟、隋瑾修改、补充和最后定稿。

本书全体编者本着高度认真、负责的态度参与编写工作,虽经反复斟酌和修改,但因能力和经验不足,书中难免有错误和不当之处,热忱欢迎各院校师生和读者批评指正。

编 者

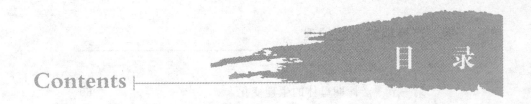

目 录

Contents

第九章　异常分娩产妇的护理

第十章　分娩期并发症产妇的护理

第十一章　胎儿窘迫及新生儿窒息的护理

第十二章　产褥期疾病妇女的护理

第十三章　妇科病史采集及检查配合

第十四章 女性生殖系统炎症患者护理

第十五章 月经失调患者的护理

第十六章 女性生殖系统肿瘤患者的护理

第十七章 妊娠滋养细胞疾病患者的护理

第十八章 妇科其他疾病患者的护理

第一章 绪 论

在古代,护理学仅为医学领域的一个组成部分。直至近代,护理学才逐渐发展成为医学领域内一门独立的学科。妇产科护理学作为护理学的一个亚学科,也逐渐形成独特的专业,其理论或模式反映了当代妇产科护理发展的新趋势。

一、妇产科护理学简史与发展趋势

妇产科护理最早源于产科护理。自有人类以来,就有专人参与照顾妇女的生育过程,这就是早期的产科及产科护理雏形。大约在公元前 1500 年(距今约 3500 年),古埃及 Ebers 古书中就有关于妇产科学的专论,追述了公元前 2200 年古埃及民间对缓解产科阵痛的处理、胎儿性别的判断及妊娠诊断方法,也有对分娩、流产、月经以及一些妇科疾病的处理方法的描述。因此,Ebers 古书大概是西方医学史中被公认为最早记述有医学、妇产科学及妇产科护理学发展的史书。

我国妇产科学也有着悠久的发展历史,公元前 1300 至公元前 1200 年间,在以甲骨文撰写的卜辞中就有王妃分娩时染疾的记载,此为我国关于妇产科疾病的最早记录。两千多年前诞生的中医古典巨著《黄帝内经》里有对女子成长、发育、月经疾病、妊娠的诊断及相关疾病的认识和解释,这些妇产科知识对后人有着重要启示。唐朝大中初年(公元 8 世纪中叶),咎殷在《经效产宝》中对妊娠、难产、产后等做出了评论,列出了药方,此为我国现存最早的一部中医妇产科专著。由汉代到唐代,祖国医学有很大发展,中医妇产科初具雏形。我国在清代以前,一直推行祖国医学,后来在引进西方科学的同时,也引进了西方医学。18 世纪初,西医传入中国,辛亥革命后,我国才培养起早期的西医力量,带动了妇产科学和妇产科护理学的发展。1901 年,英国医生到福州开展工作,打破了家庭分娩的传统,使住院分娩增多。

随着分娩场所由家庭转为医院,参与产科护理的人员结构和性质也在发生根本性变化,即需要一批受过专业训练、具备特殊技能的护理人员参与产科的护理工作,同时也逐渐形成了独特的专业——妇产科护理学。

近代随着电子技术的逐步发展、计算机的广泛应用和生物科技的飞速发展,新的检查手段及技术不断地投入到妇产科临床诊断和治疗中,如宫腔镜、腹腔镜、围生监护技术、产前诊断技术、助孕技术(试管婴儿)。这些检查手段和技术的发明与应用及妇科内分泌学等的完善,使妇产科护理学随着妇产科学的变化而变化。

自 20 世纪 90 年代以来,我国护理事业逐渐与国际护理理念接轨。妇产科护理观念也从单纯的"护理疾病"发展为"保障人类健康"的护理;护士的工作场所逐渐由医院扩大到家庭、地区和社会;工作内容也从传统地、机械地、被动地执行医嘱,完成常规护理技术操作和对患者的躯体进行护理,扩大到提供整体化护理。"以人的健康为中心的护理"孕育着妇产科护理的发展和未来。开展"以家庭为中心的产科护理"是当代妇产科护理学中最具典型意义的整体化护理,代表了妇产科护理的发展趋势。"以家庭为中心的产科护理"被定义为:确定并针对个案、家庭、新生儿在生理、心理、社会等方面的需要及调适,向他们提供具有安全性和高质量的健康照顾,尤其强调提供促进家庭成员间的凝聚力和维护身体安全的母婴照顾。

在开展"以人的健康为中心的护理"活动中,人们逐渐认识到:在"安全"的前提下,孕妇家庭有能力选择自己所希望接受的生育照顾方式,使开展"以家庭为中心的产科护理"具有可行性。当前,欧美一些国家为能提供"以家庭为中心的产科护理"方式,对某些方面进行了改革。事实上,我国国内现代产科护理发展迅速,从国情出发正在开展多种形式的改革和尝试,并逐渐迎合世界产科护理的发展趋势。例如,开展"爱婴医院""温馨待产"以及有关开展纯母乳喂养活动中的"母婴同室"等形式,均属于提供类似家庭环境的待产和分娩机构,是贯彻执行"以家庭为中心的产科护理"的具体表现。

二、妇产科护理学的范畴及特点

(一) 概念

妇产科护理学是一门诊断并处理女性对现存和潜在健康问题的反映,为妇女健康提供服务的学科,也是现代护理学的重要组成部分。

(二) 范畴

妇产科护理学的研究对象包括处于生命各阶段不同健康状况的女性以及相关的家庭成员和社会成员。妇产科护理学内容包括孕产妇的护理、妇科疾病患者的护理、计划生育指导及妇女保健等。

(三) 特点

1. 涉及范围广、实践性强　妇产科护理学不仅具有医学特征,而且还具有独立和日趋完善的护理及相关理论体系。妇产科护理学除涉及医学基础学科和社会人文学科的知识外,还涉及护理学基础、内科护理学、外科护理学、儿科护理学等学科的知识。必须充分认识到妇产科护理学是一门专业性、实践性很强的学科,妇产科护士应该熟悉、精通相关理论,要做到理论联系实际,在实践中运用并发展这些理论。

2. 既有疾病的护理,又有预防、保健的护理　妇产科护理学是一门贴近临床的学科,有妇产科疾病的治疗和护理;妇产科护理也是预防护理、保健护理,做好妇女的五期保健可以预防和减少并发症和合并症的发生。因此,定期进行各项检查和护理是妇产科护理学的重要组成部分。

3. 除了保障妇女本身的健康还要顾及胎儿、新生儿　妊娠是妇女生命过程中的一个特殊生理阶段,为此,在产科护理工作中,护理对象既包括母亲也包括其胎儿与新生儿,这两者在生理与病理变化上既相互独立也相互影响,作为产科护理工作者在考虑护理问题与护理措施时,既要保障孕、产妇的健康安全,也要保障胎儿在宫内的正常发育以及新生儿的健康,两者一样重要而且息息相关。

4. 护理对象不仅包括生命各阶段不同健康状态的女性,还涉及个人隐私　护理对象都是女性,而且由于女性在不同孕周有着不同的心理和生理的变化,因此容易出现害羞、焦虑、紧张、情绪不稳定、忧郁等心理问题,这些问题在护理工作中应当得到高度重视。同时,工作中还会遇到许多涉及个人隐私的问题,护理人员应特别注意给予保护。

5. 受到社会、家庭其他成员等诸多方面的影响强于其他学科　近年来,产科护理越来越提倡"以家庭为中心"的护理。妊娠、分娩已不仅仅是孕产妇的个人行为,而是孕产妇及其家庭支持系统共同参与的家庭行为,在护理工作中同样要考虑到对家庭成员提供相应的护理支持,鼓励家庭成员积极参与妊娠、分娩的全过程,以促进产后新家庭的建立与和谐发展。

三、妇产科护理学的学习目的和学习方法

(一) 学习目的

学习妇产科护理学的目的在于学好理论和掌握技能,发挥护理特有的职能,为患者提供缓解痛苦、促进康复的护理活动,帮助护理对象尽快获得生活自理能力,为健康女性提供自我保健、预防疾病的知识并能帮助她们维持健康状态。

(二) 学习方法

妇产科护理学对护士的文化基础水平、专业实践能力、工作经验、责任心及职业道德等方面提出了更高的要求,学习妇产科护理学必须具备相关的医学基础知识,学习中首先要树立整体观念,不仅对疾病进行治疗和护理,还要关心人的心理和相关的社会因素,时刻以高度的责任心、同情心和严谨的工作态度及工作作风,热情地为每一位孕产妇和非妊娠期妇女服务。妇产科护理学是一门专业性、实践性很强的学科,在理论学习的过程中要注重理论联系实际。在临床实践中,坚持针对个体差异性提供个体化整体护理的原则,运用所学知识为护理对象提供高质量的护理活动,最大限度满足护理对象的需求。

目 标 检 测

1. 我国现存最早的一部中医妇产科专著是(　　　)。

A. Ebers 古书　　　　　　　B.《黄帝内经》　　　　　　　C.《千金要方》

D.《经效产宝》　　　　　　　E.《妇人大全良方》

2. "以家庭为中心的产科护理"内容中,尤其强调提供促进家庭成员的凝聚力和(　　　)。

A. 维护安全的护理　　　　　　B. 维护身体安全的母婴照顾

C. 母婴护理　　　　　　　　　D. 产后护理

E. 家庭成员健康的护理

(邬远林)

第二章　女性生殖系统解剖与生理

第一节　女性生殖系统解剖

一、外生殖器

女性外生殖器又称外阴,指生殖器官外露的部分,包括耻骨联合至会阴和两股内侧之间的组织(图 2-1)。

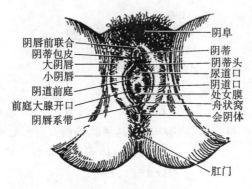

图 2-1　女性外生殖器

（一）阴阜

阴阜为耻骨联合前面隆起的脂肪垫,皮下有丰富的脂肪组织,青春期开始生长阴毛,呈尖端向下的三角形分布。

（二）大阴唇

大阴唇为两股内侧的一对纵向隆起的皮肤皱襞,前接阴阜,后达会阴体。大阴唇外侧面与皮肤相同,皮层内有汗腺和皮脂腺,青春期长出阴毛;内侧面皮肤湿润似黏膜,无阴毛。未婚妇女两侧大阴唇自然合拢,遮盖阴道口和尿道口。大阴唇有很厚的皮下脂肪,且含有丰富的血管、淋巴管和神经,受伤后,容易出血形成血肿。

（三）小阴唇

小阴唇为位于大阴唇内侧的一对薄皱襞。表面湿润,色褐,无毛,富含神经末梢,非常敏感。两侧小阴唇前端包绕阴蒂头,后端与大阴唇后端会合,在正中线形成一条横皱襞,称阴唇系带。

（四）阴蒂

阴蒂位于小阴唇顶端,为海绵体组织,富含神经末梢,极敏感,具有勃起性。

（五）阴道前庭

阴道前庭为两侧小阴唇之间的菱形区,前为阴蒂,后为阴唇系带。此区域内有尿道口、阴道口、处女膜和前庭大腺。

1. 尿道口 位于阴蒂与阴道口之间,是尿道的开口,为不规则的椭圆形小孔,后壁有一对尿道旁腺,其分泌物有滑润尿道口的作用,但此腺体常为细菌潜伏之处。

2. 阴道口及处女膜 阴道口位于尿道口下方,其周缘覆盖一层薄膜,称处女膜。膜中央有一孔,经血由此流出。处女膜可因性交或剧烈运动而破裂,分娩时进一步破损,产后仅留有几个小隆起称处女膜痕。

3. 前庭大腺 又称巴氏腺,位于大阴唇的深部、阴道口两侧,约黄豆大小,左、右各一。腺管细长,开口于阴道前庭后方小阴唇与处女膜之间的沟内。性兴奋时分泌黄白色黏液以润滑阴道口。正常情况下,不能触及此腺体。感染时,因腺管口阻塞而形成脓肿或囊肿。

二、内生殖器与邻近器官

女性内生殖器包括阴道、子宫、输卵管及卵巢,后两者常称为子宫附件(图 2-2)。

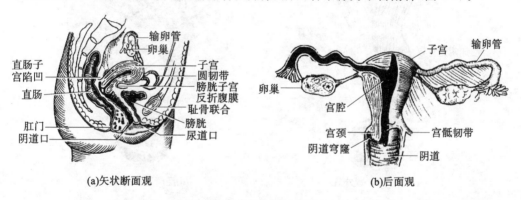

(a)矢状断面观   (b)后面观

图 2-2 女性内生殖器

（一）阴道

阴道为性交器官,也是月经血排出和胎儿娩出的通道。

1. 解剖结构 阴道位于膀胱、尿道和直肠之间,上端包绕宫颈,下端开口于阴道前庭。呈上宽下窄的管道,前壁长 7～9 cm,后壁长 10～12 cm。环绕宫颈周围的部分称阴道穹隆。按其位置分前、后、左、右四部分,其中后穹隆最深,其顶端与盆腔最低部位的直肠子宫陷凹紧密相邻,当盆腔内器官出血或盆腔积液时,可经此处穿刺或引流,协助临床诊断与治疗。

2. 组织结构 阴道壁由黏膜、肌层和纤维组织组成,有很多横纹皱襞,有较大伸展性。黏膜呈淡红色,由复层鳞状上皮覆盖,无腺体,但能渗出少量液体,与子宫内膜及宫颈黏膜腺体分泌的黏液混合成乳白色、略黏稠的液体,称白带。

（二）子宫

1. 功能　非孕时子宫内膜受卵巢激素的影响，发生周期性变化，形成月经；性交后子宫为精子到达输卵管的通道；受孕后子宫成为孕育胎儿的场所；分娩时，子宫收缩将胎儿娩出。

2. 解剖结构　子宫位于骨盆腔中央，坐骨棘水平之上，呈轻度前倾前屈位，前与膀胱为邻，后与直肠为邻。子宫呈前后略扁的倒置梨形。成年女性子宫长 7～8 cm，宽 4～5 cm，厚 2～3 cm，重 50～70 g，容积约 5 mL。

子宫分为三部分：子宫体、子宫颈及子宫峡部。

（1）子宫体：子宫上部较宽，称子宫体（简称宫体），其上隆起部分称子宫底（简称宫底），子宫底两侧与输卵管相通处称子宫角，子宫的内腔称子宫腔（简称宫腔），呈上宽下窄的三角形。

（2）子宫颈：子宫下部较窄呈圆柱形的部分称子宫颈（简称宫颈）。突入阴道内的部分称宫颈阴道部，阴道以上的部分称宫颈阴道上部。宫颈内腔呈梭形，称子宫颈管（简称宫颈管），成年妇女长约 3 cm，它有内、外两个口，内口与宫腔相通，外口通入阴道。未产妇宫颈外口呈圆形，经产妇宫颈外口由于分娩而形成横裂状（图 2-3）。宫体与宫颈的比例因年龄而异，婴儿期为 1：2，成年妇女为 2：1，老人为 1：1。

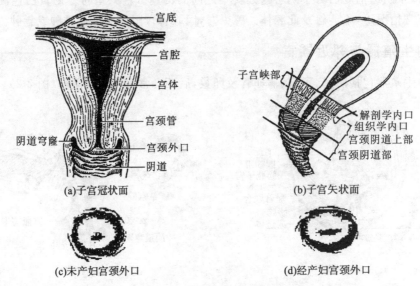

图 2-3　子宫各部及宫颈外口

（3）子宫峡部：宫体与宫颈之间的狭窄部分为子宫峡部。子宫峡部的上端在解剖学上较狭窄，称解剖学内口；下端因黏膜组织在此处由宫腔内膜转变为宫颈内膜，故称组织学内口。非孕时子宫峡部长约 1 cm，妊娠后可逐渐延伸变长，妊娠末期和临产时可达 7～10 cm，成为子宫下段，为软产道的一部分。

3. 组织结构

（1）宫体：子宫体壁由三层组织构成，由内向外可分为子宫黏膜层、肌层和浆膜层（脏腹膜）。

黏膜层又称子宫内膜，质软而光滑，呈淡红色。分为功能层（包括致密层与海绵层）和基底层两部分，基底层与子宫肌层紧贴，功能层从青春期开始受卵巢激素影响发生周期性变化，月经期功能层脱落形成月经，而后由基底层再生修复。

肌层是子宫体壁最厚的一层，由平滑肌肌束及弹性纤维组成。平滑肌肌束纵横交错似网状,为外纵内环中交叉,血管贯穿其中,当子宫肌纤维收缩时,可有效地压迫血管止血。

浆膜层与肌层紧贴,为覆盖宫底、宫体前后的脏腹膜。但在子宫前面近子宫峡部处,向前反折覆盖膀胱,形成膀胱子宫陷凹。在子宫后面,腹膜沿子宫体壁向下至宫颈后方及阴道后穹隆,再反折覆盖直肠前壁,形成直肠子宫陷凹。

(2)宫颈:主要由结缔组织构成,含少量平滑肌、血管及弹力纤维。宫颈管黏膜由单层高柱状上皮组成,有腺体和纤毛,能分泌碱性黏液,形成黏液栓,防止细菌侵入。宫颈阴道部由复层鳞状上皮覆盖,表面光滑。宫颈管柱状上皮在外口与鳞状上皮交界,此处是宫颈癌的好发部位。

4.子宫韧带　共有四对,与盆底肌肉和筋膜共同维持子宫的正常位置(图2-4)。

(1)圆韧带:因其呈圆索状而得名,由结缔组织与平滑肌组成。起自两侧子宫角前面,输卵管近端的下方,向前斜行,经腹股沟管止于大阴唇上端。其作用是维持子宫呈前倾位置。

(2)阔韧带:为子宫两侧翼形腹膜皱襞,由覆盖子宫前、后壁的腹膜向两侧骨盆壁延伸而成。阔韧带上缘

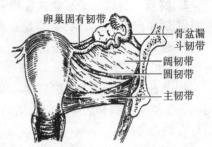

图2-4　子宫韧带

内侧2/3包盖输卵管(伞端无腹膜覆盖),外侧1/3自输卵管伞端延伸至盆壁,称骨盆漏斗韧带或卵巢悬韧带,卵巢血管由此经过。子宫动、静脉从阔韧带基底部穿过。阔韧带中有丰富的血管、淋巴、神经及大量疏松结缔组织,称子宫旁组织。阔韧带的作用是维持子宫于盆腔正中央位置。

(3)主韧带:又称宫颈横韧带,在阔韧带的下部,横行于宫颈两侧和骨盆侧壁之间,是固定宫颈位置、保持子宫不致下垂的主要结构。

(4)宫骶韧带:从宫颈后上侧方(相当于组织学内口),向两侧绕过直肠到达第2、3骶椎前面的筋膜,将宫颈向后向上牵引,间接保持子宫前倾位置。

(三)输卵管

输卵管是精子与卵子相遇受精的场所,也是受精卵运输到宫腔的通道。为一对细长弯曲的肌性管道。位于阔韧带的上缘,内侧与子宫角相连通,外端游离,与卵巢接近。全长8～14 cm,输卵管由内向外分为以下四部分。

1.间质部　为通入子宫壁内的一段,管腔最狭窄。

2.峡部　紧接间质部,管腔较窄。

3.壶腹部　在峡部外侧,管腔较宽大,卵子与精子多在此相遇受精。

4.伞端　为输卵管末端游离部分,呈漏斗状,有许多细长的指状突起,开口于腹腔,靠近卵巢,有"拾卵"作用。

输卵管壁由三层构成:外层为浆膜层,即阔韧带的上缘;中层为平滑肌层,常有节律性收缩;内层为黏膜层,有纤毛细胞及分泌细胞,纤毛向宫腔方向摆动,可协助受精卵的运行。

(四)卵巢

卵巢为一对产生卵子和性激素的性腺器官。位于输卵管的后下方,附着于阔韧带的后叶,呈灰白色扁椭圆体,成人卵巢大小为4 cm×3 cm×1 cm。青春期前卵巢表面光滑;青春期后卵巢因排卵而致表面凹凸不平;绝经后卵巢逐渐萎缩、变小、变硬。

卵巢表面无腹膜，由单层立方上皮覆盖，称生发上皮。卵巢组织由外到内分皮质和髓质两部分。皮质内含有数以万计的卵泡；髓质居中，含有丰富的血管、淋巴、神经和疏松结缔组织。

（五）邻近器官

内生殖器的邻近器官有输尿管、膀胱、尿道、直肠及阑尾。它们互相毗邻，相互影响。

1. 输尿管 输尿管起自肾盂，在腹膜后沿腰大肌向前下行入骨盆腔，在阔韧带底部距宫颈外侧约 2 cm 处，与子宫动脉交叉，并在其下方穿过，再绕向前向内进入膀胱，在施行子宫切除术结扎子宫动脉时，应注意勿损伤输尿管。

2. 膀胱 膀胱位于耻骨联合后方，子宫的前面。膀胱空虚时位于盆腔内，充盈时可升至腹腔而影响子宫位置，故行妇科检查或手术前必须排空膀胱。

3. 尿道 尿道位于阴道前面，长 3～4 cm，开口于前庭。女性尿道短而直，又接近阴道，故易引起泌尿系统感染。

4. 直肠 直肠位于盆腔后部，前为子宫、阴道，后为骶骨。直肠下 2/3 与阴道后壁紧贴，相隔一层结缔组织和筋膜。肛门括约肌与会阴体相邻，因此妇科手术及分娩时应避免损伤肛门与直肠。

5. 阑尾 阑尾位于右髂窝内，可深入盆腔并接近右侧输卵管，故患阑尾炎时易累及子宫附件，妊娠后阑尾的位置可随妊娠子宫的增大而向外上方移位。

三、骨盆及盆底组织

骨盆为生殖器官所在，也是胎儿娩出的通道，其大小、形态对分娩有直接影响。

（一）骨盆的组成

骨盆由左、右 2 块髋骨，骶骨和尾骨组成。每块髋骨又由髂骨、坐骨和耻骨融合而成（图2-5）。骶骨由 5～6 块骶椎合成。尾骨由 4～5 块尾椎合成。骨与骨之间有耻骨联合、骶髂关节及骶尾关节。以上关节和耻骨联合周围均有韧带附着，其中以骶、尾骨与坐骨结节之间的骶结节韧带和骶、尾骨与坐骨棘之间的骶棘韧带较为重要。妊娠期受激素的影响，韧带松弛，各关节的活动稍有增加，有利于胎儿的娩出。

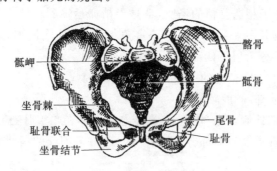

图 2-5　正常女性骨盆

（二）骨盆的骨性标志

骨盆的重要骨性标志：①骶岬：第 1 骶椎向前突出的部分，是骨盆内测量的重要标志。②髂嵴：髂骨翼上缘较肥厚的弓形部分，前端为髂前上棘，后端为髂后上棘，它们都是骨盆外测量的重要标志。③坐骨棘：坐骨后缘中点突出的部分，是分娩中判断胎先露下降程度的重要标志。④坐骨结节：坐骨上、下支移行下后部，髋骨最低点，骨质粗糙肥厚。⑤耻骨弓：由耻骨两降支的前部相连而构成,它们之间的夹角称耻骨角。

（三）骨盆的分界

以耻骨联合上缘、两侧髂耻线及骶岬上缘连线为界,分界线以上部分为假骨盆（大骨盆）,分界线以下为真骨盆（小骨盆）。假骨盆为腹腔的一部分,与分娩无直接关系,但从其某些径线的长短可间接了解真骨盆的大小,因此临床上测量假骨盆的径线主要是了解真骨盆的情况。真骨盆是胎儿娩出的通道,故又称骨产道或硬产道,其大小、形状与分娩有密切关系。真骨盆有上、下两个口,上口为骨盆入口,下口为骨盆出口,两个口之间为骨盆腔。骨盆腔前壁为耻骨联合,后壁为骶骨、尾骨,两侧为坐骨、坐骨棘、骶结节韧带及骶棘韧带。

（四）骨盆平面及其径线

1. 骨盆入口平面　真、假骨盆的分界面,呈横椭圆形（图2-6）。

（1）前后径:又称真结合径,是耻骨联合上缘中点至骶岬前缘中点的距离,平均值约为11 cm。其长短与分娩关系密切。

（2）横径:两侧髂耻线间的最大距离,平均值约为13 cm。

（3）斜径:左、右各一,左骶髂关节上缘至右髂耻隆突间的距离为左斜径,反之为右斜径,平均值约为12.75 cm。

2. 中骨盆平面　中骨盆平面是骨盆最小平面,呈纵椭圆形（图2-7）。

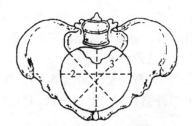

图2-6　骨盆入口平面各径线

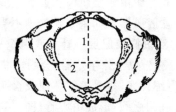

图2-7　中骨盆平面各径线

（1）前后径:耻骨联合下缘中点至第4、5骶椎中点的距离,平均值约为11.5 cm。

（2）横径:为两坐骨棘之间的距离,平均值约为10 cm。其长短与分娩关系密切。

3. 骨盆出口平面　由两个不同平面,有共同底边的三角形组成。前三角的顶端为耻骨联合下缘,两边是耻骨降支;后三角的顶端为骶尾关节,两边为骶结节韧带;共同底边为坐骨结节间径（图2-8）。

（1）前后径:耻骨联合下缘中点至骶尾关节中点的距离,平均值约为11.5 cm。

（2）横径:又称坐骨结节间径,为两坐骨结节内缘的距离,平均值约为9 cm。

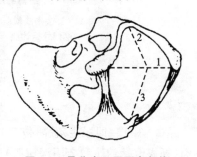

图2-8　骨盆出口平面各径线

（3）前矢状径:耻骨联合下缘中点至坐骨结节间径中点的距离,平均值约为6 cm。

（4）后矢状径:骶尾关节中点至坐骨结节间径中点间的距离,平均值约为9 cm。若出口横径稍短,但与出口后矢状径之和超过15 cm时,正常大小的胎头可通过后三角区娩出。

（五）骨盆轴与骨盆倾斜度

1. 骨盆轴 为连接骨盆各个假想平面中点的连线。此轴上段向下向后,中段向下,下段向下向前(图 2-9)。顺产时,胎儿沿此轴娩出,故又称产轴。

2. 骨盆倾斜度 妇女直立时,骨盆入口平面与地面所形成的角度,一般为 60°(图 2-10)。若角度过大,则会影响胎头衔接。

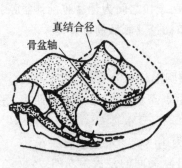

图 2-9 骨盆轴

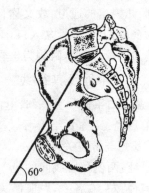

图 2-10 骨盆倾斜度

（六）骨盆底组织

骨盆底组织由多层肌肉和筋膜组成,封闭骨盆出口,但有尿道、阴道及直肠贯穿,其主要作用是承托盆腔脏器。如果分娩处理不当,可损伤骨盆底组织而影响盆腔器官的位置和功能。

1. 盆底筋膜及肌层 骨盆底组织从外向内分为以下三层。

(1)浅层:位于外生殖器、会阴皮肤及皮下组织的下面,有一层会阴浅筋膜,其深部有三对肌肉(球海绵体肌、坐骨海绵体肌及会阴浅横肌)和肛门外括约肌。此层肌肉的肌腱会合于阴道外口与肛门之间,形成中心腱(图 2-11)。

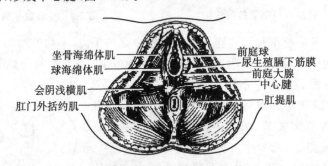

坐骨海绵体肌　　　　前庭球
球海绵体肌　　　　尿生殖膈下筋膜
会阴浅横肌　　　　前庭大腺
　　　　　　　　　中心腱
肛门外括约肌　　　　肛提肌

图 2-11 骨盆底浅层肌肉

(2)中层:即尿生殖膈,位于骨盆出口前三角的平面,由上、下两层坚韧的筋膜及一层薄肌肉(即尿道括约肌和会阴深横肌)构成(图 2-12)。阴道和尿道穿过此膈。

(3)深层:即盆膈,为骨盆底的最里面、最坚韧的一层,由肛提肌(耻尾肌、髂尾肌和坐尾肌)及其内、外各覆一层筋膜组成(图 2-13)。

2. 会阴 会阴也是骨盆底的一部分。狭义的会阴是指阴道口与肛门之间的软组织,包括皮肤、筋膜、部分肛提肌及中心腱(又称会阴体)。由外向内逐渐变窄呈楔状,厚 3~4 cm。妊娠期会阴组织变软有利于分娩。分娩时要注意保护会阴以防止裂伤。

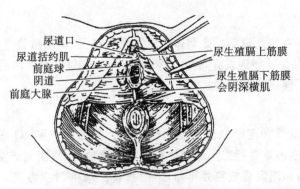

图 2-12 骨盆底中层肌肉

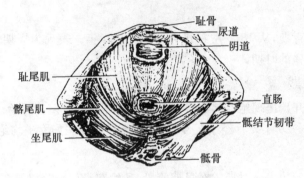

图 2-13 骨盆底深层肌肉

第二节 女性生殖系统生理

一、妇女一生各阶段的生理特点

人的一生从胚胎形成到年老是一个发育、成长及衰老的过程,妇女一生根据其生理特点可分为七个时期。

(一) 胎儿期

从精、卵细胞结合至小儿出生前称胎儿期。受精卵是由父系和母系来源的23对染色体组成,其中性染色体 X 与 Y 决定着胎儿的性别,即 XX 合子发育为女性,胚胎8～10周出现卵巢结构,卵巢形成后,两条副中肾管发育成为女性生殖器官。

(二) 新生儿期

胎儿出生后4周内称为新生儿期。由于胎儿在母体内受雌激素的影响,出生后可有乳房肿大或分泌少许乳汁,女婴甚至出现阴道少量流血。这些均属生理现象,一般数日内可自行消失。

（三）儿童期

从出生 4 周至 12 岁为儿童期。此期体格生长发育较快,但生殖器官仍处于幼稚阶段。自 10 岁左右起,卵巢中有少量卵泡发育,但不成熟、不排卵,可分泌少量雌激素,使乳房和生殖器官开始发育,女性第二性征开始出现。

（四）青春期

从月经初潮至生殖器官逐渐发育成熟的阶段称为青春期。WHO 规定青春期为 10～19 岁。月经初潮是青春期的重要标志。此期体格生长再度加速,智能飞跃发展,生殖系统发育增快并渐趋成熟,卵巢内卵泡发育成熟并排卵,生殖器官由幼稚型变为成人型,女性第二性征明显。此期少女思想情绪和生理状态不稳定,家长和老师应多加注意并予以正确引导。

（五）性成熟期

性成熟期又称生育期,从 18 岁左右开始,持续约 30 年。表现为周期性的排卵和行经,是女性生殖器官功能旺盛的时期。

（六）绝经过渡期

绝经过渡期是指开始出现绝经趋势直至最后一次月经的时期。可始于 40 岁,历时短则为 1～2 年,长则可达 10～20 年。月经永久性停止,称绝经。我国妇女平均绝经年龄为 49.5 岁。

（七）绝经后期

绝经后期指绝经后的生命时期。在早期阶段,虽然卵巢停止分泌雌激素,但卵巢间质仍能分泌少量雄激素,在外周转化为雌酮,是循环中主要的雌激素。一般 60 岁以后,妇女机体逐渐老化进入老年期,卵巢功能完全衰竭,生殖器官进一步萎缩老化,同时出现肥胖、血压升高或骨质疏松等代谢失调的征象。

二、卵巢周期性变化及内分泌功能

（一）卵巢的周期性变化

从青春期开始到绝经前,卵巢在形态和功能上发生的周期性变化称卵巢周期,表现为卵泡的发育、成熟、排卵、黄体的形成和退化(图 2-14)。

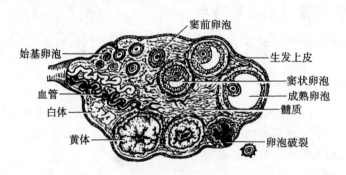

图 2-14　卵巢的变化

1. 卵泡的发育及成熟(卵泡期)　卵巢中卵泡的发育始于胚胎时期,新生儿卵巢就有数十万个始基卵泡。从青春期开始,在垂体前叶促卵泡激素的作用下,每月有一批卵泡开始发育,卵泡内的颗粒细胞不断增多、增大,并分泌卵泡液,但一般每月只有一个优势卵泡可达完全成熟,并移向卵巢表面。成熟卵泡(图 2-15)直径可达 18~23 mm,其余的卵泡则自行退化。

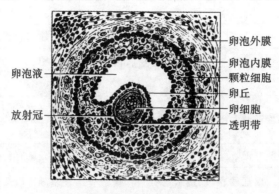

卵泡液
放射冠

卵泡外膜
卵泡内膜
颗粒细胞
卵丘
卵细胞
透明带

图 2-15 成熟卵泡

2. 排卵 成熟卵泡在一定量的促卵泡激素和黄体生成素的作用下,卵泡壁变薄破裂,出现排卵。排卵多发生在下次月经来潮前 14 天左右。卵细胞可由两侧卵巢轮流排出,也可由一侧卵巢连续排出。

3. 黄体的形成和退化(黄体期) 排卵后卵泡膜血管破裂出血,形成血体。在黄体生成素的作用下,残留在卵泡腔内的细胞继续变大,胞浆中含有黄色颗粒,称黄体细胞。在排卵后的 7~8 天,黄体发育达高峰。若卵细胞未受精,黄体在排卵后 9~10 天开始退化,并逐渐纤维化形成白体。一般黄体寿命平均约为 14 天。若排出的卵细胞受精,则黄体继续发育成为妊娠黄体。

(二) 卵巢的内分泌及功能

卵巢主要分泌雌激素、孕激素和少量雄激素。

1. 雌激素 在排卵前由卵泡的颗粒细胞和卵泡膜细胞分泌,排卵后由黄体细胞分泌。卵泡开始发育时雌激素分泌较少,随卵泡发育而逐渐成熟,分泌量也逐渐增多,在排卵前形成一次高峰,排卵后稍下降;在排卵后 7~8 天黄体成熟时,又形成一次高峰。雌激素以三种形式存在:雌二醇、雌酮及其代谢产物雌三醇。雌激素在肝脏中被分解,由尿液排出,临床上通过测定血或尿中雌激素的浓度可了解卵巢的功能。

2. 孕激素 由卵巢黄体细胞分泌,排卵后 7~8 天激素量达高峰。以孕酮为主,其代谢产物为孕二醇。

3. 雌、孕激素 雌激素、孕激素的生理作用见表 2-1。

表 2-1 雌、孕激素的生理作用

部位	雌 激 素	孕 激 素
子宫肌层	促进发育,使肌层增厚;收缩力增强,提高对缩宫素的敏感性	抑制子宫收缩,降低对缩宫素的敏感性
子宫内膜	使内膜腺体、间质增生修复	在增生期基础上转为分泌期
宫颈	使宫颈口松弛、扩张,黏液分泌增多,黏液稀薄、透明、拉丝度长;涂片出现典型羊齿植物叶状结晶	使宫颈口闭合;黏液分泌量减少,黏液黏稠混浊、拉丝易断,涂片中结晶消失,代之以椭圆体

续表

部位	雌 激 素	孕 激 素
输卵管	促进输卵管节律性收缩	抑制输卵管节律性收缩
阴道	促进上皮细胞增生、角化；增加细胞内糖原含量	使上皮细胞脱落加快
乳腺	使乳腺腺管增生，乳头乳晕着色	在雌激素影响的基础上促进乳腺腺泡发育
脑垂体	对下丘脑有正、负反馈作用	对下丘脑有负反馈作用
其他	促进第二性征发育，促进水、钠潴留，促进骨骼中钙、磷沉积	使基础体温升高 0.3～0.5 ℃，促进水、钠排出

4. 雄激素 妇女体内也有少量雄激素(睾酮)，主要来源于肾上腺皮质和卵巢髓质部。它可促进蛋白质合成，促进阴毛和腋毛的生长，促进肌肉和骨骼的发育，但大剂量雄激素有抵抗雌激素的作用。

三、子宫内膜、其他生殖器官的周期性变化及月经

(一)子宫内膜的周期性变化

随着卵巢激素的周期性分泌变化，子宫内膜出现相应的周期性变化。以月经周期 28 天为例。

1. 增生期 月经周期的第 5～14 天。是卵泡发育至成熟的阶段。子宫内膜基底层在雌激素的作用下修复、增生变厚，腺体增多变弯曲，血管增生、延长、卷曲呈螺旋状。

2. 分泌期 月经周期的第 15～28 天。是排卵至黄体发育成熟的阶段。子宫内膜受雌激素、孕激素的影响，进一步增厚，腺体增大，分泌大量黏液；血管进一步变曲；间质疏松、水肿。内膜更厚，为受精卵的着床奠定基础。如未受孕，至月经周期第 25～28 天，雌激素和孕激素分泌减少，黄体开始萎缩，腺上皮细胞逐渐缩小变性，间质水肿消失，内膜厚度减少，螺旋小动脉受压，血流不畅。

3. 月经期 月经周期的第 1～4 天。黄体完全萎缩，子宫内膜螺旋小动脉出现节段性和阵发性的收缩、痉挛，子宫内膜缺血、缺氧脱落出血，表现为月经来潮。

(二)其他生殖器官的周期性变化

1. 阴道黏膜 排卵前阴道上皮在雌激素的作用下，表层细胞增生角化，细胞内糖原增多。糖原经阴道杆菌分解成乳酸，可使阴道保持一定酸度，抑制致病菌的繁殖，称阴道自净作用。排卵后受孕激素的影响，阴道上皮大量脱落。

2. 宫颈黏液 宫颈腺体细胞分泌黏液受卵巢激素的影响发生周期性变化，随着雌激素水平的逐渐增高，黏液分泌量不断增多，至排卵期达高峰，且稀薄、透明，拉丝长达 10 cm。涂片检查可见羊齿植物叶状结晶。排卵后，受孕激素的影响，黏液分泌量逐渐减少，质地黏稠而混浊，拉丝度差，涂片结晶逐渐模糊代之以椭圆体。

(三)月经

1. 月经的临床表现 子宫内膜周期性剥脱出血，称为月经。第一次月经来潮称初潮。初

潮年龄多在 13~14 岁,15 岁以后月经尚未来潮者应引起临床重视。初潮早晚主要受遗传因素控制,其他因素如营养、体重亦起着重要作用。近年来,月经初潮年龄有提前趋势。

正常月经具有周期性,相邻两次月经第 1 天的间隔时间为月经周期,一般为 21~35 天,平均为 28 天。每次月经持续的天数称月经期,一般为 2~8 天,平均为 4~6 天。一次月经量为 20~60 mL,超过 80 mL 为月经过多。月经血呈暗红色、碱性、黏稠,一般不凝固(子宫内膜含有较多纤溶酶)。月经期一般无特殊症状,部分妇女可出现下腹坠胀、头痛、疲倦、乳房胀痛、腹泻或便秘等。

2. 月经期卫生保健 月经虽属生理现象,但此时机体抵抗力减弱,易受内外因素的影响而患病,故做好月经期卫生保健尤为重要。

(1)建立月经卡:月经正常是妇女健康的标志之一,建立月经卡记录月经周期、月经期及经量的变化,发现异常,及时就诊。

(2)注意局部卫生:保持外阴清洁,每天用温水清洗外阴,经期不可盆浴。宜使用干净的会阴垫,要勤换。

(3)注意保暖:月经期御寒能力减弱,受冷刺激可引起月经骤停、经量过少、痛经及经期延长等。

(4)注意劳逸结合:月经期可照常参加一般的劳动,但应防止过度疲劳和剧烈运动,并且保持精神愉快,不要过分紧张。

(5)饮食:月经期宜选择新鲜易消化的食品,保持大便通畅,不宜吃生冷、酸辣、酒等刺激性食物。

(6)避免阴道刺激:月经期禁止性生活,避免行妇科检查和阴道灌洗。

(7)其他:为减轻月经期不适,可服用 B 族维生素、维生素 E、热茶和钙,还可热敷和按摩下腹部。

四、月经周期的调节

女性生殖系统的周期性变化称性周期。月经是这个周期变化的重要标志。性周期的调节是在中枢神经系统的控制下,下丘脑-垂体-卵巢轴发挥作用的结果。

(一) 性调节轴的内分泌及功能

1. 下丘脑 丘脑下部神经细胞分泌促性腺激素释放激素(GnRH),包括促卵泡激素释放激素(FSH-RH)和促黄体生成素释放激素(LH-RH),通过垂体门脉系统进入垂体前叶,促进垂体分泌促性腺激素。

2. 垂体 垂体前叶主要分泌促卵泡激素和黄体生成素。

(1)促卵泡激素(FSH):在少量黄体生成素的协同下,促进卵泡发育和成熟,同时分泌雌激素。

(2)黄体生成素(LH):在一定量的 FSH 协同下,使成熟的卵泡排卵和黄体发育,同时分泌雌激素、孕激素。

3. 卵巢 卵巢主要分泌雌激素和孕激素。

(1)雌激素(E):有正、负反馈。正反馈为刺激(兴奋)下丘脑分泌 LH-RH;负反馈为抑制下丘脑分泌 FSH-RH。

(2)孕激素(P):仅有负反馈。即抑制 GnRH。

（二）性周期的调节

1. 卵泡期　下丘脑分泌 FSH-RH 和少量 LH-RH，刺激垂体前叶分泌 FSH 和少量 LH，促进卵泡发育成熟，卵泡分泌雌激素，使子宫内膜发生增生期变化，至卵泡成熟排卵前，雌激素浓度达高峰，高浓度的雌激素抑制 FSH-RH 的分泌（负反馈），使 FSH 分泌减少。同时高浓度雌激素刺激 LH-RH 的分泌（正反馈），使垂体分泌 LH，大量的 LH 与一定量 FSH 协同作用，使成熟卵泡排卵。

2. 黄体期　排卵后即形成黄体，黄体细胞分泌孕激素和雌激素，孕激素使增生的子宫内膜出现分泌期变化。至黄体成熟时雌激素、孕激素达到高峰，高浓度雌激素、孕激素共同抑制 GnRH（负反馈），使 FSH 和 LH 分泌减少，黄体萎缩，雌激素、孕激素水平迅速下降。此时，子宫内膜失去性激素的支持，发生剥脱、出血，产生月经。

月经来潮时雌激素、孕激素减少，下丘脑所受的抑制（负反馈）解除，下丘脑神经细胞又开始兴奋并分泌 GnRH，即下一个周期开始。这样周而复始地进行月经周期的调节（图 2-16）。

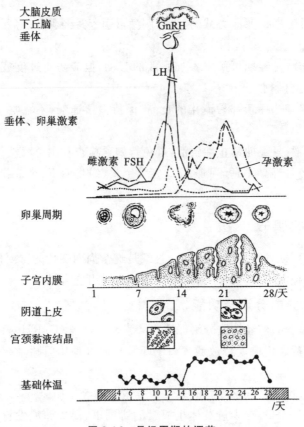

图 2-16　月经周期的调节

目标检测

1. 骨盆腔最狭窄的平面是（　　　）。

A. 骨盆入口平面　　　　　　　　　　　　B. 中骨盆平面

C. 骨盆出口平面的前三角　　　　　　　　D. 骨盆出口平面的后三角

E. 以上都不对

2. 中骨盆平面横径的距离平均值约为（　　）。

A. 10 cm　　　　　B. 11 cm　　　　　C. 12 cm　　　　　D. 13 cm　　　　　E. 以上都不是

3. 外阴血肿最常见的部位是（　　）。

A. 阴阜　　　　　B. 大阴唇　　　　　C. 阴蒂　　　　　D. 小阴唇　　　　　E. 阴道口

4. 有关子宫的描述下列哪项是错误的？（　　）

A. 子宫是位于盆腔中央，呈倒置扁梨形的空腔器官

B. 子宫体壁由内向外分浆膜层、肌层、黏膜层

C. 子宫有四对韧带维持子宫处于正常位置

D. 子宫肌层是内环外纵中交叉的

E. 子宫大多呈前倾前屈位

5. 宫颈癌的好发部位是（　　）。

A. 宫颈口　　　　　　　　　　　　　　B. 宫颈外口

C. 宫颈解剖学内口　　　　　　　　　　D. 子宫峡部

E. 宫颈外口的鳞-柱上皮交界处

6. 关于骨盆的正确描述是（　　）。

A. 骨盆入口平面横径大于前后径　　　　B. 中骨盆平面呈横椭圆形

C. 骨盆出口平面是骨盆最狭窄的平面　　D. 骨盆直径平均长为 9 cm

E. 妇女直立时骨盆入口平面与地平面形成角度为 45°

7. 有关阴道的叙述哪项是错误的？（　　）

A. 阴道上宽下窄　　　　　　　　　　　B. 阴道前壁比后壁长

C. 阴道上端环绕宫颈下端，开口于前庭　D. 阴道黏膜无腺体

E. 阴道后穹隆顶端为直肠子宫陷凹底部

8. 维持子宫前倾位置的韧带是（　　）。

A. 圆韧带　　　　　　　　B. 子宫骶骨韧带　　　　　　　　C. 主韧带

D. 阔韧带　　　　　　　　E. 骨盆漏斗韧带

9. 有关卵巢，正确的概念是（　　）。

A. 卵巢组织髓质内有发育在不同阶段的卵泡　　B. 产生卵细胞，分泌性激素

C. 卵巢表面由腹膜覆盖　　　　　　　　　　　D. 皮质内含丰富血管、神经及淋巴

E. 绝经期后卵巢逐渐萎缩变小、变软

10. 关于女性内生殖器形态学，错误的特征是（　　）。

A. 子宫内为黏膜层，中为肌层，外为浆膜层

B. 子宫峡部上端为组织学内口，下端为解剖学内口

C. 子宫峡部非孕时长约 1 cm，分娩时达 7～10 cm

D. 宫腔呈上宽下窄的三角形

E. 阴道上端较宽，下端较窄

11. 关于成年妇女子宫形态学，正确的特征是（　　）。

A. 长 9～10 cm　　　　　　B. 宫腔容积为 50 mL　　　　　　C. 重约 50 g

D. 宫体：宫颈＝1：1　　　　E. 子宫最狭窄的部分是解剖学内口

12. 不属于女性内生殖器的邻近器官是（　　）。

A.膀胱　　　　B.直肠　　　　C.尿道　　　　D.阑尾　　　　E.乙状结肠

13. 妇女一生各阶段中,哪个阶段历时最长?(　　)

A.新生儿期　　B.青春期　　　C.性成熟期　　　D.绝经过渡期　　E.绝经后期

14. 关于青春期,正确的描述是(　　)。

A.以月经初潮为青春期开始的标志

B.此期身体发育很快,生殖器官仍处于幼稚型

C.周期性排卵和行经

D.思想情绪和心理状态日趋稳定

E.在 10～12 岁之间

15. 卵巢的周期性变化表现在(　　)。

A.卵泡的发育、成熟、排卵、黄体的形成和退化

B.排卵后,宫颈黏液分泌增多,变稀薄透明

C.排卵后基础体温上升 0.1～0.2 ℃

D.非妊娠黄体的寿命为 10～12 天

E.排卵常发生于月经来潮后 14 天

16. 关于雌激素的生理功能,正确的叙述是(　　)。

A.使阴道上皮增生,角化现象消失

B.使宫颈口关闭,黏液减少变稠、拉丝度减小

C.使子宫内膜增生变厚

D.使子宫肌对催产素的敏感性降低

E.使水、钠排出

17. 关于孕激素的生理功能,错误的一项是(　　)。

A.使阴道上皮细胞脱落加快

B.使宫颈口闭合,黏液减少变稠、拉丝度减小

C.使子宫内膜转为分泌期

D.使子宫肌松弛,降低其对催产素的敏感性

E.促进水、钠潴留

18. 促进乳腺发育,使乳腺管增生的激素是(　　)。

A.雌激素　　　　　　　　B.孕激素　　　　　　　　C.雄激素

D.人胎盘催乳素　　　　　E.催乳素抑制激素

19. 月经周期为 33 天的妇女,其排卵日期约在(　　)。

A.月经周期第 14 天　　　　　　　　B.月经周期第 15 天

C.月经周期第 16 天　　　　　　　　D.月经周期第 18 天

E.月经周期第 19 天

(单　娟　汤　薇)

第三章 妊娠期妇女的护理

第一节 妊娠生理

妊娠是胚胎和胎儿在母体内发育成长的过程。受精是妊娠的开始，胎儿及其附属物自母体排出是妊娠的终止。因受精的确切日期不易确定，临床常以末次月经第一天作为妊娠的开始，妊娠全过程约为 40 周（280 日，10 个妊娠月）。

一、受精与着床

（一）受精

精子进入阴道后，经宫颈管进入宫腔，受生殖道分泌的 α 与 β 淀粉酶作用，解除了精子顶体酶上的"去获能因子"，此时精子具有受精的能力，称精子获能。成熟卵细胞从卵巢排出后，经输卵管伞端的"拾卵"作用进入输卵管内，停留在输卵管壶腹部与峡部连接处等待受精。精细胞与卵细胞的结合过程称为受精。通常受精发生在排卵后 12 h 内。已受精的卵细胞称受精卵或孕卵，标志着新生命的诞生。

（二）受精卵的输送与发育

受精卵进行有丝分裂，同时借助输卵管肌肉的蠕动和纤毛推动，向宫腔方向移动。受精卵约在受精后第 3 日，分裂成由 16 个细胞组成的实心细胞团，称桑葚胚；约在受精后第 4 日，进入宫腔，在宫腔内继续发育成晚期囊胚。

（三）着床

囊胚进入宫腔后，细胞进一步分裂，外周细胞分裂较快，称滋养层细胞。滋养层细胞与子宫内膜相接触，囊胚向子宫内膜侵入，埋藏于子宫内膜中。晚期囊胚侵入到子宫内膜的过程，称受精卵植入或着床（图 3-1）。植入在受精后第 6～7 日开始，第 11～12 日结束。植入的部位大多在宫腔上部的前壁或后壁。

（四）蜕膜的形成

受精卵着床后，子宫血管、腺体增生，腺体分泌旺盛，内膜进一步增厚，此时的子宫内膜称蜕膜。依其与受精卵的关系分为三部分（图 3-2）。

1. 底蜕膜 位于受精卵与子宫肌层之间的蜕膜，将来发育成胎盘的母体部分。

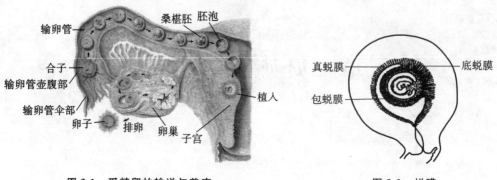

图 3-1 受精卵的输送与着床　　　　　　　　图 3-2 蜕膜

2. 包蜕膜　覆盖在胚泡上面的蜕膜。随着囊胚的发育成长逐渐凸向宫腔,约在 12 周与真蜕膜贴近并融合,宫腔消失。包蜕膜与真蜕膜逐渐融合,分娩时这两层已无法分开。

3. 真蜕膜　除底蜕膜、包蜕膜以外的覆盖宫腔表面的蜕膜称真蜕膜(又称壁蜕膜)。

二、胎儿附属物的形成与功能

胎儿附属物是指胎儿发育过程中形成的除胎儿以外的组织,包括胎盘、胎膜、脐带和羊水。

(一)胎盘

1. 胎盘的形成　胎盘自妊娠 6 周开始发育,至 12 周末基本形成。妊娠足月时,胎盘呈圆形或椭圆形盘状,中间厚,边缘薄,质地柔软。重 450～650 g,约为足月初生儿体重的 1/6,直径为 16～20 cm,厚 1～3 cm。胎盘切面分为胎儿面和母体面。胎儿面光滑,呈灰白色,表面为羊膜,中央或稍偏处有脐带附着;母体面粗糙,呈暗红色,由 18～20 个胎盘小叶组成(图 3-3)。

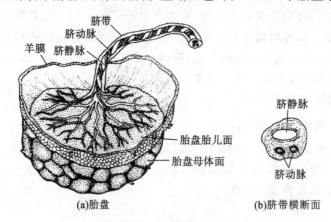

(a)胎盘　　　　　　　　(b)脐带横断面

图 3-3 胎盘模式图

2. 胎盘的结构　胎盘由羊膜、叶状绒毛膜和底蜕膜构成,是母体与胎儿间进行物质交换的重要器官。

(1)羊膜:胎盘的最内层(胎盘的胎儿面),附着在绒毛膜板表面,为光滑的半透明薄膜,无血管、神经及淋巴,具有一定弹性。

(2)叶状绒毛膜:构成胎盘的主要部分。受精卵植入子宫内膜后,滋养层表面长出许多毛状突起,称绒毛。与底蜕膜接触的绒毛因营养丰富发育旺盛,绒毛呈树枝样反复分支,称叶状绒毛膜;与包蜕膜接触的绒毛因缺乏血液供应而萎缩退化,称平滑绒毛膜,与羊膜共同组成胎膜。

（3）底蜕膜：构成胎盘的母体部分，将胎盘母体面分成肉眼可见的胎盘小叶。

3. 胎盘的功能 胎盘功能包括物质交换、防御、合成及免疫等功能。

1）物质交换：包括气体交换、营养物质供应和排泄胎儿的代谢产物。

（1）气体交换：O_2 是维持胎儿生命最重要的物质。在母体和胎儿之间，O_2 及 CO_2 以简单扩散的方式进行交换，替代胎儿呼吸系统的功能。

（2）营养物质供应：替代胎儿消化系统的功能。胎儿生长发育所需的葡萄糖、氨基酸、维生素及电解质等，均由胎盘以简单扩散、易化扩散、主动转运等方式运输至胎儿。

（3）排泄胎儿代谢产物：胎儿的代谢产物如尿酸、尿素、肌酐、肌酸等，经胎盘进入母血，由母体排出体外。

2）防御功能：胎盘有一定的屏障作用，可防止一般细菌及病原体的通过，但这种作用极为有限。一些病毒（如风疹病毒、流感病毒、巨细胞病毒等）易通过胎盘侵袭胎儿；细菌、弓形虫、衣原体、支原体、螺旋体等可在胎盘形成病灶，破坏绒毛结构，从而感染胎儿；分子量小、对胎儿有害的药物亦可通过胎盘作用于胎儿，导致胎儿畸形甚至死亡，故妊娠期用药应慎重。母血中的免疫物质如 IgG 可以通过胎盘，使胎儿得到抗体，对胎儿起保护作用。

3）合成功能：胎盘能合成数种激素和酶。

（1）人绒毛膜促性腺激素（HCG）：由滋养细胞产生，在受精后 10 日左右即可用放射免疫法自母体血清中测出，成为诊断早孕的敏感方法之一。至妊娠第 8～10 周时分泌达高峰，持续 1～2 周后逐渐下降。正常情况下，HCG 在产后 2 周内消失。其主要功能是使黄体继续发育成为妊娠黄体，增加雌激素、孕激素的分泌以维持妊娠。

（2）人胎盘催乳素（HPL）：由滋养细胞分泌。于妊娠的第 2 个月开始分泌，第 9 个月达高峰，直至分娩。产后 HPL 迅速下降，约产后 7 h 即不能被测出。HPL 可促进胎儿生长和乳腺发育。

（3）雌激素和孕激素：妊娠早期由卵巢妊娠黄体产生，自妊娠第 8～10 周起，由胎盘合成。雌激素、孕激素的主要生理作用为共同参与妊娠期母体各系统的生理变化。

（4）酶：胎盘能合成多种酶，包括缩宫素酶和耐热性碱性磷酸酶。

4）免疫功能：胎儿是同种半异体移植物。正常妊娠母体能容受、不排斥胎儿，其具体机制目前尚不清楚。

（二）胎膜

胎膜是由绒毛膜和羊膜组成的。胎膜外层为绒毛膜，妊娠晚期与羊膜紧贴，但可与羊膜完全分开。胎膜内层为羊膜，为半透明的薄膜，与覆盖胎盘、脐带的羊膜层相连接。

（三）脐带

脐带连接于胎儿脐部与胎盘之间。足月胎儿的脐带长 30～100 cm，平均约为 55 cm。内有一条脐静脉（管腔大而管壁薄）和两条脐动脉（管腔小而管壁厚）。脐静脉内有来自胎盘氧含量较高、营养较丰富的血液运输至胎儿；脐动脉内有来自胎儿氧含量较低的混合血，注入胎盘后运输至母血。胎儿通过脐带血循环与母体进行营养和代谢物质的交换。血管周围有保护脐血管的结缔组织，称华通胶。脐带的表面由羊膜覆盖。脐带受压致血流受阻时，可危及胎儿生命。

（四）羊水

羊水为充满在羊膜腔内的液体。妊娠早期的羊水是由母体血清经胎膜进入羊膜腔的透析液,妊娠中期以后,胎儿尿液成为羊水的重要来源。羊水的吸收50%由胎膜完成,另外胎儿可通过吞咽羊水入消化道,从而保持羊水量的动态平衡。随着胎儿的发育,羊水的量逐渐增加,正常足月妊娠羊水量为800~1000 mL。足月妊娠时,羊水略混浊,不透明,内含胎脂、毳毛、上皮细胞、激素和酶等,呈中性或弱碱性,pH值为7.20。

羊水在胎儿发育中有重要的保护作用。胎儿在羊水中可自由活动,防止胎体粘连和挤压。羊水可保持羊膜腔内恒温。穿刺抽取羊水,进行细胞染色体检查或测定羊水中某些物质的含量,可早期诊断某些先天性畸形。羊水还可减少胎动给母体带来的不适感。临产后,前羊水囊扩张宫颈口及阴道,破膜后羊水可润滑和冲洗产道,减少感染。

三、胎儿发育及生理特点

受精后8周内的人胚称胚胎,为主要器官分化成形的时期,此期若感染病毒、细菌或使用某些药物等,可导致胎儿畸形。从第9周起称胎儿,为各器官生长、成熟的时期。胎儿发育的特征见表3-1。

表 3-1 胎儿发育特征

胎龄	身长/cm	体重/g	外 形 特 征
8周末	—	—	胚胎初具人形,头的大小约占整个胎体的一半。可以分辨出眼、耳、口、鼻,四肢已具雏形,超声显像可见早期心脏已形成且有搏动
12周末	9	20	胎儿外生殖器已发育,部分可辨性别,胎儿四肢可活动
16周末	16	100	从外生殖器可确定性别,头皮已长毛发,胎儿已开始有呼吸运动,部分孕妇自觉有胎动
20周末	25	300	临床可听到胎心音,全身覆盖毳毛,出生后已有心跳、呼吸、排尿及吞咽运动
24周末	30	700	各脏器均已发育,皮下脂肪开始沉积,但皮肤仍呈皱缩状
28周末	35	1000	皮下脂肪沉积不多,皮肤呈粉红色,可有呼吸运动,但易患特发性呼吸窘迫综合征,若加强护理,可以存活
32周末	40	1700	面部毳毛已脱,出现指、趾甲,睾丸下降,生活力尚可。此期出生者如注意护理,可以存活
36周末	45	2500	皮下脂肪发育良好,毳毛明显减少,指趾甲已超过指、趾端,出生后能啼哭及吸吮,生活力良好,此期出生者基本可以存活
40周末	50	3000	体形外观丰满,皮肤呈粉红色,男性睾丸已降至阴囊内,女性大、小阴唇发育良好。出生后哭声响亮,吸吮力强,能很好存活

临床常通过测量胎儿身长、体重来判断妊娠月份。估算公式如下。

(1) 小于20周:身长(cm)=妊娠月数的平方;体重(g)=妊娠月数的立方×2。

(2) 大于20周:身长(cm)=妊娠月数×5;体重(g)=妊娠月数的立方×3。

第二节　妊娠期母体变化

一、生理变化

妊娠期在胎盘产生的激素作用下,母体各系统发生了一系列适应性的解剖和生理变化,以满足胎儿生长发育和分娩的需要,同时为产后的哺乳做好准备。

(一)生殖系统

1. 子宫

(1) 子宫体:明显增大变软,早期子宫呈球形且不对称,受精卵着床部位的子宫壁突出明显。妊娠 12 周时,子宫增大并超出盆腔。妊娠晚期子宫多呈不同程度的右旋(盆腔左侧有乙状结肠)。宫腔容积由非妊娠时的 5 mL 增加至妊娠足月时约 5000 mL,子宫大小由非妊娠时的 7 cm×5 cm×3 cm 增大至妊娠足月时的 35 cm×22 cm×25 cm。

(2) 子宫峡部:随着妊娠的进展,子宫峡部被逐渐拉长变薄,成为宫腔的一部分,形成子宫下段,临产时长 7～10 cm。

(3) 宫颈:妊娠早期因充血、水肿,宫颈外观肥大,呈紫蓝色,质地软。宫颈管内腺体增生、肥大,宫颈黏液分泌增多黏稠,形成黏液栓,保护宫腔不易受感染。宫颈鳞-柱状上皮交界处外移,宫颈表面呈现糜烂状(假性糜烂)。

2. 卵巢　略增大,停止排卵。妊娠黄体分泌雌、孕激素以维持妊娠。妊娠 10 周后,黄体功能由胎盘取代,黄体开始萎缩。

3. 输卵管　随子宫增大而伸长,管壁充血。有时黏膜呈蜕膜反应。

4. 阴道　黏膜着色、增厚、皱襞增多,结缔组织变松软,伸展性增加。分泌物增多呈白色糊状。阴道上皮细胞糖原增加,乳酸含量增多,使阴道的 pH 值降低,有利于防止感染。

5. 外阴　局部充血,皮肤增厚,大、小阴唇有色素沉着,组织松软,伸展性增加。

(二)乳房

妊娠期在雌激素、孕激素、人胎盘催乳素、催乳素等的作用下,乳腺腺管、乳泡发育,乳房增大,乳头、乳晕着色,乳晕周围皮脂腺肥大,呈结节状隆起,称蒙氏结节。因大量雌激素、孕激素的抑制作用,妊娠期并无乳汁分泌。妊娠后期,尤其近分娩期,挤压乳房时可有数滴稀薄黄色液体溢出。产后胎盘娩出,新生儿吸吮乳头使乳汁分泌。

(三)循环系统

1. 心脏　由于血流量增加及新陈代谢加快,心搏出量增加,心率加快,妊娠晚期心率每分钟增加 10～15 次。妊娠晚期因子宫增大、膈肌上升,心脏向左前上方移位,使大血管扭曲,多数孕妇的心尖区及肺动脉区可闻及柔和的吹风样收缩期杂音,产后逐渐消失。

2. 血压　妊娠期收缩压一般无变化,舒张压轻度降低。妊娠晚期增大的子宫压迫下腔静脉使血液回流受阻,孕妇下肢、外阴及直肠的静脉压增高,加之妊娠期静脉壁扩张,孕妇易发生痔、外阴及下肢静脉曲张。如孕妇长时间仰卧,可引起回心血量减少,心搏出量降低,血压下降,称仰卧位低血压综合征。

(四)血液系统

1. 血容量 自妊娠6～8周起开始增加,至妊娠32～34周时达高峰,平均增加40%～45%,维持至妊娠足月,产后2～3周恢复到正常水平。血浆的增加多于红细胞的增加,血浆约增加1000 mL,红细胞约增加450 mL,使血液被稀释,出现生理性贫血。

2. 血液成分

(1)红细胞:妊娠期骨髓造血增加,网织红细胞轻度增多。为适应红细胞增生、胎儿生长和孕妇各器官生理变化的需要,应在妊娠中、晚期补充铁剂,以防缺铁性贫血。

(2)白细胞:妊娠期白细胞计数轻度增加,一般为$(5～12)\times10^9/L$,有时可达$15\times10^9/L$,主要为中性粒细胞增多。

(3)凝血因子:妊娠期凝血因子Ⅱ、Ⅴ、Ⅶ、Ⅷ、Ⅸ、Ⅹ均增加,使血液处于高凝状态,有利于预防产后出血。血小板数无明显改变。妊娠期血沉加快,可达100 mm/h。

(五)泌尿系统

由于孕妇及胎儿代谢产物增多,肾脏负担加重。肾血流量及肾小球滤过率均增加,而肾小管对葡萄糖的再吸收能力不能相应增加,约15%的孕妇饭后可出现糖尿,应注意与真性糖尿病相鉴别。

妊娠早期,由于增大的子宫压迫膀胱,引起尿频,妊娠12周以后子宫体超出盆腔,尿频消失。妊娠末期,胎先露进入盆腔,孕妇再次出现尿频,甚至腹压稍增加即出现尿液外溢现象。

受孕激素影响,泌尿系统平滑肌张力下降,蠕动减弱,尿流缓慢,孕妇易发生肾盂肾炎。由于右侧输尿管受右旋子宫压迫,故以右侧多见。

(六)呼吸系统

妊娠后期因子宫增大,膈肌活动幅度减少,孕妇以胸式呼吸为主,气体交换保持不减。妊娠期呼吸次数变化不大,每分钟不超过20次,但呼吸较深大。呼吸道黏膜充血、水肿,易发生上呼吸道感染。

(七)消化系统

在妊娠早期(约停经6周),约有半数妇女出现不同程度的恶心、呕吐,厌油腻,食欲不振,喜食酸咸食物等现象,一般于妊娠12周左右自行消失。

受孕激素的影响,胃肠平滑肌张力下降使蠕动减少、减弱,胃排空时间延长,易有上腹部饱胀感。在妊娠中、晚期,由于胃部受压及幽门括约肌松弛,胃内酸性内容物可逆流至食管下部,产生灼热感。肠蠕动减弱,易便秘。

(八)内分泌系统

妊娠期腺垂体、肾上腺、甲状腺等均有不同程度增大,分泌功能增强。

(九)其他

1. 体重 体重于妊娠13周前无明显变化,以后平均每周增加350 g,正常每周不应超过500 g,至妊娠足月时,体重平均约增加12.5 kg。

2. 皮肤 妊娠期垂体分泌促黑素细胞激素增加,加之雌激素明显增多,使孕妇面颊、乳头、乳晕、腹白线、外阴等处出现色素沉着。随着妊娠子宫增大,孕妇腹壁皮肤弹力纤维过度伸展而断裂,使腹壁皮肤出现紫色或淡红色不规则平行的裂纹,称妊娠纹。产后呈银色光亮,持久不退。

3. 矿物质　胎儿生长发育需要大量的钙、磷、铁,故至少应于妊娠后 3 个月补充维生素、铁及钙。

二、心理社会调适

妊娠期良好的心理适应有助于产后亲子关系的建立及母亲角色的完善。了解妊娠期孕妇及家庭成员的心理变化,使孕妇及家庭能妥当地调适,迎接新生命的到来。孕妇常见的心理反应有如下几种。

1. 惊讶和震惊　在怀孕初期,不管是否是计划中妊娠,几乎所有的孕妇都会产生惊讶和震惊的反应。

2. 矛盾　在惊讶和震惊的同时,孕妇可能会出现爱恨交加的矛盾心理,尤其是原先未计划怀孕的孕妇,此时虽然享受怀孕的欢乐,但是因工作、学习、经济等原因,加上有恶心、呕吐等生理性变化而无所适从。

3. 接受　随着妊娠的进展,尤其是胎动的出现,孕妇真正感受到孩子的存在,出现了"筑巢反应",计划为孩子购买衣服、睡床等,关心孩子的喂养和生活护理等方面的知识。

4. 内省　妊娠期孕妇表现出以自我为中心的变化,变得专注于自己及身体,注重穿着、体重,喜欢独处,这种专注使孕妇能做出计划、调节、适应,以迎接新生儿的到来。

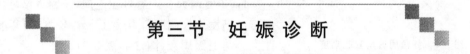

第三节　妊娠诊断

根据妊娠不同时期的特点,临床上将妊娠分为三个时期:妊娠 12 周末以前称为早期妊娠;第 13~27 周末称为中期妊娠;第 28 周及以后称为晚期妊娠。

一、早期妊娠诊断

(一) 症状

1. 停经　为最早、最主要的症状。月经周期正常的生育年龄已婚妇女,一旦月经过期 10 天或以上,应首先考虑早期妊娠的可能。但停经不一定就是妊娠,精神、环境因素也可引起闭经,应予鉴别。哺乳期妇女的月经虽未恢复,但也可能再次妊娠。

2. 早孕反应　约有半数的妇女,在停经 6 周左右出现晨起恶心、呕吐、食欲减退、喜食酸物等症状,称早孕反应。可能与体内 HCG 增多、胃酸分泌减少及胃排空时间延长有关。一般于妊娠 12 周左右早孕反应自然消失。

3. 尿频　妊娠早期因增大的子宫压迫膀胱而引起,约至 12 周,增大的子宫进入腹腔,尿频症状自然消失。

(二) 体征

1. 乳房　自妊娠 8 周起,在雌、孕激素作用下,乳房逐渐增大。孕妇自觉乳房轻度胀痛、乳头刺痛、乳房增大、乳头及周围乳晕着色,有深褐色蒙氏结节出现。

2. 妇科检查 妊娠6～8周时,阴道黏膜及宫颈充血,呈紫蓝色。子宫随停经月份增加而逐渐增大,双合诊检查子宫峡部极软,宫体与宫颈似不相连,称黑加征。妊娠8周时,子宫约为非妊娠时的2倍;妊娠12周时,子宫约为非妊娠时的3倍,在耻骨联合上方可以触及。

(三)辅助检查

1. 妊娠试验 滋养细胞分泌HCG,并经孕妇尿中排出,受精10日左右可用免疫学方法测定受检者血或尿中HCG含量,协助诊断早期妊娠。

2. 超声检查 超声检查是快速、准确诊断早期妊娠的方法。停经35日时,B型超声检查可见宫腔内有圆形或椭圆形妊娠囊;停经6周时可见到胚芽和原始心管搏动。

3. 宫颈黏液检查 宫颈黏液量少、黏稠,拉丝度差,涂片干燥后光镜下仅见排列成行的椭圆体,不见羊齿植物叶状结晶,则早期妊娠的可能性较大。

4. 基础体温测定 具有双相型体温的妇女,停经后高温相持续18日不下降者,早孕可能性大;如高温相持续3周以上,则早孕可能性更大。

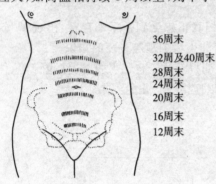

36周末
32周及40周末
28周末
24周末
20周末
16周末
12周末

图3-4 妊娠周数与宫底高度

二、中、晚期妊娠诊断

(一)病史

有早期妊娠的经过,且子宫明显增大,可感觉到胎动,触及胎体,听诊有胎心音,容易确诊。

(二)体征

1. 子宫增大 随着妊娠进展,子宫逐渐增大。手测宫底高度或尺测耻骨联合上子宫长度,可以估计胎儿大小与妊娠周数(图3-4,表3-2)。

表3-2 妊娠周数与宫底高度和子宫长度

妊娠周数	手测宫底高度	尺测耻骨联合上子宫长度/cm
12周末	耻骨联合上2～3横指	—
16周末	脐耻之间	—
20周末	脐下1横指	18(15.3～21.4)
24周末	脐上1横指	24(22.0～25.1)
28周末	脐上3横指	26(22.4～29.0)
32周末	脐与剑突之间	29(25.3～32.0)
36周末	剑突下2横指	32(29.8～34.5)
40周末	脐与剑突之间或略高	33(30.0～35.3)

2. 胎动 胎动指胎儿的躯体活动。孕妇于妊娠18～20周时开始自觉有胎动。妊娠周数越大,胎动越活跃,但至妊娠末期胎动则逐渐减少。腹壁薄且松弛的孕妇,经腹壁可见胎动。

3. 胎心音 妊娠18～20周,在孕妇腹壁上可以听到胎心音,如钟表的"滴答"声,110～160次/分。妊娠24周以前,胎心音多在脐下正中或稍偏左或右听到;妊娠24周以后,胎心音多在胎儿背侧听得最清楚。注意须与子宫杂音、腹主动脉音及脐带杂音相鉴别。

4. 胎体 妊娠 20 周后,经腹壁可以触及子宫内的胎体。妊娠 24 周后,可以区分胎头、胎臀、胎背及胎儿四肢:胎头圆而硬;胎臀形状不规则,宽而软;胎背宽而平坦;胎儿肢体小且有不规则活动。

(三)辅助检查

1. 超声检查 B 型超声显像法不仅能显示胎儿数目、胎方位、胎心搏动和胎盘位置,而且能测定胎头双顶径,观察胎儿有无体表畸形。超声多普勒法可探胎心音、脐带血流音及胎盘血流音。

2. 胎儿心电图 目前国内常用间接法监测胎儿心电图,通常于妊娠 12 周以后显示较规律的图形,于妊娠 20 周后的成功率更高。

三、胎产式、胎先露、胎方位

妊娠 28 周以前,羊水较多、胎体较小,因此胎儿在子宫内的活动范围较大,胎儿在子宫内的位置和姿势易于改变。妊娠 32 周以后,胎儿生长发育迅速、羊水相对减少,胎儿与子宫壁贴近,因此,胎儿在宫内的位置和姿势相对恒定。胎儿在子宫内的姿势,简称胎姿势。正常为胎头俯屈,颏部贴近胸壁,脊柱略前弯,四肢屈曲交叉于胸腹部前方。

(一)胎产式

胎儿纵轴与母体纵轴之间的关系称胎产式(图 3-5)。两轴平行者称纵产式,占妊娠足月分娩总数的 99.75%;两轴垂直者称横产式,仅占妊娠足月分娩总数的 0.25%;两轴交叉者称斜产式,属暂时的,在分娩过程中转为纵产式,偶尔转为横产式。

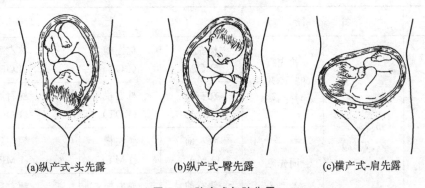

(a)纵产式-头先露　　　(b)纵产式-臀先露　　　(c)横产式-肩先露

图 3-5　胎产式与胎先露

(二)胎先露

最先进入骨盆入口的胎儿部分称为胎先露(图 3-5)。纵产式有头先露、臀先露,横产式有肩先露。

头先露又可因胎头屈伸程度不同分为枕先露、前囟先露、额先露、面先露(图 3-6)。臀先露又可因入盆先露不同分为混合臀先露、单臀先露和足先露(图 3-7)。偶见头先露或臀先露与胎手或胎足同时入盆,称之为复合先露。

(三)胎方位

胎儿先露部指示点与母体骨盆的关系称胎方位,简称胎位。枕先露以枕骨、面先露以颏骨、臀先露以骶骨、肩先露以肩胛骨为指示点。根据指示点与母体骨盆左、右、前、后、横的关系而有不同的胎位(表 3-3)。

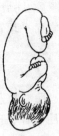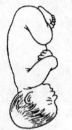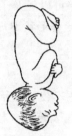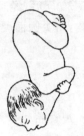

(a)枕先露　　　(b)前囟先露　　　(c)额先露　　　(d)面先露

图 3-6　头先露的种类

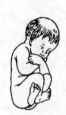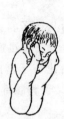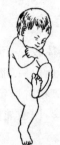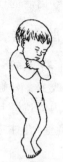

(a)混合臀先露　　(b)单臀先露　　(c)单足先露　　(d)双足先露

图 3-7　臀先露的种类

表 3-3　胎产式、胎先露和胎位的关系及种类

胎产式	胎 先 露		胎 位		
纵产式	头先露 (95.75%～ 97.75%)	枕先露 (95.55%～ 97.55%)	枕左前 (LOA)	枕左横 (LOT)	枕左后 (LOP)
			枕右前 (ROA)	枕右横 (ROT)	枕右后 (ROP)
		面先露 (0.2%)	颏左前 (LMA)	颏左横 (LMT)	颏左后 (LMP)
			颏右前 (RMA)	颏右横 (RMT)	颏右后 (RMP)
	臀先露(2%～4%)		骶左前 (LSA)	骶左横 (LST)	骶左后 (LSP)
			骶右前 (RSA)	骶右横 (RST)	骶右后 (RSP)
横产式	肩先露(0.25%)		肩左前 (LScA)	肩左后 (LScP)	
			肩右前 (RScA)	肩右后 (RScP)	

第四节　妊娠期妇女的护理

一、孕妇的监护与管理

妊娠期妇女的监护与管理主要通过对孕妇定期进行产前检查,明确孕妇和胎儿的健康状况,及早发现并治疗妊娠合并症和并发症,及时纠正异常胎位,及早发现胎儿发育异常等。

(一) 产前检查的时间

产前检查从确诊早孕开始,一般情况下,首次产前检查时间应以妊娠 6～8 周为宜,第二次产前检查在妊娠 14～20 周,妊娠 20～36 周时每 4 周检查 1 次,妊娠 37 周以后每周检查 1 次,共行产前检查 9～11 次。高危孕妇应酌情增加产前检查次数。

(二) 首次产前检查

首次产前检查应详细询问病史,进行系统的全身检查、产科检查及必要的辅助检查并绘制妊娠图。

1. 个人资料

(1) 一般项目:包括孕妇的年龄、职业、受教育程度、宗教信仰、婚姻状况、经济状况、住址及电话等资料。

(2) 推算预产期(EDC):方法为末次月经第 1 日起,月份减 3 或加 9,日期加 7。例如,末次月经为阳历 2012 年 6 月 16～20 日(应以 16 日开始计算),预产期应为 2013 年 3 月 23 日。如为阴历,月份仍减 3 或加 9,但日期加 15。实际分娩日期与推算的预产期有可能相差 1～2 周。如孕妇记不清末次月经的日期,则可根据早孕反应出现的时间、胎动开始时间以及宫底高度等加以估计。

(3) 孕产史:了解既往孕产史及其分娩方式,有无流产、早产、难产、死胎、死产、产后出血史。

(4) 本次妊娠经过:了解本次妊娠早孕反应出现的时间、严重程度,有无病毒感染史及用药情况,胎动开始时间,妊娠过程中有无阴道流血、头痛、心悸、气短、下肢水肿等症状。尤其是在妊娠早期,用药前必须慎重考虑是否会影响胚胎发育。放射线能诱发基因突变,造成染色体异常。

(5) 既往史:重点了解有无高血压、心脏病、糖尿病、肝肾疾病、血液病、传染病(如结核病)等,注意其发病时间和治疗情况,有无手术史及手术名称。

(6) 月经史:询问月经初潮的年龄、月经周期和月经期。

(7) 家族史:询问家族中有无高血压、糖尿病、双胎、结核病等病史。

2. 全身检查　观察发育、营养、精神状态、身高及步态。身材矮小者(145 cm 以下)常伴有骨盆狭窄。检查心、肺有无异常,乳房发育情况,脊柱及下肢有无畸形。测量血压和体重,正常孕妇血压不应超过 140/90 mmHg;妊娠晚期孕妇体重每周增加不应超过 500 g,超过者应注意水肿或隐性水肿的发生。

3. 产科检查 目的是了解胎儿及产道的情况。包括腹部检查、骨盆测量、阴道检查、肛诊和绘制妊娠图。

1）腹部检查：排尿后，孕妇仰卧于检查床上，头部稍抬高，露出腹部，双腿略屈曲分开，放松腹肌。检查者站在孕妇右侧。

（1）视诊：注意腹形及大小，腹部有无妊娠纹、手术瘢痕和水肿。对腹部过大者，应考虑双胎、羊水过多、巨大儿的可能；对腹部过小、宫底过低者，应考虑胎儿生长受限、妊娠周数推算错误等；如孕妇腹部向前突出（尖腹，多见于初产妇）或向下悬垂（悬垂腹，多见于经产妇）应考虑有骨盆狭窄的可能。

（2）触诊：用手测宫底高度，用软尺测耻骨联合上缘中点至宫底的弧形长度及腹围值（用软尺经脐中央绕腹部一周测得的周径或测量最大腹围）。通过四步触诊法（图3-8）检查子宫大小、胎产式、胎先露、胎位及胎先露是否衔接。前三步检查者检查时应面向孕妇头端，第四步检查者检查时应面向孕妇足端。

①第一步：检查者双手置于宫底部，了解子宫外形并摸清宫底高度，估计胎儿大小与妊娠月份是否相符。然后以双手指腹相对轻推，判断子宫底部的胎儿部分，如为胎头，则硬而圆且有浮球感，如为胎臀，则软而宽且形状略不规则。

②第二步：检查者两手分别置于腹部两侧，一手固定，另一手轻轻深按，两手交替，分辨胎背及四肢的位置。平坦饱满者为胎背，确定胎背是向前、侧方或向后；可变形的高低不平部分是胎儿的肢体，有时可以感觉到胎儿肢体活动。

③第三步：检查者右手置于耻骨联合上方，拇指与其余四指分开，握住胎先露部，进一步查清是胎头或胎臀，并左右推动以确定是否衔接。如胎先露部仍高浮，表示尚未入盆；如已衔接，则胎先露部不能被推动。

④第四步：检查者两手分别置于胎先露部的两侧，向骨盆入口方向往下深压，再次判断胎先露部及胎先露部入盆的程度。

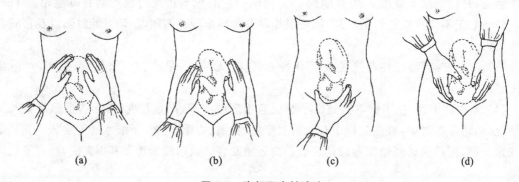

(a)   (b)   (c)   (d)

图3-8 腹部四步触诊法

（3）听诊：妊娠18～20周可在孕妇腹壁听到胎心音。胎心音在靠近胎背上方的孕妇腹壁上听得最清楚（图3-9）。枕先露时，胎心音在脐右或左下方；臀先露时，胎心音在脐右或左上方；肩先露时，胎心音在脐部下方听得最清楚（图3-10）。听诊部位取决于胎先露部和其下降程度。

2）骨盆测量：了解骨产道情况，以判断胎儿能否经阴道分娩。分为骨盆外测量和骨盆内测量两种。

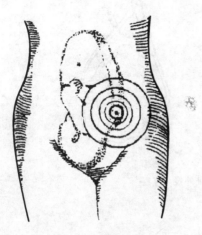

图 3-9　胎心音的传导

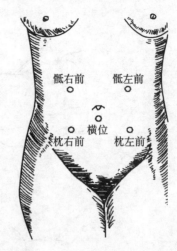

骶右前　　骶左前

横位

枕右前　　枕左前

图 3-10　各种胎位胎心音的听诊部位

（1）骨盆外测量：骨盆外测量包括以下五种。

①髂棘间径（IS）：孕妇取伸腿仰卧位，测量两侧髂前上棘外缘的距离（图 3-11），正常值为
23～26 cm。

②髂嵴间径（IC）：孕妇取伸腿仰卧位，测量两侧髂嵴外缘最宽的距离（图 3-12），正常值为
25～28 cm。

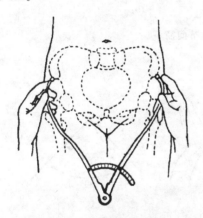

图 3-11　测量髂棘间径

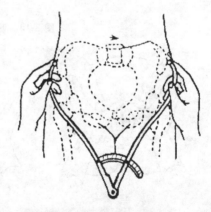

图 3-12　测量髂嵴间径

以上两径线可间接推测骨盆入口横径的长度。

③骶耻外径（EC）：孕妇取左侧卧位，右腿伸直，左腿屈曲，测量第 5 腰椎棘突下（相当于腰
骶部米氏菱形窝的上角，或髂嵴最高点连线与脊柱交点下 1.5 cm 处）至耻骨联合上缘中点的
距离（图 3-13），正常值为 18～20 cm。此径线可间接推测骨盆入口前后径长短，是骨盆外测量
中最重要的径线。

④坐骨结节间径（TO）：又称出口横径。孕妇取仰卧位，两腿屈曲，双手抱膝。测量两侧坐
骨结节内侧缘之间的距离（图 3-14），正常值为 8.5～9.5 cm，平均值为 9 cm。如出口横径小于
8 cm，应测量出口后矢状径，正常值为 9 cm。出口横径与出口后矢状径之和大于 15 cm 者，一
般足月胎儿可以娩出。

⑤耻骨弓角度：两手拇指指尖斜着对拢放于耻骨联合下缘，左、右两拇指平放在耻骨降支
上，测量两拇指之间的角度即为耻骨弓角度（图 3-15）。正常为 90°，小于 80°为异常。

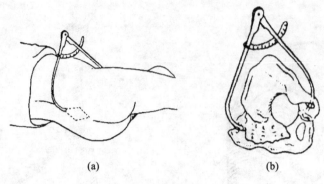

图 3-13　测量骶耻外径

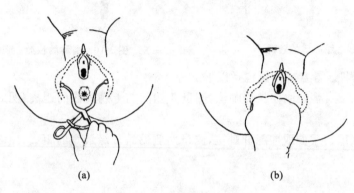

图 3-14　测量坐骨结节间径

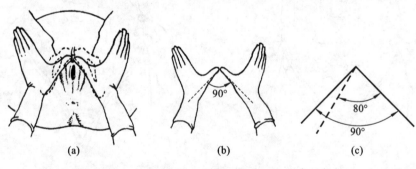

图 3-15　测量耻骨弓角度

（2）骨盆内测量：适用于骨盆外测量有狭窄者。测量以 24～36 周阴道比较松软时进行为宜。测量时，孕妇取膀胱截石位，外阴消毒，检查者须戴消毒手套并涂以润滑油。常用径线有以下三条。

①对角径（DC）：也称骶耻内径，是自耻骨联合下缘至骶岬上缘中点的距离。检查者以一手示指、中指伸入阴道，用中指尖触骶岬上缘中点，示指上缘紧贴耻骨联合下缘，并标记示指与耻骨联合下缘的接触点，中指尖至此接触点的距离，即为对角径（图 3-16）。正常值为 12.5～13 cm，此值减去 1.5～2 cm，即为真结合径值，正常值为 11 cm。如触不到骶岬，说明此径线大于 12.5 cm。

②坐骨棘间径：测量两侧坐骨棘间的距离。正常值约为 10 cm。检查者将一手的示指、中指伸入阴道内，分别触及两侧坐骨棘，估计其间的距离（图 3-17）。

③坐骨切迹宽度：为骶棘韧带的宽度(图 3-18)。检查者将伸入阴道内的示指、中指并排置于韧带上，如能容纳 3 横指(5～5.5 cm)为正常，否则属中骨盆狭窄。

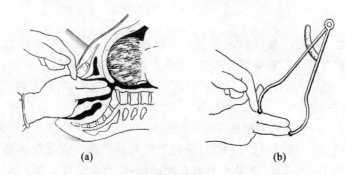

图 3-16　测量对角径

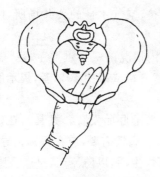

图 3-17　测量坐骨棘间径

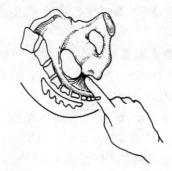

图 3-18　测量坐骨切迹宽度

3）阴道检查：确诊早孕时即应行阴道检查。妊娠最后一个月以及临产后，应避免行不必要的检查。如确实需要，则需外阴消毒及戴消毒手套，以防感染。

4）肛诊：必要时通过肛门检查可以了解胎先露部、骶骨前面弯曲度、坐骨棘及坐骨切迹宽度以及骶尾关节活动度。

5）绘制妊娠图：将每次产前检查结果如血压、体重、宫高、腹围、胎位、胎心率等填于妊娠图中，绘成曲线图，观察动态变化，及早发现及处理孕妇或胎儿的异常情况。

4. 辅助检查

(1) B 型超声检查：可了解胎心、胎位、胎盘及羊水等情况。

(2) 化验检查：血常规、尿常规、血型、肝功能、乙型肝炎抗原抗体检查，必要时做血液生化检查、心电图等。

(3) 有死胎、死产、胎儿畸形及患遗传性疾病的患者，应进行羊水细胞染色体核型分析等。

(三) 复诊检查

复诊检查是为了解前次产前检查后有无改变，以便及早发现高危妊娠并予以及时处理。检查内容如下。

(1) 询问前次产前检查后有无异常情况，如头晕、头痛、眼花、水肿、阴道流血等情况。

(2) 测量体重、血压、宫高、腹围，检查有无水肿、尿蛋白及其他异常情况。

(3) 复查胎位、胎心音，注意胎儿大小是否与妊娠周数相符，胎先露是否衔接。

二、妊娠期妇女的健康指导

（一）健康教育

1. 清洁和舒适 孕期注意用软毛牙刷。要勤淋浴（禁盆浴），勤换内衣。孕妇衣服应宽松、柔软、舒适，冷暖适宜。不宜穿紧身衣裤，以免影响血液循环和胎儿发育、活动。胸罩的选择应以舒适、足以支托增大的乳房为标准。宜穿轻便、跟低、宽头、底软的鞋子，避免穿高跟鞋，以防腰背痛及身体失衡。

2. 活动与休息 一般孕妇可坚持工作到妊娠第 28 周，28 周后宜适当减轻工作量，避免长时间站立或重体力劳动。坐时可抬高下肢，减轻下肢水肿。需要充足的休息和睡眠。每晚应有 8～9 h 的睡眠，午休 1～2 h。卧床时宜取左侧卧位，以增加胎盘血供。居室内保持安静、空气流通。适当运动可促进孕妇的血液循环，增进食欲和睡眠，且可以增强肌肉张力为其分娩做准备。散步是孕妇最适宜的运动，但要注意不要到人多拥挤、空气不佳的公共场所，以免发生感染。

3. 孕期自我监护 胎动计数是孕妇自我监护胎儿宫内情况的一种重要手段。若胎动计数在 2 h 内不少于 6 次则为正常，若胎动计数在 2 h 内少于 6 次或减少 50％者，提示胎儿有宫内缺氧可能，应及时就诊。

4. 药物的使用 许多药物可通过胎盘进入胚胎体内，影响胚胎发育。尤其是在妊娠最初的 2 个月，是胚胎器官发育形成时期，此时用药更应注意。若病情需要，应在医师指导下使用。

5. 性生活指导 妊娠前 3 个月及末 3 个月，均应避免性生活，以防流产、早产及感染。

6. 乳房的护理 妊娠后期乳头及乳晕皮脂腺常有分泌物溢出，孕妇应自妊娠 24 周开始，每天用温水清洗去除污垢，然后擦干再涂上油脂。乳头凹陷者，应指导孕妇一手托住乳房，另一手拇指、中指和示指捏住乳头，轻轻向外牵拉，并左右捻转，每天 2 次，每次重复 10～20 次。

7. 胎教 现代科学技术对胎儿的研究发现，胎儿的眼睛能随送入的光亮而活动；触其手足可产生收缩反应；外界音响可传入胎儿听觉器官，并能引起其心率的改变。因此可对胎儿进行抚摸训练，激动胎儿的活动积极性；选择优美柔和的音乐聆听；参加有趣的交谈和活动等。

（二）常见症状指导

1. 恶心、呕吐 约半数妇女在妊娠 6 周左右出现早孕反应，妊娠 12 周左右早孕反应消失。在此期间应避免空腹，要少量多餐；食用清淡食物，避免食用油炸、难以消化或引起不舒服的食物；给予精神鼓励和支持，以减少心理的困扰和忧虑。如妊娠 12 周以后仍继续呕吐，或出现妊娠剧吐，须入院治疗，纠正水、电解质紊乱。对偏食者，在不影响饮食平衡的情况下，可不做特殊处理。

2. 尿频、尿急 常发生在妊娠初 3 个月及末 3 个月。若因妊娠子宫压迫所致，且无任何感染征象，可给予解释，不必处理。有尿意时应及时排空，不可强忍。

3. 白带增多 于妊娠初 3 个月及末 3 个月明显，是妊娠期正常的生理变化。但应排除假丝酵母菌、滴虫、淋菌、衣原体等感染。嘱孕妇每天清洗外阴，保持外阴部清洁，但严禁行阴道冲洗。指导孕妇穿透气性好的棉质内裤，勤换洗。

4. 水肿 孕妇在妊娠后期易发生下肢水肿，经休息后可消退，属正常现象。嘱孕妇取左侧卧位，下肢稍垫高，避免长时间站或坐。适当限制孕妇对盐的摄入，不必限制水分。如下肢明显凹陷性水肿或经休息后不消退者，应及时就诊，警惕妊娠期高血压疾病的发生。

5. 下肢、外阴静脉曲张　孕妇应避免两腿交叉或长时间站立、行走,并注意经常抬高下肢;指导孕妇穿弹力裤或袜,以促进血液回流,但避免穿妨碍血液回流的紧身衣裤;会阴部有静脉曲张者,可于臀下垫枕,抬高髋部休息。

6. 便秘　嘱孕妇养成每天定时排便的习惯,多吃水果、蔬菜等含纤维素多的食物,同时增加每天饮水量,注意适当的活动。未经医生允许不可随便使用大便软化剂或轻泻剂。

7. 腰背痛　指导孕妇穿低跟鞋,在俯拾或抬举物品时,保持上身直立,弯曲膝部,用两下肢的力量抬起。如工作要求长时间弯腰,妊娠期间应适当给予调整;疼痛严重者,必须卧床休息(硬床垫),局部热敷。

8. 下肢痉挛　指导孕妇饮食中增加钙的摄入,告诫孕妇避免腿部疲劳、受凉,伸腿时避免脚趾尖伸向前,走路时脚跟先着地。发生下肢肌肉痉挛时,嘱孕妇背屈肢体或站直前倾以伸展痉挛的肌肉或局部热敷按摩,直至痉挛消失。遵医嘱口服钙剂。

9. 仰卧位低血压综合征　嘱孕妇取左侧卧位后症状可自然消失,不必紧张。

10. 失眠　每天坚持户外活动,如散步。睡前用梳子梳头,温水洗脚,或喝热牛奶等方式均有助于入眠。

(三)营养指导

孕妇的营养状况直接或间接地影响自身和胎儿的健康。妊娠期间孕妇必须增加营养的摄入以满足自身及胎儿的双重需要,并为分娩及哺乳做准备。

(1)指导孕妇合理安排膳食,摄入含蛋白质、铁、钙及各种维生素和微量元素丰富的食物。

(2)选择易消化、清淡及无刺激的食物,避免烟酒、浓咖啡及浓茶等。

(3)定期测量体重,监测体重增长情况。

(4)采用正确的烹饪方法,避免破坏营养素。

(四)异常症状的判断

孕妇出现下列症状应立即就诊:阴道流血,妊娠3个月后仍持续呕吐,寒战、发热,腹部疼痛,头痛、眼花、胸闷、心悸、气短,液体突然自阴道流出,胎动计数突然减少等。

(五)识别先兆临产

临近预产期的孕妇,如出现阴道血性分泌物或规律宫缩(间歇5~6 min,持续30 s),应尽快到医院就诊。如阴道突然流出大量液体,嘱孕妇平卧,由家属送往医院,以防脐带脱垂而危及胎儿生命。

第五节　评估胎儿健康的技术

一、胎儿宫内情况的监护

(一)胎动计数

胎动计数是监测胎儿宫内情况的一种最安全、最简便的方法。一般孕妇在妊娠18~20周即能自觉胎动,但较弱。妊娠 28 周后胎动逐渐增强且次数增多,足月时因羊水量减少和空间减小而逐渐减弱。若胎动计数在 2 h 内不少于 6 次则为正常,若胎动计数在 2 h 内少于 6 次或减少 50% 者,提示胎儿有宫内缺氧可能,应及时就诊。如自觉胎动过频或过分剧烈则表示胎儿宫内严重缺氧,有胎死宫内的危险。

(二)听胎心音

妊娠 18~20 周时可在孕妇腹壁上听到胎心音,当胎儿缺氧时可导致胎心音异常。如果胎心率小于 110 次/分或大于 160 次/分时考虑胎儿脐带循环受阻、胎盘功能不良或子宫胎盘血流障碍等,应及时监测胎心音变化。

(三)胎儿电子监测

胎儿电子监测可以连续观察并记录胎心率(FHR)的动态变化,也可了解胎心与胎动及宫缩之间的关系,估计胎儿宫内安危情况。

1. 胎心率的监测

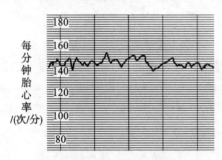

图 3-19 胎心率的基线摆动

1)胎心率基线(BFHR):是在无胎动及宫缩或在宫缩间歇期的情况下记录 10 min 的胎心率。正常胎心率为 110~160 次/分,胎心率大于 160 次/分或小于 110 次/分,为心动过速或心动过缓;胎心率的基线摆动又称基线变异,包括胎心率的变异振幅及变异频率。变异振幅为胎心率波动范围,一般为 6~25 次/分;变异频率为 1 min 内胎心率波动的次数,正常应不少于 6 次(图 3-19)。这是胎儿本身交感神经与副交感神经间张力调节的变动所表现出来的生理变化,说明胎儿有一定的储备能力。

2)一过性胎心率变化:受胎动、宫缩、触诊及声响等刺激,胎心率发生暂时性加快或减速,随后又能恢复到基线水平,称为胎心率一过性变化,是判断胎儿安危的重要指标。

(1)加速:是指宫缩时胎心率基线暂时增加 15 次/分以上,持续时间超过 15 s,可能是胎儿躯干或脐静脉暂时受压引起,是胎儿良好的表现。

(2)减速:是指随宫缩出现的短暂胎心率减慢,分三种。①早期减速:胎心率减速几乎与宫缩同时开始,胎心率最低点在宫缩的高峰,下降幅度小于 50 次/分,持续时间短,恢复快(图 3-20),一般认为是因宫缩时胎头受压引起的,不受体位或吸氧而改变;②变异减速:胎心率变异形态不规则,减速与宫缩无恒定关系,持续时间长短不一,下降幅度超过 70 次/分,恢复迅速(图 3-21),一般认为是因宫缩时脐带受压兴奋迷走神经引起的;③晚期减速:胎心率减速多在宫缩高峰后开始出现,下降缓慢,下降幅度小于 50 次/分,持续时间长,恢复缓慢(图 3-22),一般认为是胎盘功能不良、缺氧的表现。

2. 预测胎儿宫内储备能力

(1)无应激试验(NST):通过胎动时胎心率的变化,了解胎儿的储备能力。一般认为正常时 20 min 内至少有 3 次胎动,胎动时胎心率加速大于 15 次/分,持续时间大于 15 s 为有反应型,1 周后再复查;若胎动时无胎心率加速,或胎动时胎心率加速小于 15 次/分,持续时间小于 15 s 为无反应型,应寻找原因,及时处理。

(2)缩宫素激惹试验(OCT):通过缩宫素诱导宫缩,记录 20 min 内宫缩时胎心率的变化,

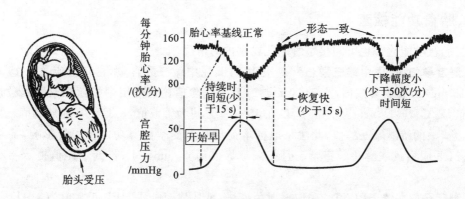

图 3-20 胎心率早期减速

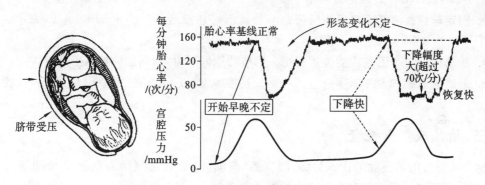

图 3-21 胎心率变异减速

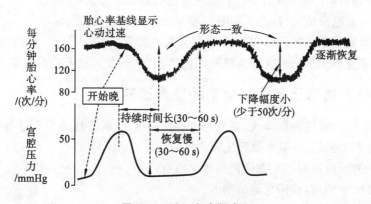

图 3-22 胎心率晚期减速

了解胎盘一过性缺氧的负荷试验,测定胎儿的储备能力。若 10 min 内连续出现 3 次以上晚期减速,胎心率基线变异减少(<5 次/分),胎动后胎心率无加速为 OCT 阳性,提示胎盘功能减退;若胎心率基线无晚期减速,胎动后胎心率加速为 OCT 阴性,提示胎盘功能良好,1 周内胎儿无死亡危险。

（四）胎儿心电图

可了解胎儿心脏的情况及提示胎儿宫内缺氧。如羊水过多时胎儿心电图的 R 波低;过期妊娠、羊水过少时胎儿心电图的 R 波可高达 50～60 mV,振幅超过 40 mV 表示胎盘功能不全。

二、胎盘功能检查

通过胎盘功能检查也可间接了解胎儿在宫内的情况。

1. 测定孕妇血、尿中雌三醇值 一般为 24 h 尿中雌三醇含量,正常值应大于 15 mg/24 h,10～15 mg/24 h 为警戒值,小于 10 mg/24 h 为危险值。也可用孕妇随意尿测雌激素与肌酐的比值(E/C),E/C>15 为正常,E/C 在 10～15 之间为警戒值,E/C<10 为危险值。另外可测孕妇血清中的游离雌三醇值,此法采取标本简单且不受孕妇肾功能及尿量影响,基本上取代了测 24 h 尿中雌三醇法。正常足月妊娠临界值为 40 nmol/L,若低于此值提示胎盘功能低下。

2. 测定孕妇血清 HPL 值 采取放射免疫法,足月孕妇血清 HPL 正常值为 4～11 mg/L,若孕妇血清 HPL 值在妊娠足月时小于 4 mg/L 或突然下降 50%,表示胎盘功能低下。

3. 测定孕妇血清妊娠特异性糖蛋白 若该值在妊娠足月时小于 170 mg/L,表示胎盘功能低下。

4. 胎动计数 与胎盘功能关系密切。胎盘功能低下时,胎动较前期有所减少。

5. 缩宫素激惹试验(OCT) NST 无反应型者需做 OCT。OCT 阳性,表示胎盘功能低下。

三、胎儿成熟度检查

胎儿成熟度的监测除了计算胎龄,测宫高、腹围,应用 B 超测胎头双顶径、胎儿大小和胎盘分级外,还可通过羊膜腔穿刺抽羊水检测下列项目。

1. 卵磷脂/鞘磷脂的值(L/S) 若 L/S>2,提示胎儿肺已成熟。

2. 肌酐值 若肌酐值≥176.8 μmol/L,提示胎儿肾已成熟。

3. 胆红素类物质值 若用 ΔOD_{450} 测得胆红素类物质值<0.02,提示胎儿肝已成熟。

4. 含脂肪细胞出现率 若含脂肪细胞出现率达 20%,提示胎儿皮肤已成熟。

四、胎儿先天畸形及遗传性疾病的宫内诊断

(1) 于妊娠 16～20 周抽取羊水,做染色体核型分析,了解染色体的数目与结构的变化。

(2) B 超检查无脑儿、脑积水及脊柱裂儿等。

(3) 从孕妇外周血提取胎儿细胞做遗传学检查。

(4) 测定羊水中的酶,诊断代谢缺陷病。

(5) 测定羊水甲胎蛋白(AFP),诊断开放性神经管缺陷畸形。行羊膜腔内胎儿造影诊断泌尿系统畸形、消化系统畸形及胎儿体表畸形。

第六节 分娩的准备

大多数孕妇,尤其是初孕妇,由于其缺乏有关分娩方面的知识,以及分娩时的疼痛和不适,

对分娩过程中自身和胎儿安危的担忧等,会使孕妇产生焦虑和恐惧心理,因此帮助孕妇做好分娩的准备是非常必要的。

一、先兆临产

发动分娩前,出现预示孕妇不久即将临产的症状,称为临产先兆。

1. 不规律宫缩　在临产前1～2周子宫敏感性增加,常出现不规律的宫缩。

2. 宫底下降　在临产前1～2周,因胎先露入盆,宫底下降。

3. 见红　在临产前24～48 h,少量血液与阴道分泌物混合排出体外,称见红。是分娩即将开始的比较可靠的征象。

二、分娩物品准备

1. 母亲的用物准备　足够的消毒会阴垫、内裤、内衣及吸奶器等。

2. 新生儿的用物准备　衣物(宜柔软、舒适、吸水性强、透气性好、宽大、便于穿脱,衣缝在正面)、尿布(以柔软、吸水性强、透气性好的纯棉制品为宜)、无刺激的肥皂或洗涤剂、包被、毛巾、围嘴、温度计、奶瓶、奶粉等。

三、产前运动

妊娠期间做适量运动可减轻身体的不适,伸展会阴部肌肉,使分娩得以顺利进行,以及产后身体有效恢复。

1. 腿部运动　手扶椅背,左腿固定,右腿做360°的转动,做毕后还原。两腿轮流做此运动。此运动可增进骨盆肌肉的强韧度,增加会阴部肌肉的伸展性。

2. 腰部运动　手扶椅背,慢慢吸气,同时手臂用力,使身体重心集中于椅背上。脚尖立起使身体抬高,腰部伸直后使下腹部紧靠椅背,然后慢慢呼气的同时手臂放松,脚还原。此项运动可减轻腰背部疼痛,并可在分娩时增加腹压及会阴部肌肉的伸展性。

3. 盘腿坐式　平坐于床上,两小腿平行交接,一前一后,两膝远远分开,注意两小腿不可重叠(图3-23)。可在看电视或聊天时取此姿势。此运动可强化腹股沟肌肉及关节处韧带的张力,预防小腿痉挛,伸展会阴部肌肉。

4. 盘坐运动　平坐于床上,将两距骨并拢,两膝分开,两手轻放于两膝上,然后用手臂力量,将膝盖慢慢压下,配合深呼吸运动,再把手放开,持续2～3 min。此运动可加强小腿肌肉张力,避免发生腓肠肌痉挛。

图3-23　盘腿坐式

5. 骨盆与背摇摆运动　平躺仰卧,双腿屈曲,两腿分开与肩同宽,用足部和肩的力量,将背与臀部轻轻抬起,然后并拢双膝,收缩臀部肌肉,再分开双膝,将背与臀部慢慢放下(图3-24),重复5次。此项运动可增加骨盆底及腰背部肌肉的韧性和张力。

6. 双腿抬高运动　平躺仰卧,双腿垂直抬高,足部抵住墙,每次持续3～5 min(图3-25)。此项运动可伸展脊椎骨,锻炼臀部肌肉张力,促进下肢血液循环。

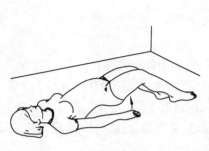

图 3-24　骨盆与背摇摆运动

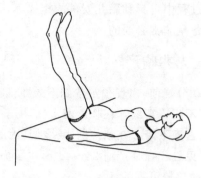

图 3-25　双腿抬高运动

四、减轻分娩不适的方法

1. 拉梅兹分娩法　又称"精神预防法"，由法国医生拉梅兹提出，是目前使用较广泛的方法。

（1）廓清式呼吸：所有呼吸在开始和结束前均深吸一口气后再完全吐出。

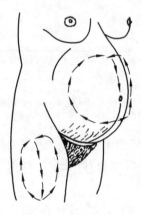

图 3-26　划线按摩法

（2）放松技巧：可触摸肌肉紧张部位，想象某些美好事物或听轻松愉快的音乐，产妇无皱眉、握拳或手臂僵直等肌肉紧张现象。

（3）意志控制呼吸：孕妇平躺于床上，头下、膝下各置一小枕头，用很轻的方式吸满气后，再用稍强于吸气的方式吐出，注意控制呼吸节奏。

（4）划线按摩法：孕妇用双手指尖在腹部做环形按摩，也可用单手指尖在腹部或两侧大腿做"8"字形按摩（图 3-26）。

2. 丈夫教练法　由罗伯特·布莱德雷医生提出，其放松与控制技巧同前，主要强调丈夫在妊娠、分娩和新生儿出生后几天内丈夫的重要性。在分娩过程中，他可以鼓励产妇适当活动促进产程，且可以指导产妇用转移注意力的方法来减轻疼痛。

目标检测

1. 下述哪种先露最不佳？（　　）

A. 头先露　　　　B. 肩先露　　　　C. 臀先露　　　　D. 枕先露　　　　E. 足先露

2. 有关胎盘的结构功能，下述哪项不正确？（　　）

A. 胎盘是胚胎与母体组织的结合体

B. 胎盘有内分泌功能

C. 足月胎儿胎盘重 450～650 g

D. 体积微小的病毒不能通过胎盘进入胎儿

E. 吗啡、巴比妥、抗生素可以通过胎盘

3. 下列关于胎位的描述，哪项是正确的？（　　）

A. 枕右前位时，胎背在母体的左侧

B. 枕左前位时，胎背在母体的右前方

C. 骶左位时,胎背在母体的右侧

D. 骶左后位时,胎背在母体的右后方

E. 肩左前位时,胎头在母体的左侧

4. 关于胎产式,下列描述错误的是( )。

A. 胎产式是胎儿身体长轴与母亲身体长轴的关系

B. 胎儿身体长轴与母亲身体长轴平行称纵产式

C. 胎儿身体长轴与母亲身体长轴垂直称横产式

D. 胎儿身体长轴与母亲身体长轴交叉成角度称斜产式

E. 足月分娩过程中,横产式可转换为纵产式

5. 下列关于正常脐带的描述,哪项是正确的?( )

A. 脐带平均长约 55 cm

B. 脐带内有两条脐静脉和一条脐动脉

C. 脐带基质来自胚内中胚层的胚胎结缔组织

D. 脐带是胎儿循环的通道

E. 脐带横切面中央有一管腔较大、管壁薄的脐动脉

6. 下述哪种胎先露为横产式?( )

A. 面先露   B. 肩先露   C. 顶先露   D. 臀先露   E. 枕先露

7. 关于妊娠的描述正确的是( )。

A. 是胚胎和胎儿在母体内发育和成长的过程   B. 排卵是妊娠的开始

C. 胎儿娩出是妊娠的终止   D. 妊娠全过程约 400 天

E. 妊娠是一个非生理过程

8. 胎盘是由( )。

A. 滑泽绒毛膜+包蜕膜+羊膜组成

B. 滑泽绒毛膜+底蜕膜+包蜕膜组成

C. 叶状绒毛膜+底蜕膜+羊膜组成

D. 叶状绒毛膜+底蜕膜+包蜕膜组成

E. 滑泽绒毛膜+叶状绒毛膜+包蜕膜组成

9. 关于妊娠期的子宫变化,下列哪项是错误的?( )

A. 妊娠 10 周腹部可触及宫底

B. 随妊娠进展子宫峡部逐渐伸展变长而形成子宫下段

C. 妊娠 12～14 周起子宫可有不规则无痛性收缩

D. 妊娠后期孕妇仰卧可减少子宫血流量

E. 妊娠后期子宫可稍向右旋

10. 关于胎盘功能,下列哪项是错误的?( )

A. 胎盘内物质交换方式大多数是简单扩散

B. 胎盘产生多种酶,可将复杂化合物分解为简单物质,也能将简单物质合成后供给胎儿

C. 母血与胎儿血在胎盘中循环相通,进行气体交换

D. 胎盘可将胎儿代谢产物送入母血,由母体排出

E. 胎盘合成的激素有蛋白激素和甾体激素两大类

11. 胎盘完全形成的时间是( )。

A. 妊娠 4 周末   B. 妊娠 6 周末   C. 妊娠 8 周末

D. 妊娠 10 周末   E. 妊娠 12 周末

12. 下列关于羊水的描述,错误的是(　　)。

A. 妊娠足月时羊水量约为 1000 mL

B. 妊娠晚期羊水量少于 200 mL 诊断为羊水过少

C. 羊水呈弱碱性

D. 羊水中含有大量的激素和酶

E. 羊水是动态的

13. 推算预产期的依据,以下哪项最可靠?(　　)

A. 末次月经   B. 妊娠反应   C. 初觉胎动

D. 早孕期妇科检查   E. 基础体温记录

14. 首次产前检查,下列哪个时间最合适?(　　)

A. 妊娠 6 周   B. 妊娠 8 周   C. 妊娠 10 周   D. 妊娠 12 周   E. 确诊早孕时

15. 脐带内的血管是(　　)。

A. 一条动脉一条静脉   B. 两条动脉一条静脉

C. 一条动脉两条静脉   D. 两条动脉两条静脉

E. 两条动脉三条静脉

16. 对某初孕妇进行胎心音听诊,可以用普通听诊器在腹部听到胎心音,她的孕周应是(　　)。

A. 12 周   B. 14 周   C. 16 周   D. 18 周   E. 20 周

17. 某孕妇现为受孕的第四天,估计她的受精卵在(　　)。

A. 宫腔,尚未植入   B. 输卵管内   C. 宫腔,正在植入

D. 宫腔,已经植入   E. 宫腔,已经进入胎儿期

18. 最常用推算预产期的依据是(　　)。

A. 末次月经开始之日   B. 末次月经干净之日   C. 初觉胎动时间

D. 早孕反应开始时间   E. 胎儿大小和宫底高度

19. 骨盆外测量时髂峰间径正常值为(　　)。

A. 19～22 cm   B. 20～23 cm   C. 23～26 cm

D. 25～28 cm   E. 26～29 cm

(单　娟　汤　薇)

第四章 正常分娩妇女的护理

分娩是指妊娠满 28 周及以后，胎儿及其附属物自临产开始到从母体娩出的全过程。妊娠满 37 周至不满 42 足周（259～293 日）期间分娩，称为足月产；妊娠满 28 周至不满 37 足周（196～258 日）期间分娩，称为早产；妊娠满 42 周（294 日）及以上分娩，称为过期产。

第一节 决定分娩的因素

决定分娩的四因素为产力，产道，胎儿及产妇的精神、心理因素。若四因素均正常并能相互适应，胎儿能顺利经阴道自然娩出，则为正常分娩，反之就会造成难产。

一、产力

产力是指将胎儿及其附属物从宫腔内逼出的力量。包括子宫收缩力（简称宫缩）、腹肌和膈肌的收缩力及肛提肌的收缩力。

（一）宫缩

宫缩是临产后的主要产力，贯穿于分娩全过程。临产后的规律宫缩使宫颈管逐渐缩短至消失、宫口扩张、胎先露下降和胎儿胎盘娩出。正常宫缩具有节律性、对称性、极性和缩复作用的特点。

1. 节律性 宫缩的节律性是临产的重要标志。正常的宫缩是宫体肌不随意、有规律的阵发性收缩并伴有疼痛，对产妇而言有"阵痛"之称。每次宫缩由弱渐强（进行期），维持一定时间（极期），随后由强渐弱（退行期），直至消失进入间歇期（图 4-1），宫缩如此反复出现，直至分娩全过程结束。

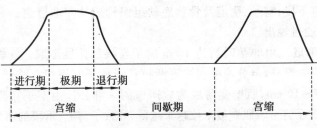

图 4-1 临产后正常宫缩节律性示意图

临产开始时,宫缩间歇期为 5～6 min,持续时间约 30 s。随产程进展,宫缩持续时间逐渐延长,间歇时间逐渐缩短。当宫口开全(10 cm)后,宫缩间歇时间仅为 1～2 min,宫缩持续时间可长达 60 s。宫缩强度也随产程进展逐渐增强,临产初期宫缩时宫腔内压力升高至 25～30 mmHg,第一产程末可增至 40～60 mmHg,第二产程可高达 100～150 mmHg,而宫缩间歇期宫腔内压力仅为 6～12 mmHg。宫缩时子宫肌壁血管及胎盘受压,致子宫血流量减少、胎盘绒毛间隙血流量减少;宫缩间歇期,子宫血流量又恢复至原来水平,胎盘绒毛间隙的血流重新充盈,宫缩的节律性对胎儿血流灌注有利。

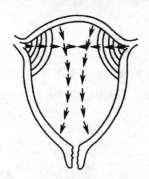

图 4-2　宫缩的对称性示意图

2. 对称性　正常宫缩起自两侧子宫角部,迅速向宫底中线集中,左右对称,再以每秒 2 cm 的速度向子宫下段扩散,约在 15 s 内均匀协调地扩散至整个子宫,此为宫缩的对称性(图 4-2)。

3. 极性　宫缩以宫底部最强、最持久,向下逐渐减弱,宫底部收缩力的强度几乎是子宫下段的 2 倍,此为宫缩的极性。

4. 缩复作用　宫缩时,子宫体部肌纤维缩短变宽,间歇期肌纤维放松,但不能恢复到原来的长度,经反复收缩,肌纤维越来越短,使宫腔内容积逐渐缩小,迫使胎先露下降、宫颈管逐渐缩短直至消失。

(二)腹肌、膈肌收缩力

腹肌和膈肌收缩力(腹压)是第二产程胎儿娩出时的重要辅助力量。当宫口开全后,胎先露已降至阴道,宫缩时,胎先露部或前羊膜囊压迫骨盆底组织与直肠,反射性地引起排便动作。产妇表现为主动屏气用力,腹肌及膈肌收缩使腹内压增高,促使胎儿娩出。过早使用腹压易导致产妇疲劳和宫颈水肿,致产程延长。第三产程时腹压还可促使胎盘娩出。

(三)肛提肌收缩力

肛提肌收缩力可协助胎先露在盆腔内进行内旋转、胎头仰伸及胎盘娩出。

二、产道

产道是胎儿娩出的通道,分为骨产道和软产道两部分。

(一)骨产道

骨产道是指真骨盆,是产道的重要部分,共分为三个平面,每个平面又由多条径线组成。在分娩过程中,骨产道几乎无变化,但其原有的大小、形状与分娩顺利与否有着密切关系。详见第三章。

(二)软产道

软产道是由子宫下段、宫颈、阴道及骨盆底软组织构成的弯曲管道。分娩时变软扩张,伸展性好,有利于胎儿通过娩出。

1. 子宫下段的形成　由非孕时长约 1 cm 的子宫峡部伸展形成。妊娠 12 周后子宫峡部逐渐扩展成为宫腔的一部分,至分娩晚期被逐渐拉长形成子宫下段。临产后规律宫缩使子宫下段进一步拉长达 7～10 cm,肌壁变薄成为软产道的一部分。由于子宫肌纤维的缩复作用,子宫肌壁越来越厚,而子宫下段肌壁被牵拉越来越薄,导致子宫上、下段的肌壁厚薄不同,在两者间的子宫内面形成一环状隆起,称为生理性缩复环(图 4-3)。正常情况下此环不易自腹部见到。

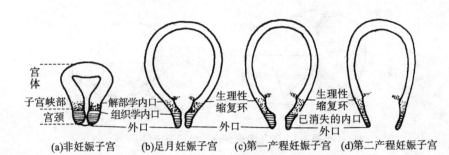

宫
体

子宫峡部　　　解剖学内口　　　　生理性　　　　生理性
宫颈　　　　　组织学内口　　　　缩复环　　　　缩复环
　　　　　　　　外口　　　　　　外口　　　已消失的内口
　　　　　　　　　　　　　　　　　　　　　　　外口

(a)非妊娠子宫　　(b)足月妊娠子宫　　(c)第一产程妊娠子宫　(d)第二产程妊娠子宫

图 4-3　子宫下段的形成及宫口扩张

2. 宫颈的变化

(1) 宫颈管消失：临产前宫颈管长 2～3 cm，临产后由于宫缩牵拉宫颈内口的肌纤维及周围韧带，加之宫腔内压升高，胎先露不断下降，前羊水囊呈楔状于宫颈管内，致使宫颈内口扩张，宫颈管逐渐变短展平，直至消失。初产妇是宫颈管先短缩消失，继之宫颈外口扩张，经产妇是两者同时进行。

(2) 宫口扩张：临产前，初产妇的宫颈外口仅能容纳一指尖，经产妇能容纳一指。随着产程不断进展，宫颈外口不断扩张，当宫颈外口扩张至 10 cm 时，称为宫口开全，足月妊娠胎头方能娩出。胎膜多于宫口近开全时自然破裂。破膜后，胎先露下降直接压迫宫颈，可反射性加强宫缩，促进产程进展，有利于分娩。

3. 骨盆底组织、阴道、会阴的变化　宫口开全后，宫腔、子宫下段及阴道形成一前壁短后壁长的弯筒状通道。宫缩迫使胎先露从宫腔下降至阴道口时，会阴体组织由原来的 5 cm 厚伸展变薄为 2～4 mm，以利于胎儿通过。分娩时，会阴体虽能承受一定压力，但如保护会阴不当，可造成会阴裂伤。

三、胎儿

胎儿能否顺利通过产道还取决于胎儿大小、胎位及有无造成分娩困难的胎儿畸形。

(一) 胎儿大小

胎儿大小是决定分娩难易的重要因素之一。胎儿过大致胎头径线过大，尽管骨盆大小正常，也可因相对头盆不称造成难产。

1. 胎头颅骨　由顶骨、额骨、颞骨各两块及一块枕骨构成。颅骨间膜状缝隙称颅缝，两顶骨之间为矢状缝，顶骨与额骨之间为冠状缝，枕骨与顶骨之间为人字缝，颞骨与顶骨之间为颞缝，两额骨之间为额缝。两颅缝交界的较大空隙处称囟门。位于胎头前部呈菱形的囟门称前囟（大囟门），位于胎头后部呈三角形的囟门称后囟（小囟门）（图 4-4）。颅缝与囟门均有软组织覆盖，使骨板有一定的活动余地，胎头也有一定的可塑性，有利于胎头娩出。过熟胎儿颅骨较硬，胎头不易变形，可导致难产。

2. 胎头径线　主要有：①双顶径：两顶骨隆突间的距离，是胎头最大横径，足月时平均约 9.3 cm；②枕额径：鼻根上方至枕骨隆突间的距离，胎头以此径线衔接，足月时平均约 11.3 cm；③枕下前囟径：又称小斜径，为前囟中央至枕骨隆突下方的距离，足月时平均约 9.5 cm；④枕颏径：又称大斜径，为颏骨下方中央至后囟门顶部间的距离，足月时平均约 13.3 cm（图 4-4）。

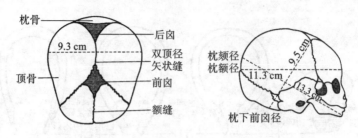

图 4-4　胎儿颅骨、骨缝、囟门及径线

（二）胎位

胎位为纵产式时，胎儿纵轴与骨盆轴一致，容易通过产道。头先露时胎头先通过产道，经颅骨重叠、胎头变形、周径变小，有利于胎头娩出；臀先露时，胎臀先娩出，胎臀较胎头周径小且软，软产道未经充分扩张，易致胎头娩出困难；肩先露时，胎儿纵轴与骨盆轴垂直，妊娠足月活胎不能通过产道，对母儿威胁极大。

（三）胎儿畸形

胎儿身体某一部位发育异常，如脑积水、联体儿等，胎头或胎体过大，难以顺利通过产道。

四、精神、心理因素

虽然分娩是生理现象，但对于产妇确实是一种持久而强烈的应激原，会引起一系列特征性的心理情绪反应，主要表现为焦虑和恐惧。随着分娩的临近，因为大多数产妇会担心自己能否顺利分娩、新生儿是否健康、新生儿性别不理想、害怕疼痛、怕出血等，所以分娩过程对母儿都是重大的身心应激。现已证实，产妇的这种情绪改变会使机体产生一系列变化，如心率加快、呼吸急促、肺内气体交换不足，致使子宫缺氧出现收缩乏力、宫口扩张缓慢、胎先露下降受阻、产程延长、体力消耗过多等，同时交感神经兴奋，释放儿茶酚胺，血压上升，导致胎儿缺血、缺氧，出现胎儿窘迫。开展家庭式产房，允许丈夫、家人或有经验的人员陪伴分娩，以精神上的鼓励、心理上的安慰、体力上的支持使产妇顺利度过分娩全过程。

第二节　枕先露的分娩机制

分娩机制是指胎儿先露部随骨盆各平面的不同形态，被动地进行一系列的适应性转动，以其最小径线通过产道的过程。临床上枕先露占 95.55％～97.55％，又以枕左前位最为多见，故以枕左前位的分娩机制（图 4-5）为例说明。

一、衔接

衔接又称入盆，是指胎头双顶径进入骨盆入口平面，颅骨最低点接近或达到坐骨棘水平。胎头以半俯屈状态进入骨盆入口，由于枕额径大于骨盆入口前后径，胎头矢状缝坐落在骨盆入口右斜径上，胎头枕骨在骨盆的左前方。初产妇多在预产期前 1～2 周内胎头衔接，经产妇多

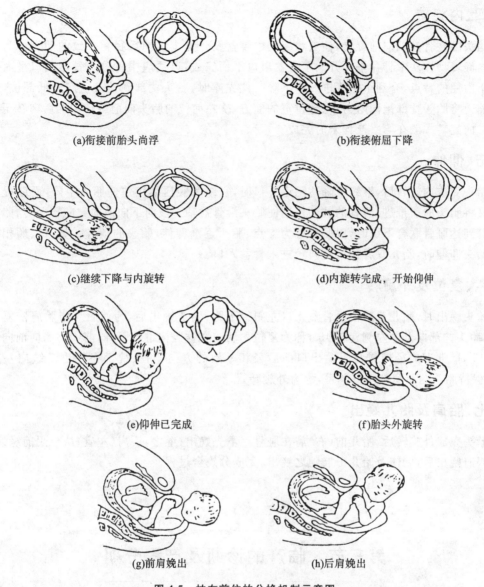

(a)衔接前胎头尚浮   (b)衔接俯屈下降

(c)继续下降与内旋转   (d)内旋转完成，开始仰伸

(e)仰伸已完成   (f)胎头外旋转

(g)前肩娩出   (h)后肩娩出

图 4-5　枕左前位的分娩机制示意图

在分娩开始后衔接。若初产妇已临产胎头仍未衔接，应警惕有头盆不称。

二、下降

胎头沿骨盆轴前进的动作称为下降，是胎儿娩出的首要条件。下降动作贯穿分娩全过程，与其他动作相伴随。临床上将胎头下降的程度作为判断产程进展的重要标志，并以胎先露部颅骨最低点与坐骨棘水平的关系来表示。

三、俯屈

俯屈指胎头下降至骨盆底时，原来处于半俯屈状态的胎头遇到肛提肌阻力，借杠杆作用进一步俯屈，使下颏靠近胸部，以最小的枕下前囟径取代较大的枕额径，以适应产道形态，有利于胎头继续下降。

四、内旋转

胎头围绕骨盆轴向前旋转,使矢状缝与中骨盆及骨盆出口前后径相一致的动作称为内旋转。内旋转动作从中骨盆平面开始至骨盆出口平面完成,以适应中骨盆及骨盆出口平面前后径大于横径的特点,有利于胎头进一步下降。枕先露时,胎头枕部到达骨盆底最低部位,肛提肌收缩力将胎头枕部推向阻力小、部位宽的前方,枕左前位的胎头向前旋转45°,后囟转至耻骨弓下。内旋转一般在第一产程末时完成。

五、仰伸

胎头完成内旋转后,继续下降达阴道外口时,宫缩和腹压继续迫使胎头下降,而肛提肌收缩力又将胎头向前推进,两者的共同作用使胎头沿骨盆轴下段向下向前的方向转向上,胎头枕骨下部到达耻骨联合下缘时,以耻骨弓为支点,胎头逐渐仰伸,胎头的顶、额、鼻、口、颏相继娩出。胎头仰伸时,胎儿双肩径沿左斜径进入骨盆入口。

六、复位及外旋转

胎头娩出时,胎儿双肩径沿骨盆入口左斜径下降;胎头娩出后,为使胎头与胎肩恢复正常关系,胎头枕部向母体左侧旋转45°,称为复位。胎肩在盆腔内继续下降,前(右)肩向前向中线旋转45°,胎儿双肩径转成与骨盆出口前后径相一致的方向,胎头枕部在外也继续向左旋转45°以保持胎头与胎肩的垂直关系,称为外旋转。

七、胎肩及胎儿娩出

胎头完成外旋转后,胎儿前(右)肩在耻骨弓下先娩出;继之,后肩(左肩)从会阴前缘娩出。胎儿双肩娩出后,胎体及胎儿下肢随之娩出,完成分娩全过程。

第三节 临产的诊断及产程分期

一、临产的诊断

临产的标志为规律且逐渐增强的宫缩,持续时间为 30 s 或以上,间歇时间为 5~6 min,同时伴随进行性宫颈管消失、宫口扩张和胎先露下降。用强镇静药物也不能抑制宫缩。

二、总产程及产程分期

总产程即分娩全过程,是从规律宫缩开始至胎儿胎盘娩出的全过程。临床上分为三个产程。

(一) 第一产程

第一产程又称宫颈扩张期。指从规律宫缩开始到宫口开全。初产妇宫颈扩张较慢,需

$11\sim12$ h，经产妇宫颈松弛，宫口扩张较快，需 $6\sim8$ h。

（二）第二产程

第二产程又称胎儿娩出期。指从宫口开全到胎儿娩出。初产妇需 $1\sim2$ h；经产妇数分钟即可完成，但也有少数可长达 1 h。

（三）第三产程

第三产程又称胎盘娩出期。指从胎儿娩出到胎盘娩出，需 $5\sim15$ min，不应超过 30 min。

第四节　分娩的临床经过和护理

一、第一产程的临床经过及护理

【临床经过】

1. 规律宫缩　产程开始时，出现伴有疼痛的宫缩，习称为"阵痛"。开始时宫缩弱，持续时间较短（约 30 s），间歇时间较长（$5\sim6$ min）。随产程进展，宫缩逐渐增强，持续时间渐长（$50\sim60$ s）且强度增加，间歇时间渐短（$2\sim3$ min）。当宫口近开全时，宫缩持续时间可长达 1 min 或以上，间歇时间仅为 $1\sim2$ min。

2. 宫口扩张　当宫缩逐渐增强时，宫颈管逐渐缩短直至消失、宫口逐渐扩张。当宫口开全时，宫颈边缘消失，子宫下段及阴道形成宽阔的管腔，有利于胎儿通过。根据宫口扩张情况，第一产程又分为潜伏期和活跃期。

（1）潜伏期：从出现规律宫缩至宫口扩张 3 cm，约需 8 h，最长时限为 16 h，超过 16 h 称为潜伏期延长。

（2）活跃期：是指从宫口扩张 3 cm 至宫口开全，目前国际上倾向于将宫口扩张 4 cm 作为活跃期的起点。此期扩张速度加快，约需 4 h，最长时限为 8 h，超过 8 h 称活跃期延长。活跃期又分三期：①加速期，是指宫口扩张 $3\sim4$ cm，约需 1.5 h；②最大加速期，是指宫口扩张 $4\sim9$ cm，约需 2 h；③减速期，是指宫口扩张 $9\sim10$ cm，约需 30 min。

3. 胎头下降　胎头下降的程度是决定胎儿能否经阴道分娩的重要指标。通过肛门检查或阴道检查明确胎头颅骨最低点的位置，判断胎先露下降程度时，以坐骨棘平面为标志。胎头颅骨最低点平坐骨棘平面时，以"0"表示；在坐骨棘平面上 1 cm 时，以"－1"表示；在坐骨棘平面以下 1 cm 时，以"＋1"表示，其余依此类推（图4-6）。

4. 胎膜破裂　简称破膜。宫缩时，宫腔内压力增高，胎先露部下降，将羊膜囊阻断为前、后两部分。在胎先露部前面的羊水量约 100 mL，称为前羊水，形成

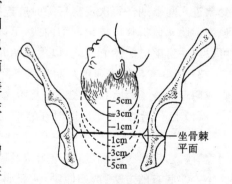

图 4-6　胎头高低的判定

前羊膜囊,有扩张宫颈的作用。宫缩继续增强,宫腔内压力逐渐增高,当压力增加到一定程度时胎膜破裂,称破膜。破膜多发生在宫口近开全时。

【护理诊断/问题】

1. 疼痛 与临产后逐渐增强的宫缩有关。

2. 舒适度改变 与宫缩、陌生环境、胎膜破裂等有关。

3. 焦虑 与知识缺乏、担心胎儿和自身健康有关。

【护理措施】

1. 一般护理

(1)入院护理:产妇入院时,提供良好的环境,护士协助办理住院手续,向产妇及家属自我介绍,介绍待产室及产房的环境,采集病史并完成护理病历的书写。

(2)监测生命体征:产程中应每4~6 h测体温、脉搏、呼吸、血压一次并记录。宫缩时常导致血压升高5~10 mmHg,应在宫缩间歇期测量血压。有异常者增加测量次数并予相应处理。

(3)饮食指导:鼓励产妇在宫缩间歇期少量多次进食高热量易消化饮食,并注意摄入足够水分,必要时静脉补液支持,以维持产妇体力。

(4)活动与休息:临产后宫缩不强,未破膜者,可指导产妇在室内适当活动,以促使产程进展;若胎膜已破、初产妇宫口已近开全或经产妇宫口已扩张3~4 cm,则应取左侧卧位休息。

(5)排尿与排便:临产后,鼓励产妇应2~4 h排尿一次,以免膀胱充盈影响宫缩及胎先露下降。排尿困难者,先诱导排尿,必要时导尿。初产妇宫口扩张小于4 cm、经产妇宫口扩张小于2 cm时,可行温肥皂水灌肠,既能清除粪便避免分娩时排便造成污染,又能通过反射作用刺激宫缩加速产程进展。但胎膜破裂、阴道流血、胎头未衔接、胎位异常、瘢痕子宫、宫缩强、严重心脏病等患者不宜灌肠。

(6)清洁与舒适:用肥皂水或温开水清洗外阴,行外阴备皮。分娩过程中产妇出汗较多,外阴分泌物及羊水流出等使产妇不适及疲劳,护理人员应协助产妇洗脸、擦汗及更换衣服、床单、产垫,使产妇保持清洁和舒适。

2. 观察产程

1)胎心监测:胎心监测是产程中极为重要的观察指标。用胎心听诊器在宫缩间歇期听取。潜伏期每1~2 h听胎心一次,活跃期每15~30 min听胎心音一次,每次听诊1 min。胎儿监护仪可描记胎心曲线,可观察胎心率变异及与宫缩、胎动的关系。

2)观察宫缩:临床上观察宫缩的方法有两种,即腹部触诊和利用胎儿监护仪监测。腹部触诊较为简单,观察者一手放于产妇腹壁上,宫缩时宫体部隆起变硬,持续一段时间,然后松弛变软进入间歇期。每次观察宫缩时应连续观察三次宫缩,以判断宫缩的持续时间、间歇时间及强度。胎儿监护仪可描记宫缩曲线,可以看出宫缩强度、频率和每次宫缩的持续时间,而且还可以反映宫缩时的胎心变化,以确定胎儿在宫内的储备能力。

3)观察宫口扩张程度及胎先露下降程度:两者是判断产程进展的重要标志。通过肛门检查或阴道检查了解宫口扩张程度及胎先露下降程度,做好记录并绘制产程图。

(1)肛门检查:临产后适时在宫缩时行肛门检查(简称肛查),次数不宜过多,一般临产初期每隔4 h肛查一次,经产妇或宫缩过强者间隔时间可相应缩短。①肛查的目的:了解宫颈软硬度、厚薄、宫口扩张程度;确定胎位及胎先露下降程度;查清前羊膜囊破裂与否;了解骨盆腔大小。②肛查的方法:产妇仰卧,两腿屈曲分开。检查者站在产妇右侧,用消毒纸遮盖阴道口,右手戴手套,示指润滑后伸入直肠内,隔着直肠壁和阴道后壁进行指诊。在直肠内的示指向后触及尾骨尖端，了解尾骨的活动度；向两侧摸清坐骨棘，判断坐骨棘是否突出并确定胎先露的高低；然后在先露的中央探查宫口，摸清其四周及边缘，估计宫口扩张程度，当宫口开全时，则摸不到宫口边缘。未破膜者，可触及有弹性的前羊膜囊。③肛查的禁忌证：有异常阴道流血或可疑前置胎盘者。

（2）阴道检查：能直接触及胎先露下降程度和宫口扩张程度，并能触及矢状缝及囟门，判断胎位，因此阴道检查有取代肛查的趋势。但阴道检查必须严格消毒外阴，戴无菌手套，避免宫内感染。临产后应避免不必要的阴道检查。

（3）绘制产程图：产程图是一种反映产程进展情况的坐标图。以临产时间（h）为横坐标，以宫口扩张程度（cm）为纵坐标（左侧），以胎先露下降程度为纵坐标（右侧）。画出宫口扩张曲线和胎先露下降曲线绘制成产程图（图4-7），从而了解产程进展情况，以便指导产程的处理。

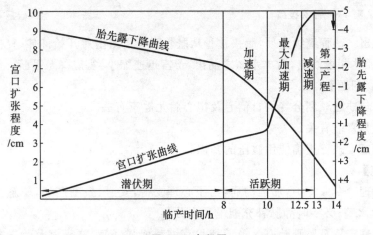

图4-7　产程图

4）破膜的护理：胎膜多在宫口近开全时自然破裂，前羊水流出。一旦胎膜破裂，应立即听胎心音，并观察羊水性状、颜色和量，记录破膜时间。破膜后注意清洁卫生，垫上会阴垫。若破膜后胎头未衔接，应卧床休息，抬高臀部，预防脐带脱垂。

3. 心理护理　临产后产妇常见的情绪是焦虑和恐惧。护理人员应安慰产妇、鼓励产妇，讲解分娩是正常的生理过程，增强产妇对自然分娩的信心；加强与产妇的沟通，耐心回答产妇的问题，及时提供产程进展情况；指导产妇采取良好的应对措施，密切配合医护人员，以便顺利分娩；提倡一对一的陪伴分娩，提供家庭分娩室，允许丈夫或家属陪伴分娩，消除产妇的不良情绪，增加安全感，加强精神鼓励和心理支持。

二、第二产程的临床经过及护理

【临床经过】

1. 宫缩频而强　宫缩较前增强，宫缩持续约1 min或以上，间歇期仅为1～2 min。胎膜多已自然破裂。若未破膜，应行人工破膜。

2. 产妇屏气　当胎头下降至骨盆底并压迫直肠时，产妇出现排便感，不自主地运用腹压，向下屏气用力，协同宫缩迫使胎儿进一步下降。

3. 胎头拨露　当胎头下降至骨盆出口时，会阴逐渐膨隆变薄。胎头于宫缩时露出阴道口，间歇期又回缩至阴道内，这种现象称为胎头拨露（图4-8）。

4. 胎头着冠 随着产程进展,胎头露出的部分逐渐增多,直至双顶径越过骨盆出口,宫缩间歇期胎头不再回缩至阴道内,称为胎头着冠(图 4-9)。此时,会阴极度扩张变薄,应注意保护。

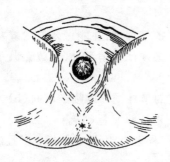

图 4-8 胎头拨露

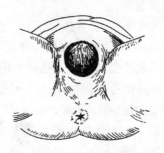

图 4-9 胎头着冠

5. 胎儿娩出 产程继续进展,胎头枕骨从耻骨联合下露出后开始仰伸、复位及外旋转,接着前肩、后肩、胎体相继娩出,后羊水随之涌出,子宫迅速缩小,宫底降至平脐。

【护理诊断/问题】

1. 焦虑 与缺乏顺利分娩的自信心及担心胎儿健康有关。

2. 疼痛 与宫缩有关。

3. 知识缺乏 缺乏正确使用腹压的知识。

【护理措施】

1. 一般护理 专人守护,加强沟通,给予心理支持,安慰、鼓励产妇,缓解其紧张和恐惧,并协助擦汗、饮水等,必要时静脉补充能量和水分。

2. 严密观察产程及监测胎心 第二产程宫缩频而强,需观察宫缩及胎先露下降情况,严密监测胎儿有无急性缺氧,每隔 5～10 min 听胎心一次,必要时予胎儿监护仪持续监测。如有异常,应配合医生立即处理,尽快结束分娩。

3. 指导产妇正确运用腹压 腹压是第二产程重要的辅助力量,宫口开全后,指导产妇配合宫缩正确屏气用力。方法:产妇双足蹬在产床上,双手紧握产床上的扶手,宫缩时深吸气屏住,然后如解大便样向下屏气增加腹压;宫缩间歇时,产妇呼气并全身放松。如此反复屏气,加速产程进展。

4. 做好接生准备

(1)产妇准备:当初产妇宫口开全、经产妇宫口扩张 4 cm,且宫缩好时,应将产妇送至产房,做好接生准备。产妇仰卧于产床上,两腿屈曲分开,露出外阴部,臀下垫一便盆或塑料布,用消毒棉球蘸肥皂水擦洗外阴部,顺序是大小阴唇、阴阜、大腿内上 1/3、会阴及肛门周围。继而用温开水冲掉肥皂水,用消毒干纱布盖住阴道口,防止冲洗液流入阴道。最后用聚维酮碘消毒,取下阴道口纱布和臀下便盆或塑料布,铺无菌巾于臀下。

(2)物品准备:产包,新生儿吸痰管、衣物,麻醉药品,相关药品,预热辐射台,必要时开放暖箱等。

(3)接生者的准备:接生者按无菌操作常规洗手、穿手术衣、戴无菌手套后,铺好无菌接生单准备接生。

5. 接生

1)评估会阴条件:会阴过紧缺乏弹性、会阴水肿、会阴瘢痕、耻骨弓过低、胎儿过大、胎儿娩出过快等均易造成会阴撕裂。接生者在接生前应做出正确判断,并适时行会阴切开,以免发生严重的会阴撕裂。

2)接生要领:保护会阴,协助胎头俯屈,让胎头以最小径线(枕下前囟径)在宫缩间歇期缓慢通过阴道口,这是预防会阴撕裂的关键,产妇屏气必须与接生者配合,胎肩娩出时也要注意保护好会阴。

3)接生步骤:接生步骤如下。

(1)保护会阴:接生者站在产妇右侧,当胎头拨露使阴唇后联合紧张时开始保护会阴。会阴部盖一块消毒巾,接生者右肘支在产床上,右手拇指与其余四指分开,用手掌大鱼际肌向上向内拖住会阴部,宫缩间歇时,保护会阴的手稍放松,避免压迫过久引起会阴水肿。

(2)协助胎头俯屈:每当宫缩时,右手保护会阴的同时,左手轻轻下压胎头枕部,协助胎头俯屈和缓慢下降(图4-10)。

(3)协助胎头仰伸:当胎头枕骨在耻骨弓下露出时,嘱产妇张口哈气解除腹压,让产妇在宫缩间歇时稍向下屏气,左手按分娩机制协助胎头仰伸(图4-11),使胎头缓慢娩出,以免过强的产力造成会阴撕裂伤。

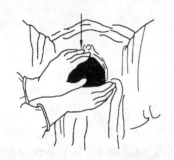

图4-10 保护会阴,协助胎头俯屈

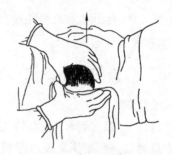

图4-11 保护会阴,协助胎头仰伸

(4)清理呼吸道:胎头娩出后,右手仍应保护会阴,左手自鼻根向下颏挤压,挤出口、鼻内的黏液和羊水。

(5)协助胎头复位、外旋转:枕左前位时,枕骨转向产妇左侧,枕右前位时,枕骨转向产妇右侧,使双肩径与骨盆出口前后径一致。

(6)协助双肩娩出:左手轻压胎儿头颈部,使前肩自耻骨弓下娩出,继而再上托胎颈部,使后肩从会阴前缘娩出(图4-12)。

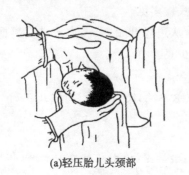

(a)轻压胎儿头颈部

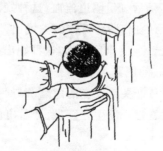

(b)上托胎颈部

图4-12 保护会阴,协助前肩、后肩娩出

(7)胎体娩出:双肩娩出后,方可松开保护会阴的右手,双手协助胎体及下肢相继娩出。

记录胎儿娩出的时间。胎儿娩出后,在产妇臀下置一弯盘,以估计出血量。正常分娩时出血量一般少于 300 mL。

(8) 脐带绕颈的处理:当胎头娩出时发现脐带绕颈一周且较松,可用手将脐带沿肩推下或沿胎头滑出;如绕颈较紧或绕颈两周以上,则用两把止血钳将其一段夹住,从中间剪断,松解脐带后再协助胎肩娩出(图 4-13)。

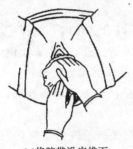 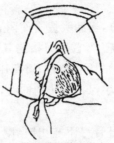 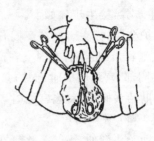

(a)将脐带沿肩推下　　　　(b)将脐带沿胎头滑出　　　(c)用两把止血钳夹住,从中间剪断

图 4-13　脐带绕颈的处理

4) 会阴切开:会阴过紧或胎儿过大,估计分娩时会阴撕裂难以避免或母儿有病理情况急需结束分娩者考虑会阴切开术。

三、第三产程的临床经过、处理及护理

【临床经过】

胎儿娩出后产妇感到轻松,心情比较平静。宫底平脐,子宫暂停收缩。几分钟后再现宫缩,随之胎盘娩出。宫缩使宫腔内容积明显缩小,胎盘不能相应缩小,与子宫壁发生错位而部分剥离,剥离面出血,形成胎盘后血肿,随子宫继续收缩,胎盘剥离面不断增大,直至完全剥离而娩出。

1. 胎盘剥离征象　①子宫再次收缩,宫体变硬呈球形,胎盘剥离后降至子宫下段,宫体被推向上,宫底升高达脐上;②阴道口外露的脐带自行延长;③阴道少量流血;④用手掌尺侧缘在耻骨联合上方轻压子宫下段,宫体上升而外露的脐带不再回缩。

2. 胎盘娩出方式

(1) 胎儿面娩出:胎盘胎儿面先娩出。胎盘先从中央开始剥离,而后向周围剥离,其特点是胎盘先娩出,随后少量阴道流血,这种娩出方式较多见。

(2) 母体面娩出:胎盘母体面先娩出。胎盘从边缘开始剥离,血液沿剥离面流出,特点是先有较多阴道流血,胎盘后娩出,这种娩出方式少见。

【护理诊断/问题】

1. 有母子依恋关系改变的危险　与产后疲惫、会阴伤口疼痛、新生儿性别不理想等有关。

2. 潜在并发症　新生儿窒息、产后出血。

【护理措施】

胎儿娩出后立即处理好新生儿,同时注意阴道流血,确定胎盘已剥离,协助其娩出。

1. 新生儿护理

(1) 清理呼吸道:胎儿娩出后,应及时用吸痰管清除口、鼻腔内的黏液和羊水,以免发生吸入性肺炎。清理干净后如果新生儿仍未啼哭,可用手轻拍新生儿足底。若新生儿大声啼哭,表

示呼吸已通畅,即可处理脐带。

(2)Apgar评分:用于判断新生儿有无窒息及窒息程度。以新生儿出生后1 min内的心率、呼吸、肌张力、反射、皮肤颜色五项体征为依据,每项为0~2分,满分为10分(表4-1)。评分8~10分为正常;4~7分为轻度窒息,又称青紫窒息,需通过清理呼吸道、人工呼吸、吸氧、用药等措施才能恢复;0~3分为重度窒息,又称苍白窒息,需紧急抢救,应在5 min、10 min后再次评分。

表4-1 新生儿Apgar评分法

体 征	评分标准		
	0分	1分	2分
皮肤颜色	青紫或苍白	身体红,四肢青紫	全身红
心率/(次/分)	无	<100	>100
弹足底或插胃管反应	无反应	有些反应,如皱眉	哭,喷嚏
肌张力	松弛	四肢略屈曲	四肢活动
呼吸	无	慢,不规则	正常,哭声响

(3)保暖:因分娩室温度与母体温度(37 ℃)有差异,新生儿娩出时全身潮湿散热快,加上新生儿体温调节功能尚未成熟,故新生儿保暖尤为重要。护理新生儿时应特别注意保暖。在产妇进入第二产程后,应打开新生儿保暖辐射台预热,新生儿所有常规护理均可在保暖辐射台上进行。新生儿娩出后应用无菌巾擦干其全身羊水和血迹,预防体热散失过速,并尽快完成常规护理,将其包裹以保暖。

(4)眼睛护理:新生儿娩出后应用抗生素眼药水滴眼,以预防胎儿通过产道时受到产妇阴道内病原菌感染。

(5)处理脐带:目前常用气门芯、脐带夹、血管钳等方法替代双重结扎。处理前用无菌纱布拭净脐带根部周围,再用75%乙醇或0.5%碘伏消毒。

(6)一般护理:擦净足底胎脂,印足印及母亲拇指印于新生儿病历上,经仔细检查新生儿后,系上标明母亲姓名及床号,新生儿性别、体重、出生时间的手腕带及包被,将新生儿抱至母亲床旁进行首次吸吮。

2. 协助胎盘娩出 正确处理胎盘娩出能减少产后出血的发生。接生者切忌在胎盘未完全剥离时用手按揉、下压宫底或牵拉脐带,以免引起胎盘部分剥离而出血或脐带拉断,甚至造成子宫内翻。当确认胎盘已完全剥离时,于宫缩时左手握住宫底并按压,同时右手轻轻拉脐带,协助胎盘娩出,当胎盘娩至阴道口,接生者双手接住胎盘向一个方向旋转并向外牵拉,以协助胎膜完整娩出(图4-14)。若胎膜有部分断裂时,用血管钳夹住断端上端的胎膜,继续向原方向旋转,直至胎膜完整娩出。

3. 检查胎盘、胎膜 将胎盘铺平,先检查母体面胎盘小叶有无缺损,然后将胎盘提起检查胎膜是否完整,再检查胎盘胎儿面边缘有无血管断裂,及时发现有无副胎盘。若有副胎盘、部分胎盘残留或大部分胎膜残留时,应在无菌操作下伸手或器械入宫腔清除残留组织。若确认仅有少量胎膜残留,可给予缩宫素待其自然娩出。

4. 检查软产道 胎盘娩出后,仔细检查会阴、小阴唇内侧,尿道口周围、阴道及宫颈有无裂伤,如有裂伤立即缝合。缝合后常规进行肛门指诊。

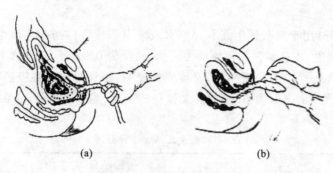

(a)　　　　　　　　　　　　　　　　(b)

图 4-14　协助胎盘、胎膜娩出

5. 产后 2 h 护理　产后 2 h 是产后出血的高发时间段,因此产后 2 h 应继续留在产房观察。重点观察血压、脉搏、宫缩、宫底高度、膀胱充盈、阴道流血量、会阴、阴道有无血肿等,发现异常及时处理。为产妇擦汗更衣,及时更换床单及会阴垫,使产妇保持清洁与舒适。产后应及时补充水分,提供易消化、营养丰富的食物,帮助产妇恢复体力。

6. 心理护理　帮助产妇接受新生儿,协助产妇和新生儿进行皮肤接触和早吸吮,建立母子感情。

第五节　分娩镇痛

一、产痛的原因

从人类出现开始,产痛(分娩疼痛)就已存在,对于许多产妇,尤其是初产妇,分娩是非常痛苦的,产痛是每个产妇都要经历的体验之一。产痛的产生可能与下列因素有关:宫颈扩张刺激盆壁神经,引起后背下部疼痛;宫缩时的子宫移动引起腹部肌肉张力增高,子宫韧带和腹膜受到牵拉,宫缩时子宫壁血管收缩致子宫缺氧,这些都随宫缩加剧而引起强烈的痛感;胎头下降到盆底时,对盆底组织的压迫越来越大,会阴极度伸展甚至裂伤,引起会阴部固定性疼痛;分娩过程中膀胱、腹膜、尿道、直肠等盆腔内器官受压迫或牵引,痛觉经骶神经节传递。由于产妇对疼痛的敏感性和耐受性不同,产妇对疼痛的反应有较大的差异,可表现为呻吟、尖叫、哭泣或沉默等。

二、分娩镇痛的原则

分娩时的剧烈疼痛可以导致产妇交感神经兴奋,儿茶酚胺类物质释放增加,使宫缩抑制和子宫血管收缩,出现胎盘血流减少、酸中毒、产程延长等,对产妇及胎儿产生不良影响,因此良好的分娩镇痛非常有意义。

分娩镇痛应遵循自愿、安全的原则,以达到最大程度的降低产妇产痛,最低程度影响母婴结局为目的。理想的药物分娩镇痛标准:①对母婴影响小;②易于给药,起效快,作用可靠,能满足整个产程镇痛需求;③产妇清醒,能配合分娩过程;④无运动阻滞,不影响产妇的宫缩和运动。

三、分娩镇痛的方法

（一）常用方法

1. 吸入法 起效快,苏醒快,但用时需防止产妇缺氧或过度通气。常用的药物有氧化亚氮、氟烷、安氟烷等。

2. 硬膜外镇痛(连续硬膜外镇痛,产妇自控硬膜外镇痛) 镇痛效果好,常用的药物有布比卡因、芬太尼,其优点为镇痛平面恒定,较少引起运动阻滞。

3. 腰麻-硬膜外联合阻滞 镇痛起效快,用药剂量少,运动阻滞较轻。

4. 连续腰麻镇痛(连续蛛网膜下腔阻滞镇痛) 镇痛效果比硬膜外阻滞或单次腰麻阻滞更具优势,但可能出现腰麻后头痛。

（二）注意事项

注意观察药物的不良反应,如恶心、呕吐、呼吸抑制等;严密观察是否有硬膜外麻醉的并发症,如硬膜外感染、硬膜外血肿、神经根损伤、下肢感觉异常等,一旦发现异常,立即终止镇痛,对症治疗。

分娩镇痛只能减轻疼痛,让疼痛变得可以忍受,而并非完全无痛。因疼痛的耐受性存在个体差异,根据产程进展和产妇的不同需求,可选择不同的分娩镇痛方法。

目标检测

1. 临产后起主要作用的产力是（ ）。

A. 宫缩　　　　　　　　　　B. 腹肌收缩力　　　　　　　　C. 膈肌收缩力

D. 骨骼肌收缩力　　　　　　E. 肛提肌收缩力

2. 临产后协助胎头内旋转的产力是（ ）。

A. 宫缩　　　　　　　　　　B. 腹肌收缩力　　　　　　　　C. 膈肌收缩力

D. 骨骼肌收缩力　　　　　　E. 肛提肌收缩力

3. 骨盆出口横径是指（ ）。

A. 髂棘间径　　　　　　　　B. 髂嵴间径　　　　　　　　　C. 坐骨结节间径

D. 坐骨棘间径　　　　　　　E. 骶耻外径

4. 下列关于骨盆的描述,错误的是（ ）。

A. 骨盆入口前后径平均长为 11 cm

B. 中骨盆的前方为耻骨联合上缘,两侧为坐骨棘

C. 骨盆出口横径平均长为 9 cm

D. 骨盆出口平面前方为耻骨联合下缘,后为骶尾关节

E. 中骨盆平面呈纵行椭圆形

5. 下列哪项不属于软产道?（ ）

A. 宫体　　　　B. 子宫下段　　　　C. 阴道　　　　D. 宫颈　　　　E. 盆底组织

6. 枕右前位,胎头内旋转时应如何旋转?（ ）

A. 向产妇左侧转 90°　　　　　　　　　　　　B. 向产妇右侧转 90°

C. 向产妇左侧转 45°　　　　　　　　　　D. 向产妇右侧转 45°

E. 向产妇右侧转 135°

7. 枕右前位,胎头娩出后,复位时应如何旋转?（　　　）

A. 向产妇左侧转 90°　　　　　　　　　　B. 向产妇右侧转 90°

C. 向产妇左侧转 45°　　　　　　　　　　D. 向产妇右侧转 45°

E. 向产妇右侧转 135°

8. 临产最可靠的标志是（　　　）。

A. 假阵缩　　　　　　　　B. 胎先露下降　　　　　　　C. 见红

D. 规律宫缩　　　　　　　E. 胎膜破裂

9. 在分娩过程中,判断胎先露下降的标志是（　　　）。

A. 骨盆入口平面　　　　　　B. 坐骨棘水平　　　　　　C. 坐骨结节水平

D. 宫颈外口　　　　　　　　E. 阴道外口

10. 某孕妇,23 岁,妊娠 38 周,规律宫缩 11 h,阴道检查宫口开 8 cm,该产妇处于第几产程?（　　　）

A. 第一产程潜伏期　　　　　B. 第一产程活跃期　　　　　C. 第二产程

D. 第三产程　　　　　　　　E. 第四产程

11. 临产后对产妇听诊胎心音,应在（　　　）。

A. 宫缩刚开始　　　　　　　B. 宫缩极期期间　　　　　　C. 宫缩快结束时

D. 宫缩间歇期　　　　　　　E. 第二产程应 15～30 min 听诊一次

12. 可以动态监测产妇产程进展和识别难产的重要手段是（　　　）。

A. 胎心音监护　　　　　　　B. 多普勒听胎心音　　　　　C. 产程图

D. 阴道检查　　　　　　　　E. 肛门检查

13. 某新生儿出生时全身青紫,四肢伸展,无呼吸,心率为 80 次/分,洗耳球插鼻有皱眉动作,该新生儿 Apgar 评分是（　　　）。

A. 4 分　　　　B. 3 分　　　　C. 2 分　　　　D. 1 分　　　　E. 0 分

14. 关于胎盘剥离征象,下列哪项是错误的?（　　　）

A. 阴道少量流血　　　　　　　　　　　　B. 宫底下降,呈球形

C. 阴道口外露脐带自行向下延长　　　　　D. 宫底升高,偏于一侧

E. 用手掌尺侧缘按压耻骨联合上方,宫体上升而脐带不再回缩

15. 下列哪项不是第二产程的临床表现?（　　　）

A. 宫缩　　　　　　　　B. 宫颈口扩张　　　　　　　C. 胎儿娩出

D. 胎头着冠　　　　　　E. 胎头拨露

16. 某初产妇,妊娠 39 周,阵发性腹痛 8 h,宫缩持续的时间为 40 s,间歇 3 min,宫口开大 5 cm,前羊水囊膨出,目前最恰当的处理是（　　　）。

A. 立即注射镇静剂抑制宫缩　　　　　　　B. 立即收住院待产

C. 立即行清洁灌肠后收住院　　　　　　　D. 立即用电子监护仪监测胎心

E. 立即行人工破膜

（17～18 题共用题干）

某孕妇,31 岁,孕 1 产 0,妊娠 39 周,不规则宫缩 2 天,阴道少许血性分泌物。查体:血压 120/80 mmHg,宫高 35 cm,腹围 100 cm,LOA,胎心音 158 次/分,宫缩 20 s,间歇 10～15

min。肛查:宫口开 1 指尖。

17. 下列哪项诊断正确?(　　)

　　A.胎儿窘迫　　　　　　　　B.临产　　　　　　　　　　C.巨大儿可能

　　D.先兆临产　　　　　　　　E.宫缩乏力

18. 孕妇入院后 24 h,腹部阵痛加重,宫缩 35 s,间歇 3~5 min,胎心音 140 次/分,头"一1",宫口开 2 cm,下列护理措施不正确的是(　　)。

　　A.入产房待产　　　　　　　　　　B.肥皂水灌肠

　　C.每隔 1~2 h 听一次胎心音　　　　D.严密观察产程

　　E.每 4 h 肛查一次

A3/A4 型题

(19~20 题共用题干)

某初产妇,35 岁,妊娠 38 周,阵发性腹痛 2 h 入院,宫缩 35 s,间歇 4~5 min,胎心音 140 次/分,胎头浮,宫口开 2 cm,待产过程突然出现阴道大量流液,色清。

19. 目前护士应采取下述的护理措施,错误的是(　　)。

　　A.立即听胎心音　　　　　　B.观察羊水的性状及量　　　　C.记录破膜时间

　　D.嘱产妇卧床休息　　　　　E.立即行剖宫产

20. 护士在评估该产妇产程有无进展时,最重要的标志是(　　)。

　　A.宫颈管消失的程度　　　　B.宫缩情况　　　　　　　　C.胎心音

　　D.胎膜破裂情况　　　　　　E.胎先露下降程度

（姚新兰）

第五章　产褥期妇女的护理

从胎盘娩出至产妇全身各器官（除乳腺外）恢复至正常未孕状态所需的一段时期，称为产褥期，通常为 6 周。

第一节　产褥期母体的生理变化

一、生殖系统

（一）子宫

产褥期子宫变化最大。胎盘娩出后，子宫逐渐恢复至未孕状态的过程称子宫复旧，一般为 6 周，主要表现为子宫体肌纤维缩复、子宫内膜的再生、子宫血管变化、子宫下段和宫颈的复原等。

（1）子宫体肌纤维缩复：子宫复旧不是肌细胞数目减少，而是肌浆中蛋白质分解排出，使细胞质减少导致肌细胞缩小。随着肌纤维不断缩复，子宫体积和重量均发生变化。胎盘娩出后，宫底降至脐下 1~2 横指，此后每天下降 1~2 cm，产后 10 天降至盆腔内，产后 6 周恢复到正常妊娠前大小。子宫重量也逐渐减小，分娩结束时约 1000 g，产后 1 周为 500 g，产后 2 周为 300 g，产后 6 周子宫逐渐恢复至 50~70 g。

（2）子宫内膜再生：胎盘、胎膜娩出后，遗留在宫腔内的表层蜕膜逐渐变性、坏死、脱落，形成恶露的一部分自阴道排出；接近肌层的子宫内膜基底层逐渐再生出新的功能层，将子宫内膜逐渐修复，约于产后 3 周，除胎盘附着部位外，宫腔表面均由新生内膜覆盖，胎盘附着部位全部修复需至产后 6 周。

（3）子宫血管变化：胎盘娩出后，胎盘附着面缩小为原来的一半，使螺旋动脉和静脉窦压缩变窄，数小时后血管内形成血栓，出血逐渐减少直至停止。在新生内膜修复期，胎盘附着面因复旧不良出现血栓脱落，可引起晚期产后出血。

（4）子宫下段及宫颈复原：产后随着肌纤维的缩复，子宫下段逐渐恢复至非孕时的子宫峡部。胎盘娩出后宫颈外口呈环状，如袖口。产后 2~3 天，宫口仍可容纳 2 指；产后 1 周，宫颈内口关闭，宫颈管复原；产后 4 周，宫颈完全恢复至未孕时形态。由于分娩时宫颈外口发生轻度裂伤（多在宫颈 3 点、9 点处），初产妇宫颈外口由产前的圆形（未产型）变为产后的"一"字形横裂（已产型）。

（二）阴道

分娩后阴道腔扩大，阴道黏膜及周围组织水肿、黏膜皱襞减少甚至消失，导致阴道壁松弛、肌张力低。阴道壁肌张力在产褥期逐渐恢复，阴道腔逐渐缩小，约在产后 3 周重新出现阴道黏膜皱襞，但阴道于产褥期结束仍不能完全恢复至未孕时的紧张度。

（三）外阴

分娩后外阴轻度水肿，于产后 2～3 天自行消退。会阴部血液循环丰富，如有轻度撕裂或会阴切口缝合，均能在 3～5 天内愈合。处女膜因在分娩时撕裂，形成残缺的处女膜痕。

（四）盆底组织

分娩过程中，由于胎先露长时间压迫，使盆底组织过度伸展导致弹性减弱，且常伴盆底肌纤维部分撕裂，因此，产褥期应避免过早进行较强的重体力劳动。若分娩时盆底肌及筋膜发生严重的断裂造成骨盆底松弛，产褥期过早从事重体力劳动，或者分娩次数过多，且间隔时间短，盆底组织难以完全恢复正常，可导致阴道壁膨出及子宫脱垂。

二、乳房

产后乳房的主要变化是泌乳。妊娠期孕妇雌激素、孕激素、胎盘催乳素升高，促进乳腺发育及初乳形成。胎盘娩出后产妇雌激素、孕激素、胎盘催乳素水平下降，抑制了下丘脑催乳素抑制因子的释放，垂体分泌的催乳素水平上升，在催乳素的作用下，乳汁开始分泌。婴儿每次吸吮乳头时，来自乳头的感觉信号传入神经纤维抵达下丘脑，通过抑制下丘脑分泌的多巴胺及其他催乳素抑制因子，使腺垂体催乳素呈脉冲式释放，促进乳汁分泌。吸吮乳头还能反射性地引起神经垂体释放缩宫素，缩宫素使乳腺腺泡周围的肌上皮收缩，使乳汁从腺泡、小导管进入输乳乳管和乳窦而喷出乳汁，此过程称为喷乳反射。吸吮是保持乳腺泌乳的关键，不断排空乳房也是维持乳汁分泌的重要条件。由于乳汁分泌量与产妇营养、睡眠、情绪和健康状况密切相关，因此保证产妇足够的睡眠时间和营养丰富的饮食，并避免精神刺激至关重要。

三、血液及循环系统

产后子宫胎盘血液循环终止及子宫复旧，使大量血液从子宫涌入产妇体循环，加之妊娠期潴留的组织间液被回吸收，产后 72 h 内，产妇循环血量增加 15%～25%，使心脏负荷增加，患有心脏病的产妇应注意预防心力衰竭的发生，循环血量于产后 2～3 周恢复正常。

产褥早期的血液仍处于高凝状态，有利于胎盘剥离面形成血栓，减少产后出血量。纤维蛋白酶原、凝血酶、凝血酶原于产后 2～4 周内降至正常。血红蛋白水平于产后 1 周回升。白细胞于产褥早期较高，可达 $(15～30)×10^9$/L，一般 1～2 周恢复正常。淋巴细胞稍减少，中性粒细胞和血小板数增加。红细胞沉降率于产后 3～4 周降至正常。

四、消化系统

妊娠期胃肠蠕动及肌张力均减弱，胃酸分泌量减少，产后需 1～2 周逐渐恢复。产后 1～2 天内产妇常感口渴，喜进流质或半流质饮食。产后因卧床时间长，活动减少，肠蠕动减弱，盆底肌和腹肌松弛，容易发生便秘。

五、泌尿系统

妊娠期体内潴留的水分在产后由肾脏排出,故产后1周内尿量增多。妊娠期发生的肾盂及输尿管扩张,产后需2~8周恢复正常。由于在分娩过程中膀胱受压致黏膜充血水肿、张力降低,对膀胱内压的敏感性降低,以及会阴切口疼痛、不习惯于床上排尿等原因,产妇易发生排尿困难,甚至尿潴留。

六、内分泌系统

产后雌激素、孕激素水平急剧下降,产后1周降至未孕时水平。胎盘催乳素于产后6 h已不能测出。催乳素水平受哺乳的影响,哺乳产妇的催乳素于产后下降,但仍高于非妊娠时水平。若产妇不哺乳,催乳素于产后2周降至非孕时的水平。月经复潮和排卵时间受哺乳影响。不哺乳产妇通常在产后6~10周月经复潮,产后10周恢复排卵;哺乳产妇的月经复潮延迟,平均在产后4~6个月恢复排卵。产后月经复潮较晚者,复潮前多有排卵,故哺乳期妇女虽无月经来潮,仍有受孕可能。

七、腹壁

腹壁皮肤受增大的妊娠子宫影响,部分弹力纤维断裂,腹直肌呈不同程度分离,产后腹壁明显松弛,其紧张度于产后6~8周恢复。妊娠期出现的下腹正中线色素沉着,在产褥期逐渐消退。初产妇紫红色的妊娠纹变成银白色陈旧妊娠纹。

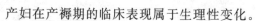

第二节 产褥期妇女的护理

产妇在产褥期的临床表现属于生理性变化。

【临床表现】

产褥期是产妇全身器官恢复到孕前状态的关键时期,产妇会出现以下表现。

1. 生命体征 产后体温多数在正常范围内。产后24 h内体温略升高,一般不超过38 ℃,可能与产程延长导致过度疲劳有关。产后3~4天出现乳房血管、淋巴管极度充盈,乳房胀大,体温可达37.8~39 ℃,称为泌乳热,一般持续4~16 h后体温降至正常,不属于病态,但需排除其他原因,尤其是感染引起的发热。产后脉搏在正常范围内,每分钟为60~70次。产后呼吸深慢,为14~16次/分。产褥期血压无明显变化,维持在正常水平。

2. 子宫复旧 胎盘娩出后,子宫圆而硬,宫底在脐下一横指,产后第1天略上升至平脐,以后每天下降1~2 cm,产后10天子宫降入盆腔内。

3. 产后宫缩痛 在产褥早期宫缩导致下腹部阵发性疼痛,称为产后宫缩痛。于产后1~2天出现,持续2~3天后自然消失,经产妇多见。哺乳时疼痛加重,不需特殊用药。

4. 恶露 产后随子宫蜕膜的脱落,含血液、坏死蜕膜、宫颈黏液等的组织经阴道排出,称为恶露。正常恶露有血腥味,无臭味,持续4~6周,总量为250~500 mL。根据恶露颜色、内容物及时间不同,恶露分为血性恶露、浆液性恶露及白色恶露。

(1)血性恶露:含大量血液,颜色鲜红,量多,有时有小血块。镜下见大量红细胞、坏死蜕膜及少量胎膜。血性恶露持续3~4天。

(2)浆液性恶露:含多量浆液,色淡红。镜下见较多坏死蜕膜组织、宫腔渗出液、宫颈黏液、少量红细胞及白细胞,并有细菌。浆液性恶露持续10天左右。

(3)白色恶露:黏稠,色泽较白。镜下见大量白细胞、坏死蜕膜组织、表皮细胞及细菌等。白色恶露持续约3周。

5. 褥汗 产后1周内,产妇皮肤汗腺排泄功能旺盛,排出大量汗液,以夜间睡眠及初醒时明显,不属于病态,产后1周好转。

【产褥期护理】

(一) 一般护理

1. 提供良好的环境 保持室内温度为22~24 ℃,湿度为50%~60%。室内光线充足,定时通风换气。保持床单位的清洁、整齐、干燥。

2. 生命体征 每天测体温、脉搏、呼吸及血压,如体温超过38 ℃,应加强观察并寻找原因,及时向医生汇报。

3. 饮食 产后1 h可让产妇进流质饮食或清淡半流质饮食,以后可进普通饮食。食物应富含营养,能提供足够热量和水分。哺乳者应多进食蛋白质,多进流质饮食,并适当补充维生素和铁剂。

4. 休息与活动 产后尽早适当活动,自然分娩者产后6~12 h可起床轻微活动,于产后第2天可在室内随意走动。会阴切开或剖宫产的产妇,可适当推迟活动时间。

5. 排尿与排便

(1)排尿:产后4 h内应鼓励产妇排尿。若排尿困难,应解除产妇怕排尿引起疼痛的顾虑,并鼓励产妇坐起排尿,必要时可选用以下方法。①用热水熏洗外阴或用温开水冲洗尿道口周围诱导排尿,热敷下腹部、按摩膀胱、刺激膀胱肌收缩。②针刺关元、气海、三阴交、阴陵泉等穴位促其排尿。③肌内注射甲硫酸新斯的明1 mg,兴奋膀胱逼尿肌促其排尿。若以上方法均无效,应给予导尿,留置导尿管1~2天。

(2)排便:产后因卧床休息、食物缺乏纤维素、肠蠕动减弱、盆底张力减低等容易导致便秘,应鼓励产妇多吃蔬菜,及早下床活动以防止便秘。若发生便秘,可口服缓泻剂。

(二) 症状护理

1. 产后2 h的护理 产后2 h极易发生严重并发症,如产后出血、产后心力衰竭、产后子痫等,故应在产房严密监测生命体征、子宫收缩情况及阴道流血量,并注意宫底高度及膀胱是否充盈等。若产后2 h一切正常,将产妇及新生儿送回病房,仍需继续观察。

2. 观察子宫复旧及恶露 每日在同一时间,手测宫底高度,了解子宫复旧情况。检查前嘱产妇排尿。每天观察恶露的量、颜色和气味。红色恶露增多且持续时间延长应考虑子宫复旧不全,应及时给予缩宫素。合并感染恶露有臭味且子宫有压痛,应遵医嘱给予抗生素控制感染。

3. 会阴护理

(1)会阴及会阴伤口的冲洗:用0.05%聚维酮碘液或0.2%苯扎溴铵(新洁尔灭)擦洗或冲洗外阴,每天2~3次。勤换会阴垫,保持会阴清洁、干燥,会阴有侧切伤口者取健侧卧位。

（2）会阴伤口的观察：仔细评估会阴伤口有无渗血、血肿、水肿、硬结及分泌物，如有异常及时报告医生。

（3）会阴伤口异常的处理：会阴水肿者，用50％硫酸镁湿热敷，产后24 h可用红外线照射外阴。会阴伤口有血肿者，小血肿可于24 h后湿热敷或远红外线灯照射，大血肿需配合医生切开处理。伤口有硬结者，可用大黄、芒硝外敷或95％乙醇湿热敷。会阴切口疼痛剧烈或产妇有肛门坠胀痛应及时报告医生，以排除阴道壁血肿及会阴部血肿。会阴伤口缝线于产后3～5天拆线，伤口感染者应提前拆线引流，定时伤口换药。

4. 乳房护理 详见本章第三节。

（三）心理护理

1. 建立良好的关系 产妇入病房后，热情接待，让产妇充分休息。耐心倾听，积极回答问题。了解产妇对婴儿及新家庭的想法，介绍正确的产褥期生活方式。

2. 提供帮助 产后3天内，主动帮助或指导产妇家属完成产妇及婴儿的日常生活护理，避免产妇劳累。

3. 提供自我护理及新生儿护理知识 指导产妇进行新生儿喂养、沐浴等；同时给予产妇自我护理指导，如饮食、休息、活动的指导；指导产妇常见问题的处理，如褥汗、乳房胀痛、宫缩痛等的处理，以减少产妇的无助感。

【健康教育】

1. 一般指导 产妇居室应保持清洁、通风，合理饮食以保证充足的营养，注意个人卫生和会阴部清洁，保持良好的心情，适应新的家庭生活方式。

2. 计划生育指导 产褥期内禁止性生活。产后42天起采取避孕措施，原则是哺乳者宜采用工具避孕，不哺乳者可选用药物避孕，哺乳期无月经者也应坚持避孕。

3. 产褥期保健操 产褥期保健操（图5-1）可促进腹壁、盆底肌肉张力的恢复及加强，防止尿失禁、膀胱直肠膨出及子宫脱垂。产妇应根据自己的情况，由弱到强，循序渐进地进行，避免过于劳累。一般在产后第2天开始做产褥期保健操，每1～2天增加1节，每节做8～16次。

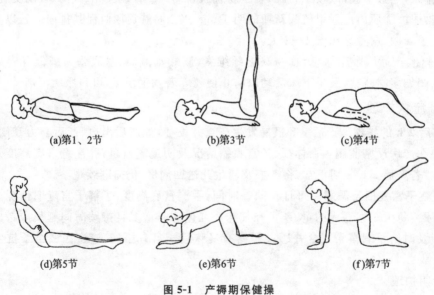

(a)第1、2节　　　(b)第3节　　　(c)第4节

(d)第5节　　　(e)第6节　　　(f)第7节

图 5-1 产褥期保健操

（1）第 1 节：仰卧，深吸气，收腹部，然后呼气。

（2）第 2 节：仰卧，两臂直放于身旁，进行缩肛与放松运动。

（3）第 3 节：伸腿动作。仰卧，两臂直放于身旁，双腿轮流上举和双腿并举，与身体呈直角。

（4）第 4 节：仰卧，髋和腿放松，分开稍屈，足底支撑，尽力抬高臀部及背部。

（5）第 5 节：直腿仰卧起坐。

（6）第 6 节：跪姿，两膝分开，肩肘垂直，双手平放床面，腰部做左右旋转动作。

（7）第 7 节：全身运动，跪姿，双臂伸直支撑，左右腿交替向背后高举。

4. 产后检查

（1）产后访视：由社区医疗保健人员在产妇出院后 3 天内、产后 14 天、产后 28 天分别做三次产后访视，通过访视可了解产妇及新生儿的健康状况。内容包括：产褥期妇女的饮食、睡眠、大小便、子宫复旧及恶露、哺乳、会阴伤口或剖宫产腹部伤口等情况，发现异常及时给予指导。

（2）产后健康检查：产后 42 天带新生儿一起到医院进行一次全面检查，以了解产妇及新生儿的健康情况。产后健康检查包括全身检查和妇科检查。全身检查主要是血压、脉搏、体重、伤口愈合情况，查血、尿常规等；妇科检查主要了解盆腔内生殖器是否恢复至非孕状态。

第三节　母乳喂养

【母乳喂养的优点】

世界卫生组织已将保护、促进和支持母乳喂养作为卫生工作的重要环节。母乳喂养对母婴健康均有益。

1. 对婴儿有益

（1）提供营养及促进发育：母乳中所含营养物质最适合婴儿的消化吸收，生物利用率高，其质与量随婴儿生长和需要发生相应改变。

（2）提高免疫功能，抵御疾病：母乳中含有丰富的免疫球蛋白和免疫细胞，有吞噬、对抗、抑制病毒和细菌的作用，可预防呼吸道和肠道疾病。

（3）有利于牙齿的发育和保护：吸吮时的肌肉运动有助于面部正常发育，且可预防因奶瓶喂养引起的龋齿。

（4）通过喂哺，婴儿频繁地与母亲皮肤接触，可增进母子感情。母婴间情感联系对婴儿建立和谐、健康的心理有重要作用。

（5）母乳直接从乳腺分泌，温度适宜，不易污染，喂哺方便、经济。

2. 对母亲有益

（1）有助于防止产后出血：吸吮刺激使催乳素产生的同时促进缩宫素的产生，缩宫素使子宫收缩，减少产后出血。

（2）哺乳期闭经：哺乳者的月经复潮及排卵较不哺乳者延迟，母体内的蛋白质、铁和其他营养物质通过产后闭经得以储存,有利于延长生育间隔。

(3)降低母亲患乳腺癌、卵巢癌的危险性。

【母乳喂养的方法】

向产妇推荐母乳喂养,介绍母乳喂养的优点和知识。母婴同室,做到早接触、早吸吮。指导产妇掌握正确的哺乳方法是产褥期护理的主要内容之一。

1. 乳房清洁 哺乳前母亲应洗净双手,并用温开水清洁乳房及乳头,忌用肥皂水或乙醇擦洗,以免引起局部干燥、皲裂。乳头处若有痂垢应先将油脂浸软后再用温水洗净。

2. 哺乳时间 产后半小时内开始哺乳,做到按需哺乳,是指当婴儿需要或母亲感到乳房充盈时进行哺乳。最初间隔时间短,哺乳只需 3~5 min,以后哺乳时间逐渐延长,但不超过 20 min,以免使乳头浸渍、皲裂而导致乳腺炎。

3. 哺乳体位 喂哺时,母亲和婴儿均应选择最舒适的体位,如坐位或卧位均可(图5-2)。抱婴儿时应注意使婴儿面向乳房,鼻子对着乳头,婴儿的腹部要紧贴母亲,托住婴儿的肩背部,头和身体呈直线,颈部不要扭曲。

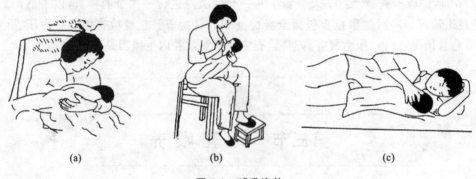

(a)   (b)   (c)

图 5-2 哺乳姿势

4. 喂哺方法 每次喂哺前柔和地按摩乳房,刺激母乳反射。喂哺时,先挤压乳晕周围组织,挤出少量乳汁以刺激婴儿吸吮,然后把乳头和大部分乳晕放入婴儿口中,用一只手扶托乳房,大拇指放在乳房上方,其余四指并拢贴在乳房下的胸壁上,用示指托住乳房的底部,防止乳房堵住新生儿鼻孔。哺乳结束时,示指轻压婴儿下颌,避免在口腔负压情况下拉出造成乳头疼痛及损伤。哺乳后,挤出少量乳汁涂在乳头和乳晕上。

5. 注意事项

①每次哺乳应两侧乳房交替进行,先吸空一侧乳房后再吸另一侧,并挤尽剩余乳汁,以促进乳汁分泌,预防乳腺管阻塞及两侧乳房大小不等的情况;②每次哺乳后,应将新生儿直立并轻拍背部 1~2 min,排出胃内空气,以防溢乳;③哺乳时如果婴儿吸吮姿势不正确或母亲感到乳头疼痛应重新吸吮;④哺乳期以 10 个月至 1 年为宜。

【母乳喂养的护理】

1. 一般护理

(1)饮食:为促进乳汁分泌,补充泌乳所消耗的能量及满足婴儿生长发育的需求,产妇在产褥期及哺乳期所需要的能量和营养成分较未孕时多。产妇营养供给原则:①热量:每日应摄取 2100 kJ(500 kcal),但总量不超过 9620 kJ(2300 kcal)。②蛋白质:每日增加蛋白质 20 g。③脂肪:控制食物中总的脂肪摄入量,保持脂肪提供的热量不超过总热量的 25%,每日胆固醇的摄入应低于 300 mg。④无机盐类:补充足够的钙、镁、硒、碘等必需的无机盐。⑤饮食中应有足够的蔬菜、水果及谷类。⑥锻炼:产妇营养过剩可造成产后肥胖,配合适当的锻炼以维持合理的体重。

(2)哺乳期建议产妇使用棉质乳罩,大小适中,避免过松或过紧。

(3)休息与活动:为产妇提供一个舒适的环境,保证充分休息,适当活动,教会产妇与婴儿同步休息,生活有规律。

(4)保持愉快的心情:情绪能影响乳汁的分泌,产妇应乐观,情绪稳定。

2. 乳房异常情况的护理

(1)平坦及凹陷乳头的护理:若产妇的乳头凹陷,婴儿很难吸吮到乳头,可指导产妇做乳头伸展和乳头牵拉练习。①乳头伸展练习:将两示指平行放在乳头两侧,慢慢地由乳头向两侧外方拉开,牵拉乳晕皮肤及皮下组织,使乳头向外突出,接着将两示指分别放在乳头上方及下方,将乳头向上、向下纵行拉开(图5-3)。此练习重复多次,每次 15 min,每日 2 次。②乳头牵拉练习:用一只手托住乳房,另一只手的拇指和中指、示指抓住乳头向外牵拉重复 10~20 下,每日 2 次。另外指导孕妇从妊娠 7 个月起佩戴乳头罩,对乳头周围组织起到稳定作用。柔和的压力可使内陷乳头外翻,乳头经中央小孔保持持续突起。指导产妇改变多种哺乳姿势和使用假乳套以利婴儿含住乳头,也可利用吸奶器进行吸引。在婴儿饥饿时可先吸吮平坦一侧,因此时婴儿吸吮力强,容易吸住乳头和大部分乳晕。

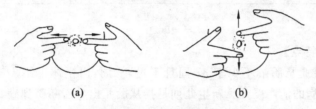

(a)　　　　　　　　　　(b)

图 5-3　乳头伸展练习

(2)乳房胀痛的护理:乳房过度充盈及乳腺管阻塞所致。可用以下方法缓解:①尽早哺乳:于产后半小时内开始哺乳,促进乳汁畅流;②外敷乳房:哺乳前热敷乳房,使乳腺管通畅;③按摩乳房:哺乳前按摩乳房,方法是从乳房边缘向乳头中心按摩,可促进乳腺管畅通,减少疼痛;④每次哺乳应充分吸空乳房,挤出或吸出多余乳汁;⑤哺乳前先哺患侧,婴儿饥饿时吸吮力强,有利于乳腺管通畅;⑥佩戴乳头罩:托住乳房,减轻疼痛;⑦用生面饼外敷乳房或中药散结通乳。

(3)乳头皲裂护理:轻者可继续哺乳,采取正确的哺乳姿势。哺乳前湿热敷乳房和乳头3~5 min,同时按摩乳房,挤出少量乳汁使乳晕变软,易被婴儿吸吮。先哺健侧,以减轻另一侧疼痛。让乳头和大部分乳晕含吮在婴儿口内。增加哺乳次数,缩短每次哺乳时间。每次哺乳后挤出少量乳汁涂在乳头和乳晕上,短暂暴露使乳头干燥,因乳汁具有抑菌作用,且富含蛋白质,可起到修复表皮的作用。疼痛严重者,可挤出或用吸乳器吸出后喂婴儿,或用乳头罩间接哺乳,在皲裂处涂抗生素软膏或 10% 复方苯甲酸酊,于下次喂哺时洗净。

(4)催乳护理:对乳汁不足的产妇,应指导其正确的哺乳方法,按需哺乳、夜间哺乳,调节饮食,树立信心。此外,可选用:①中药涌泉散或通乳丹加减,加用猪蹄两只炖肉服用;②针刺合谷、外关、少泽、膻中等穴位。

(5)退乳护理:产妇因疾病或其他原因不能哺乳时,应尽早退乳。最简单的方法是停止哺乳,不排空乳房,少进汤汁,但有半数产妇会感到乳房胀痛,可口服镇痛药物,2~3 日后疼痛减轻。限制汤类食物,停止吸吮及挤奶。其他退奶方法:①可用生麦芽 60～90 g,水煎服,每日 1 剂,连服 3～5 日;②芒硝退奶:芒硝 250 g 分装于两个纱布袋内,敷于两侧乳房上并固定,湿硬时更换,直至乳房不胀为止。目前不推荐雌激素或溴隐亭退奶。

【健康教育】

(1)宣讲母乳喂养知识,让产妇知道母乳喂养的优点,强调母乳喂养的重要性,对产妇进行母乳喂养知识和技能的评估,如有不足则需及时进行宣教。

(2)继续保持合理饮食和休息,保持心情愉快及乳房卫生。

(3)鼓励上班的产妇在家属协助下实施母乳喂养计划,可于上班前将乳汁挤出存放于冰箱内,婴儿需要时由他人喂哺,下班后仍坚持母乳喂养。

(4)告知产妇及家人遇到喂养问题的咨询方法,如医院的热线电话,门诊、社区支持组织的具体联系方法和人员。

第四节　正常新生儿的护理

【正常新生儿的特点】

正常足月新生儿是指胎龄不少于 37 周且不足 42 周,出生体重不少于 2500 g 并且小于 4000 g,无畸形或疾病的活产婴儿。新生儿期是指从胎儿出生后断脐到满 28 日的一段时间。

1. 体温　新生儿体温调节中枢发育不完善,皮下脂肪薄,体表面积相对较大,皮肤表皮角化层差,易散热,因此体温易随外环境温度的变化而波动。

2. 皮肤黏膜　新生儿出生时体表覆盖有胎脂,具有保护皮肤、减少散热的作用。新生儿皮肤薄嫩,易受损伤而发生感染。新生儿口腔黏膜血管丰富,两面颊部有较厚的脂肪层,称颊脂体,可帮助吸吮;硬腭中线两旁有黄白色小点称上皮珠,齿龈上有白色韧性小颗粒称牙龈粟粒点。上皮珠和牙龈粟粒点是上皮细胞堆积或黏液腺分泌蓄积形成的,出生后数周自然消失,切勿挑破,以防感染。

3. 呼吸系统　新生儿出生后约 10 s 出现呼吸运动,因其肋间肌薄弱,呼吸主要靠膈肌的升降,呈现腹式呼吸。新生儿呼吸浅而快,为 40～60 次/分,2 日后降至 20～40 次/分。可有呼吸节律不齐。

4. 循环系统　新生儿耗氧量大,故心率较快,睡眠时平均心率为 120 次/分,清醒时可增至 140～160 次/分,且易受哭啼、吸乳等因素影响,波动范围为 90～160 次/分。由于新生儿血流多集中分布于躯干及内脏,因此,可触及脾脏,四肢容易发冷、发绀。新生儿红细胞计数与白细胞计数较高,以后逐渐下降至婴儿正常值。

5. 消化系统　新生儿胃容量较小,肠道容量相对较大,胃肠蠕动较快,以适应流质食物的消化。新生儿吞咽功能完善,胃呈水平位,胃贲门括约肌不发达,哺乳后易发生溢乳。新生儿消化道可分泌消化酶(除胰淀粉酶外),因此,新生儿消化蛋白质的能力较强,消化淀粉的能力相对较差。

6. 泌尿系统　新生儿肾单位数量与成人相似,肾小球滤过、浓缩功能较成人低,容易发生水、电解质紊乱。输尿管较长，弯曲度大，容易受压或扭曲，发生尿潴留或泌尿系统感染。

7. 神经系统 新生儿大脑皮层及锥体束尚未发育成熟，故新生儿动作较慢且不协调，肌张力稍高，哭闹时可有肌强直。大脑皮层兴奋性低，睡眠时间长。味觉、触觉、温觉、听觉较迟钝，有吸吮、吞咽、觅食、握持、拥抱等先天性反射。

8. 免疫系统 新生儿在胎儿期从母体获得多种免疫球蛋白，主要是 IgG、IgM、IgA，故出生后 6 个月内具有抗传染病的免疫力，如麻疹、风疹、白喉等。新生儿缺乏免疫球蛋白 A(IgA)抗体，易患消化道、呼吸道感染。新生儿主动免疫发育不完善，巨噬细胞对抗原的识别能力差，免疫反应迟钝。新生儿自身产生的免疫球蛋白 M(IgM)不足，对革兰阴性菌及真菌的杀灭能力差，易引起败血症。

9. 新生儿常见的特殊生理状态

(1) 生理性体重下降：新生儿出生后 2～3 日，由于排尿、排便及皮肤蒸发水分，吸吮能力差、吃奶少，出现体重暂时性下降，7～10 日恢复到出生时体重，称为生理性体重下降。

(2) 生理性黄疸：足月新生儿出生后 2～3 日出现皮肤、巩膜发黄称生理性黄疸，持续 4～6 日消退，最迟不超过 2 周。原因是新生儿出生后体内红细胞破坏增加，产生大量间接胆红素，而肝脏内葡萄糖醛酸转移酶活性不足，不能使间接胆红素全部结合成直接胆红素，从而导致高胆红素血症。

(3) 乳腺肿大及假月经：胎儿在宫内受母亲雌激素的影响，出生后突然中断，新生儿出生后 3～4 日可出现乳腺肿胀，2～3 周后自行消失。女婴出生后 1 周内，阴道可见白带或少量血性分泌物，持续 1～2 日后自行消失。

【正常新生儿护理】

1. 一般护理

(1) 环境：新生儿居室的温度与湿度应随气候温度变化调节，房间宜向阳，光线充足、空气流通，室温保持在 24～26 ℃，相对湿度在 50%～60%为宜。一张母亲床与一张婴儿床所占面积不少于 6 m²。

(2) 生命体征：定时测新生儿体温，体温过低者加强保暖，过高者采取降温措施。观察呼吸道通畅情况，保持新生儿侧卧，防止窒息。

(3) 预防感染：房间内应有手消毒液，以备医护人员或探视者接触新生儿前消毒双手用。医护人员应身体健康，若患有呼吸道、皮肤黏膜、肠道传染性疾病，应暂调离新生儿室。

2. 喂养护理 新生儿喂养方法有母乳喂养、人工喂养和混合喂养。世界卫生组织提倡母乳喂养，正常足月新生儿鼓励早哺乳，一般生后半小时内即可让母亲怀抱新生儿使其吸吮，以促进乳汁分泌，并可预防低血糖。乳汁分泌不足或其他原因不能哺乳者，可指导母亲进行混合喂养，即用牛奶、配方奶粉或其他代乳品补充母乳不足。人工喂养时，奶具要专用并严格消毒。

3. 日常护理

(1) 沐浴：包括淋浴、盆浴，其目的是清洁皮肤、促进舒适。沐浴时室温控制在 26～28 ℃，水温控制在 38～42 ℃。沐浴前不要喂奶，新生儿出生后体温未稳定前不宜沐浴。每个新生儿各用一套沐浴用品，所有用物在新生儿沐浴后用消毒液浸泡消毒，以防感染。护士应为新生儿准备干净的浴巾、衣物、包被、聚维酮碘或 75%乙醇、棉签、沐浴液、爽身粉等，沐浴时动作应轻而敏捷，沐浴过程中手始终接触并保护新生儿。

(2) 脐部护理：保持脐部清洁、干燥。每日沐浴前应观察脐带残端是否干燥、有无分泌物，脐轮有无红肿。每次沐浴后常规用 75%乙醇消毒脐带残端及脐轮周围，然后用无菌纱布覆盖包扎。脐带脱落处如有红色肉芽组织增生,轻者可用乙醇局部擦拭,重者可用 2.5% 硝酸银溶液灼烧局部。若脐部有分泌物则消毒后涂 2.5% 碘酊使其干燥。脐带残端一般在出生后 3～7 日脱落,脐带脱落后仍需保持脐部清洁、干燥。若有感染及时报告医生。

(3)皮肤护理:新生儿娩出后用温软毛巾擦净皮肤上的羊水、血迹,产后 6 h 内去除胎脂,修剪过长的指(趾)甲。为避免出现新生儿低体温,一般在出生 24 h 以后沐浴 1 次,以清洁皮肤。

(4)臀部护理:为保护新生儿臀部皮肤,应及时更换尿布,避免尿布长时间与皮肤接触而刺激皮肤出现尿布疹。尿布或纸尿裤要松紧适中。大便后用温水清洗臀部,揩干后涂上鞣酸软膏,预防红臀、皮疹或溃疡。出现红臀可用红外线照射 10～20 min,每日 2～3 次。臀部皮肤糜烂、表皮脱落,可用涂有植物油或鱼肝油的纱布敷于患处。

4. 免疫接种

(1)卡介苗:足月新生儿出生后 12～24 h,难产或异常儿出生后 3 日,无异常时可接种卡介苗。方法是将卡介苗 0.1 mL 注射于左臂三角肌下端偏外侧皮内。禁忌:①体温高于 37.5 ℃;②早产儿;③低体重儿;④产伤或其他疾病者。

(2)乙肝疫苗:正常新生儿出生后 1 日、1 个月、6 个月各注射乙肝疫苗 1 次。

【健康教育】

1. 母乳喂养 向父母宣教新生儿喂养、预防接种、疾病筛查等相关知识,使其尽快进入育儿角色。

2. 按时接受新生儿随访 新生儿在出生后 3 日或出院后 1～3 日、出生后 7 日、出生后 28 日应得到儿保人员的家庭访视,以了解新生儿身心发育、喂养情况及是否有先天性疾病或畸形等。

目标检测

1. 产后宫颈恢复至正常形态所需时间是(　　)。

A. 2 周 　　　　B. 4 周 　　　　C. 6 周 　　　　D. 8 周 　　　　E. 10 周

2. 关于产褥期妇女的变化错误的是(　　)。

A. 产后 24 h 内体温略升高 　　　　　　　B. 产后 24 h 白细胞计数略升高

C. 产后呼吸每分钟 14～16 次 　　　　　　D. 产后因进食量少,尿量减少

E. 产后褥汗增多

3. 下列有关退奶的药物,不宜使用的是(　　)。

A. 溴隐亭 　　　B. 雌激素 　　　C. 孕激素 　　　D. 生麦芽 　　　E. 芒硝外敷

4. 关于产后恶露,下列属于异常的是(　　)。

A. 产后 3 日,恶露有血腥味 　　　　　　　B. 血性恶露中混有坏死蜕膜

C. 产后第 9 日仍为血性恶露 　　　　　　　D. 产后第 9 日仍为浆液性恶露

E. 产后两周为白色恶露

5. 产后 2 h 在产房观察及护理,下列哪项不是急需的?(　　)

A. 宫底高度 　　　　　　B. 阴道流血量 　　　　　　C. 膀胱充盈

D. 生命体征 　　　　　　E. 是否进普食

6. 关于子宫复旧,下列正常的是(　　)。

A. 产后第 2 日宫底平脐 　　　　　　　　　B. 产后 1 个月子宫恢复正常

C. 产后 10 日为红色恶露 　　　　　　　　　D. 产后宫底每日下降 1～2 cm

E. 产后 14 日宫底在耻上 2 cm

7. 关于会阴切开伤口的护理,错误的是( )。

A. 产后应每日擦洗 2 次

B. 伤口水肿,应立即抗感染

C. 伤口感染早期,应立即抗感染

D. 伤口有脓液外流,应立即拆线,清创引流

E. 伤口Ⅰ期愈合,产后 5 日应拆线

8. 产褥期护理错误的是( )。

A. 情况正常者 24 h 后下床活动   B. 保证充分休息和睡眠

C. 饮食富于营养,注意多吃蔬菜   D. 衣着温暖适宜

E. 产后 10 h 内排尿

9. 某足月新生儿,女,出生 5 日。阴道流出少量血性液体,无其他出血倾向,反应好,吸吮有力,大、小便正常,正确的护理措施是( )。

A. 无须处理   B. 及时治疗   C. 查激素

D. 喂药止血   E. 按月经期处理

10. 某产妇,产后 3 日,咨询有关会阴护理,错误的是( )。

A. 外阴水肿可用 95%乙醇湿敷   B. 外阴水肿可用 50%硫酸镁湿热敷

C. 会阴切开缝合者取患侧卧位   D. 伤口有感染者,提前拆线

E. 正常伤口 3~5 日拆线

11. 为做好早接触、早吸吮、早开奶工作,护士对产妇及家属进行指导,下列说法中正确的是( )。

A. 产后半小时即可开奶   B. 每间隔 1~3 h 哺乳 1 次

C. 鼓励纯母乳喂养 6~12 个月   D. 每周称体重 1 次

E. 最初哺乳的时间为 10~15 min,以后逐渐延长至 25~30 min

12. 产后 2~3 日内,产妇可能出现的正常表现是( )。

A. 少尿   B. 尿潴留   C. 尿失禁   D. 尿量增加   E. 排尿困难

13. 某产妇,28 岁,产后 3 日诉会阴部疼痛难忍。查体:会阴部肿胀,左侧切口红肿,有触痛,以下处理不正确的是( )。

A. 红外线照射   B. 50%硫酸镁湿敷   C. 每日冲洗外阴

D. 取健侧卧位   E. 1∶5000 的高锰酸钾坐浴

(14~15 题共用题干)

王某,初产妇,昨日顺产一男婴,目前诉说乳房胀痛,下腹阵发性轻微疼痛。查乳房胀痛,无红肿,子宫硬,宫底脐下 1 指,阴道出血不多。

14. 孕妇乳房胀痛的首选护理措施是( )。

A. 用吸奶器吸   B. 用生麦芽煎汤喝   C. 少喝汤汁

D. 让新生儿多吸吮   E. 芒硝敷乳房

15. 该孕妇下腹疼痛的原因是什么?( )

A. 产后宫缩痛   B. 是不正常的子宫痛   C. 胎盘滞留

D. 绒癌   E. 可能感染

(姚新兰)

第六章　妊娠期并发症妇女的护理

第一节　流　产

临床病案

患者,女,30岁,停经52天,阴道流血1天,血量多于月经量,色鲜红,伴有下腹部坠痛。妇科检查:子宫增大如孕50天大小、宫颈内口未开、妊娠试验(+)。请问:

1. 该患者最可能的护理诊断是什么?
2. 对该患者应采取哪些护理措施?

【概述】

凡妊娠不足28周、胎儿体重不足1000 g而终止者,称为流产。流产发生于妊娠12周以前者称早期流产;发生在妊娠12周至不足28周者称晚期流产。流产又分为自然流产和人工流产。本节内容仅阐述自然流产。

【病因】

导致流产的原因很多,常见病因如下。

1. 染色体异常　染色体异常是引起早期流产的主要原因,染色体异常的胚胎或胎儿有50%~60%为早期自然流产。

2. 母体因素　全身性疾病(如高热、高血压、严重贫血等);生殖器官疾病(如子宫畸形、盆腔肿瘤、重度宫颈裂伤、宫颈内口松弛等);内分泌功能失调(如黄体功能不全、甲状腺功能低下等);腹部手术或外伤;不良嗜好(如吸烟、酗酒、吸毒等);过度紧张、焦虑、恐惧等。

3. 其他　孕妇接触一些有害物质(如放射性物质、有机汞、镉、铅、甲醛、噪声、高温等)可直接或间接对胚胎或胎儿造成损害,导致流产。

【病理】

由于流产发生的时间不同,其病理过程亦不同。早期流产时胚胎多数先死亡,继之底蜕膜出血,造成胚胎的绒毛与蜕膜层剥离,已剥离的胚胎组织如同异物,引起宫缩而被排出。在妊娠早期,胎盘绒毛发育尚不成熟,与子宫内膜联系尚不牢固,因此在妊娠8周内发生的流产,妊娠产物多数可以完全从子宫壁剥离而排出,故出血不多。在妊娠8～12周时,胎盘虽未完全形成,但胎盘绒毛发育旺盛,与子宫内膜层联系牢固,流产时,妊娠产物往往不易完全从子宫壁剥离,常有部分组织残留于子宫内,影响宫缩,故出血较多。妊娠12周后,胎盘已完全形成,流产时先有腹痛,继之排出胎儿及胎盘,出血较少。

【临床表现】

停经、腹痛及阴道流血是流产的主要临床表现。早期流产往往先出现阴道流血,后出现腹痛;晚期流产常先出现腹痛而后出现阴道流血。流产可分为以下几种类型,流产的鉴别见表6-1。

表 6-1　流产的鉴别

类型	出血量	下腹痛	组织排出	宫颈口	子宫大小
先兆流产	少	无或轻	无	闭	与妊娠周数相符
难免流产	中→多	加剧	无	扩张	与妊娠周数相符或略小
不全流产	少→多	减轻	部分排出	扩张或有组织物堵塞	小于妊娠周数
完全流产	少→无	无	全部排出	闭	正常或略大

1. 先兆流产　先兆流产是指妊娠28周前,出现少量阴道流血,下腹疼痛。若经休息或治疗后,出血停止或疼痛消失,有希望继续妊娠;如果阴道流血及腹痛均加剧,则可能发展为难免流产。

2. 难免流产　难免流产是由先兆流产发展而来的,指流产已不可避免。表现为阴道流血量增多,阵发性腹痛加重,宫颈口已扩张,但胚胎组织尚未排出,有时可见其堵塞于宫颈口内。

3. 不全流产　不全流产是指妊娠物部分已排出体外,尚有部分残留在宫腔内,从而影响宫缩,导致阴道流血不止,严重时可引起失血性休克。

4. 完全流产　完全流产是指妊娠物已全部排出,阴道流血逐渐停止,腹痛消失。

5. 稽留流产　稽留流产是指胚胎或胎儿已经死亡,滞留于宫腔尚未自然排出者。此时,子宫不再增大,反而缩小,早孕反应消失。稽留流产易发生凝血功能障碍。

6. 复发性流产　复发性流产是指与同一性伴侣连续发生3次或3次以上的自然流产。早期复发性流产常见原因为胚胎染色体异常、免疫功能异常、黄体功能不全等;晚期复发性流产常见原因为子宫解剖异常、自身免疫异常等。

【辅助检查】

1. 实验室检查　多采用放射免疫法对人绒毛膜促性腺激素(HCG)、胎盘催乳素(HPL)、雌激素和孕激素等进行定量测定,如测定的结果低于正常值,提示有流产可能。

2. B超检查　通过超声显像根据妊娠囊的形态及有无胎囊、胎心、胎动等,可诊断并鉴别流产及其类型,指导正确处理。

【治疗要点】

1. 先兆流产　先兆流产应卧床休息,禁止性生活,减少刺激。必要时给予对胎儿危害小的镇静剂。对于黄体功能不足的孕妇,可肌注孕酮,以利于保胎,并注意及时进行超声检查,了解胚胎发育情况,避免盲目保胎。

2. 难免流产　难免流产一旦确诊,应尽早使胚胎及胎盘组织完全排出,以防止出血和感染。

3. 不全流产 不全流产一经确诊,应行吸宫术或钳刮术以清除宫腔内残留组织。不全流产多伴休克,应输血、输液,积极抗休克。出血时间长者应注意预防感染。

4. 完全流产 对于完全流产,如无感染征象,一般不需做特殊处理。

5. 稽留流产 对于稽留流产,应及时促使胎儿和胎盘排出。为防止发生凝血功能障碍,在处理前应做凝血功能检查。

6. 复发性流产 复发性流产以预防为主。在受孕前,对男女双方均应进行详细检查,查找流产原因,对症处理。

【护理诊断/问题】

1. 有组织灌注量不足的危险 与出血有关。

2. 有感染的危险 与阴道出血时间过长、宫腔内有残留组织等因素有关。

3. 焦虑 与担心会失去胎儿等因素有关。

【护理措施】

1. 休息 先兆流产时应绝对卧床休息,禁止性生活及灌肠,避免刺激。遵医嘱给予保胎治疗。

2. 严密观察病情 妊娠可以继续者应进行动态评估,严密观察生命体征、阴道流血、腹痛及阴道排出物情况。

3. 配合治疗 妊娠不能继续,且发展至难免流产或不全流产者,应配合医师,做好终止妊娠的准备。

4. 防止休克 大量阴道流血出现休克时,应协助患者取中凹卧位,立即建立两条有效的静脉通道,吸氧、保暖、观察生命体征、准确计算阴道流血量,做好交叉配血。

5. 预防感染 护理人员应监测患者的体温,定期检查血常规,严格无菌操作,加强会阴部护理,保持患者会阴部清洁,观察阴道流血的量、色、味,若发现感染征象,应及时报告医生进行抗感染治疗。加强营养,增强机体抵抗力。

6. 心理护理 护理人员应给予同情和理解,帮助患者及家属度过悲伤期。

第二节 早 产

 临床病案

患者,女,妊娠 34 周,近 3 天有下腹收缩感,今天加重并且阴道有少许血性分泌物流出。入院时孕妇紧张,再三询问胎儿情况。请问:

1. 责任护士应对该患者提出哪些护理诊断?

2. 应如何对该患者进行护理?

【概述】

早产是指妊娠满 28 周至不满 37 足周之间分娩者。此时娩出的新生儿称早产儿,出生体重一般小于 2500 g,各器官发育尚不够成熟,抵抗能力低,生存能力差。早产是围生儿死亡的主要原因。

【病因】

1. 孕妇因素

(1) 妊娠合并症:如妊娠期高血压疾病、心脏病、严重贫血等。

(2) 生殖器官病变:如子宫畸形、子宫肌瘤、宫颈内口松弛等。

(3) 其他因素:如外伤、性生活不当、吸烟、酗酒、精神刺激以及承受巨大压力等。

2. 胎儿、胎盘因素　如前置胎盘、胎盘早期剥离、胎儿畸形、胎膜早破、胎儿生长受限、羊水过多等。

【临床表现】

临床上,早产分为以下两个阶段。

1. 先兆早产　规则或不规则宫缩,伴有宫颈管的进行性缩短。

2. 早产临产　①出现规律性宫缩(20 min 不少于 4 次,或 60 min 不少于 8 次),伴有宫颈的进行性改变;②宫颈扩张 1 cm 以上;③宫颈展平不少于 80%。

【辅助检查】

1. B 超检查　观察胎动、羊水量,测定胎儿双顶径、股骨长度等,估算胎儿体重及妊娠周数。

2. 胎心电子监护　妊娠周数≥34 周者可行胎心电子监护,若反复出现晚期减速,则提示胎儿缺氧。

【治疗要点】

若胎儿存活、胎膜未破,并且无胎儿窘迫,先兆早产可通过休息和药物治疗控制宫缩,尽可能保胎至 34 周;若胎膜已破、早产临产时,应尽可能提高早产儿的存活率。

【护理诊断/问题】

1. 有围生儿受伤的危险　与早产儿发育不成熟有关。

2. 焦虑　与担心早产儿预后有关。

【护理措施】

1. 先兆早产的护理

1) 注意休息:卧床休息时应以左侧卧位为主,必要时遵医嘱给予镇静药物。

2) 避免刺激:禁止性生活,勿搓揉乳头和刺激腹部,慎做肛门检查和阴道检查,避免诱发宫缩。

3) 治疗药物的护理

(1) 抑制宫缩的药物:β-肾上腺素能受体激动剂使子宫肌肉松弛,抑制宫缩,临床常用药物有利托君、沙丁胺醇等。使用此类药物时需严密观察患者是否有不良反应,如心率增快、血压下降、血糖升高、恶心、呕吐、头痛等。

(2) 硫酸镁:镁离子有拮抗钙离子对子宫收缩的作用而抑制宫缩。关于硫酸镁的用法及使用注意事项详见第六章第五节。

(3) 前列腺素抑制剂:减少前列腺素的合成和释放,从而抑制宫缩,常用药物有吲哚美辛、阿司匹林等。但此类药物可导致动脉导管过早关闭,临床上也很少应用。

（4）阿托西班：效果与利托君相似，但副作用少，在欧洲国家广泛使用。

（5）糖皮质激素：可促进胎肺成熟，减少早产儿呼吸窘迫综合征的发生。

4）观察病情：严密观察宫缩、胎心、胎动、阴道流血、流液及宫口大小情况。

2. 为分娩做准备

（1）给予低流量（2 L/min）吸氧。

（2）临产后慎用镇静剂，避免发生新生儿呼吸抑制。

（3）尽早决定分娩方式，严密观察宫缩及胎心音，充分做好早产儿保暖和复苏的准备。经阴道分娩者，应考虑助产术缩短第二产程，减少分娩过程中对胎头的压迫。

3. 心理护理　为患者提供心理支持，稳定患者情绪，缓解焦虑。讲解分娩过程的治疗配合及早产儿出生后将接受的治疗和护理，提高患者的主动参与性。

【健康教育】

指导孕妇自数胎动，宣教早产的先兆症状。

第三节　过期妊娠

临床病案

患者，女，32岁，G₃P₁，LOA，停经42^{+2}周，平素未正规产检。今天行B超检查时发现胎盘功能Ⅱ级，羊水指数 60 mm，胎心监护检查时胎心基线 110 次/分，出现晚期减速。请问：

1. 该孕妇的初步临床诊断是什么？

2. 责任护士该采取哪些护理措施？

【概述】

平时月经周期规律，妊娠达到或超过 42 周尚未分娩者，称为过期妊娠。过期妊娠使胎儿窘迫、新生儿窒息、围生儿死亡、巨大儿及难产等不良结局发生率增高，并随妊娠期延长而增加。

【病因】

过期妊娠可能与头盆不称，遗传因素，胎儿畸形（无脑儿），雌、孕激素比例失调等因素有关。

【临床表现】

停经超过 42 周，伴或不伴胎盘功能减退、羊水过少、胎儿宫内窘迫。

【辅助检查】

1. B超检查　观察羊水量，以判断胎盘功能，观察脐血流 S/D 值，协助判断胎盘功能与胎儿安危。

2. 胎心监护 检查若反复出现晚期减速则提示胎儿宫内窘迫。

3. 尿雌激素与肌酐比值(E/C) 尿 E/C<10,提示胎盘功能减退。

【治疗要点】

妊娠 40 周以后胎盘功能逐渐下降,42 周以后明显下降,因此,在妊娠 41 周以后,即应考虑终止妊娠。应根据胎盘功能、胎儿大小、宫颈成熟度综合分析,选择恰当的分娩方式终止妊娠。

【护理诊断/问题】

1. 有围生儿受伤的危险 与胎盘功能减退有关。

2. 焦虑 与担心胎儿受伤有关。

【护理措施】

1. 注意休息、吸氧 卧床休息时以左侧卧位为主,从而改善胎盘血供,增加胎盘血流量。间断吸氧,改善缺氧。

2. 胎儿监护 增加胎心音听诊次数,指导孕妇胎动计数。每天行胎心监护检查,若有异常及时报告医生。

3. 协助终止妊娠

(1) 阴道试产:宫颈条件成熟,胎头已衔接时可行阴道分娩。注意观察产程进展、胎心音变化、羊水情况等。

(2) 剖宫产:胎盘功能低下、胎儿宫内窘迫应立即行剖宫产术。做好术前准备及新生儿窒息抢救准备。

4. 其他 加强心理支持,减少焦虑。

第四节 异位妊娠

 临床病案

患者,女,27 岁,已婚。自述停经 50 天,少量阴道流血 5 天,2 h 前突感下腹剧痛,伴肛门坠胀感,晕厥一次,前来急诊。既往身体健康,月经正常。查体:痛苦面容,脸色苍白,血压 80/50 mmHg,心率 110 次/分,下腹明显压痛、反跳痛。妇科检查:宫颈口闭,有举痛,后穹隆饱满并触痛,子宫稍大、软,子宫左侧扪及触痛明显的包块。

请问:

1. 初步诊断是什么疾病?

2. 应立即采取哪些护理措施?

【概述】

正常妊娠时,受精卵着床于宫腔内膜。受精卵在宫腔以外着床发育时,称为异位妊娠,习称宫外孕。异位妊娠和宫外孕的含义稍有区别。异位妊娠包括输卵管妊娠、卵巢妊娠、腹腔妊娠、宫颈妊娠及子宫残角妊娠等(图 6-1);宫外孕仅指子宫以外的妊娠,宫颈妊娠不包括在内。在异位妊娠中,输卵管妊娠最为常见,占异位妊娠的 95% 左右。本节主要阐述输卵管妊娠。

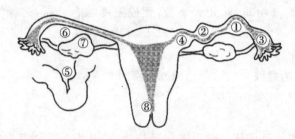

图 6-1　异位妊娠

注:①输卵管壶腹部妊娠;②输卵管峡部妊娠;③输卵管伞部妊娠;
④输卵管间质部妊娠;⑤腹腔妊娠;⑥阔韧带妊娠;⑦卵巢妊娠;⑧宫颈妊娠。

输卵管妊娠是妇产科常见急腹症之一。当输卵管妊娠流产或破裂时,可引起腹腔内严重出血,如不及时诊断、处理,可危及生命。输卵管妊娠因其发生部位不同又可分为间质部、峡部、壶腹部和伞部妊娠。以壶腹部妊娠多见,其次为峡部、伞部妊娠,间质部妊娠少见。

【病因】

任何妨碍受精卵正常进入宫腔的因素均可造成输卵管妊娠。

1. 输卵管炎症　包括输卵管黏膜炎和输卵管周围炎,这是引起输卵管妊娠的常见原因。慢性炎症可以使输卵管管腔黏膜粘连、管腔变窄、纤毛缺损或输卵管与周围粘连、输卵管扭曲、管腔狭窄、输卵管壁平滑肌蠕动减弱等。这些因素均妨碍了受精卵的顺利通过和运行。

2. 输卵管发育不良或功能异常　输卵管过长、肌层发育差、黏膜纤毛缺乏等发育不良,均可成为输卵管妊娠的原因。输卵管蠕动、纤毛活动以及上皮细胞的分泌功能异常,也可影响受精卵的正常运行。此外,精神因素也可引起输卵管痉挛和蠕动异常,干扰受精卵的运送。

3. 其他　内分泌失调、神经精神机能紊乱、受精卵游走、输卵管手术以及子宫内膜异位症等均可增加受精卵着床于输卵管的可能性。此外,放置宫内节育器与异位妊娠发生的关系已引起国内外重视。最近相关调查研究表明,宫内节育器本身并不增加异位妊娠的发生率,但若宫内节育器避孕失败而受孕时,则发生异位妊娠的机会较大。

【病理】

输卵管妊娠时,由于输卵管管腔狭窄、管壁薄、蜕膜变化不完全,受精卵植入后,不能适应胚胎及胎儿的生长发育,因此当输卵管妊娠发展到一定程度,可出现以下结局。

1. 输卵管妊娠流产　多见于输卵管壶腹部妊娠。发病多在妊娠 8~12 周。由于输卵管妊娠时管壁形成的蜕膜不完整,发育中的囊胚常向管腔突出,最终突破浆膜而出血,囊胚可与管壁分离(图 6-2)。若整个囊胚剥离落入管腔并经输卵管逆蠕动排入腹腔,即形成输卵管妊娠完全流产,出血一般不多;若囊胚剥离不完整,部分尚附着于输卵管壁,则为输卵管妊娠不完全流产。此时,管壁肌层收缩力差,血管开放,反复出血,形成输卵管血肿、盆腔积血,量较多时甚至会流入腹腔。

2. 输卵管妊娠破裂　多见于输卵管峡部妊娠,发病多在妊娠 6 周左右。当囊胚生长时绒毛侵蚀管壁的肌层及浆膜层,以致穿破浆膜层,形成输卵管妊娠破裂(图6-3)。由于输卵管肌层血管丰富,输卵管妊娠破裂所致的出血远较输卵管妊娠流产严重,短期内即可发生大量腹腔内出血使孕妇发生休克,亦可反复出血,形成盆腔及腹腔血肿。

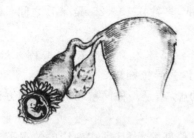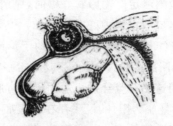

图 6-2　输卵管妊娠流产　　　　　　　　图 6-3　输卵管妊娠破裂

3. 陈旧性宫外孕　有时发生输卵管妊娠流产或破裂后未及时治疗,或内出血已逐渐停止,病情稳定,时间过久,胚胎死亡或被吸收。但长期反复内出血形成的盆腔血肿可机化变硬,并与周围组织粘连,临床上称为陈旧性宫外孕。

4. 继发性腹腔妊娠　发生输卵管妊娠流产或破裂后,胚胎被排入腹腔,多数胚胎死亡。但偶尔也有存活者,若存活胚胎的绒毛组织仍附着于原位或排至腹腔后重新获得营养,可继续生长发育形成继发性腹腔妊娠。

5. 子宫的变化　输卵管妊娠和正常妊娠一样,由于受内分泌影响,子宫肌纤维增生肥大,子宫增大变软,子宫内膜出现蜕膜反应,因此月经停止来潮。若胚胎死亡,蜕膜自宫壁剥离而发生阴道流血,有时呈碎片排出,有时可完整剥离,随阴道流血排出三角形的蜕膜管型。

【临床表现】

输卵管妊娠的临床表现与受精卵着床部位、有无流产后破裂、出血量多少以及时间长短等有关。

1. 停经　70%~80%的患者停经6~8周以后出现不规则阴道流血,但有些患者误将不规则的阴道流血视为月经,可能无停经主诉。

2. 腹痛　腹痛是输卵管妊娠患者就诊的主要症状。输卵管妊娠未发生流产或破裂前,常表现为一侧下腹隐痛或酸胀感。输卵管妊娠流产或破裂时,患者突感一侧下腹撕裂样疼痛。随后血液由局部流向全腹,疼痛亦遍及全腹,放射至肩部。当血液积聚于直肠子宫陷凹处时,可出现肛门坠胀感。

3. 阴道流血　胚胎死亡后,常有不规则阴道流血,色暗红或深褐,一般不超过月经量。少数患者阴道流血量较多,类似月经。阴道流血可伴有蜕膜管型或蜕膜碎片排出,系子宫蜕膜剥离所致。

4. 晕厥与休克　急性大量内出血及剧烈腹痛可引起晕厥或休克。内出血愈多愈急,症状出现愈迅速愈严重,往往与阴道流血量不成比例。

5. 腹部检查　输卵管妊娠流产或破裂者,下腹部有明显压痛和反跳痛,尤以患侧为甚,轻者腹肌紧张,出血多时,叩诊有移动性浊音。如出血时间较长,可形成血凝块,血凝块逐渐机化变硬并与周围器官(子宫、输卵管、卵巢、肠管等)发生粘连而形成包块,即可在下腹触及软性肿块。

6. 盆腔检查　输卵管妊娠流产或破裂者,阴道后穹隆饱满,有触痛。将宫颈轻轻上抬或左右摇动时可引起剧烈疼痛,称为宫颈抬举痛或摇摆痛,是输卵管妊娠的主要体征之一。

【辅助检查】

1. 妊娠试验 血 HCG 检测是早期诊断异位妊娠的重要办法,试验结果为阳性将有助于诊断,若为阴性也不能完全排除异位妊娠。

2. 孕酮测定 输卵管妊娠时,血清孕酮水平偏低,多数在 10～25 ng/mL 之间。孕酮少于 5 ng/mL,应考虑宫内妊娠流产或异位妊娠。

3. 超声诊断 B 超显像有助于诊断异位妊娠。若显像为子宫稍大、宫腔内无妊娠物、宫旁出现低回声区、可探及胚芽或原始心管搏动,可确诊为异位妊娠。

4. 阴道后穹隆穿刺 适用于疑有腹腔内出血的患者,是一种简单可靠的诊断方法。抽出暗红色不凝血为阳性,说明存在血腹症。

5. 腹腔镜检查 目前腹腔镜检查不仅可确诊异位妊娠,而且可在确诊的情况下起到治疗作用。适用于不明原因的急腹症鉴别及输卵管妊娠尚未流产或破裂的早期患者。腹腔内大量出血或伴有休克者,禁做腹腔镜检查。

6. 子宫内膜病理检查 仅适用于阴道流血量较多的患者,目的在于排除宫内妊娠流产。将宫腔排出物或刮出物做病理检查,切片中见到绒毛,可诊断为宫内妊娠,仅见蜕膜未见绒毛者有助于诊断异位妊娠。

【治疗要点】

包括药物治疗和手术治疗。

1. 药物治疗 采用化学药物治疗,主要适用于早期输卵管妊娠、要求保留生育能力的年轻患者。常用药物为氨甲蝶呤。但在治疗中若有严重内出血征象,或怀疑输卵管间质部妊娠或胚胎继续生长时仍应及时进行手术治疗。

2. 手术治疗 应在积极纠正休克的同时进行手术抢救。近年来,腹腔镜技术的发展也为异位妊娠的诊断和治疗开创了新的手段。

【护理诊断/问题】

1. 组织灌注量改变 与输卵管妊娠流产或破裂引起的大出血有关。

2. 疼痛 与内出血刺激有关。

3. 恐惧 与担心手术失败有关。

4. 潜在并发症 失血性休克。

【护理措施】

1. 手术治疗患者的护理

(1) 严密监测:监测患者生命体征,对于严重内出血并出现休克的患者,应配合医生积极纠正休克症状。立即开放两条或两条以上有效的静脉通道,输血输液,补充血容量,积极纠正休克。交叉配血,做好术前准备。

(2) 加强心理护理:保持周围环境安静、有序,减少和消除患者的紧张、恐惧心理。术后护士应帮助患者以正常的心态接受此次妊娠失败的现实,向她们讲述异位妊娠的有关知识。

2. 药物治疗患者的护理

(1) 密切观察:护士需密切观察患者的一般情况、生命体征,并重视患者的主诉,观察阴道流血量及腹部体征。护士应指导患者观察病情发展的指征,如出血增多、腹痛加剧、肛门坠胀感明显等。正确留取标本,及时送检,以观察治疗效果。

(2) 休息:患者应卧床休息,避免腹部压力增大,从而减少异位妊娠破裂的机会。在患者卧床期间,护士需提供相应的生活护理。

（3）指导饮食：护士应指导患者多食富含铁、蛋白质的食物，如动物肝脏、鱼肉、豆类、绿叶蔬菜以及黑木耳等，以促进血红蛋白的增加，增强患者的抵抗力。

3. 出院指导　术后防止盆腔感染，指导患者保持良好的卫生习惯。由于输卵管妊娠中约有 10% 的再发生率和 50%～60% 的不孕率，因此，护士应告知患者，下次妊娠时要及时就医，并且不要轻易终止妊娠。

第五节　妊娠期高血压疾病

临床病案

　　患者，女，32 岁，因"停经 31 周，胸闷、头痛 5 天，眼花 2 h"入院，患者血压 160/110 mmHg，水肿（＋＋），尿蛋白（＋＋＋＋），入院 2 h 后突然神志不清，牙关紧闭，全身抽搐，眼球固定。请问：

　　1. 该患者最可能是什么疾病？
　　2. 应该如何对该患者进行护理？

【概述】
　　妊娠期高血压疾病是妊娠期特有的疾病，也是孕产妇及围生儿死亡的重要原因之一，发病率约为 10%。一般于妊娠 20 周以后出现高血压、水肿、蛋白尿三大主要症状，严重时可出现抽搐、昏迷、心功能衰竭、肾衰竭，甚至导致母儿死亡。

【高危因素及病因】
　　1. 高危因素　孕妇年龄不小于 40 岁，子痫前期病史，抗磷脂抗体阳性，高血压，慢性肾炎，糖尿病，子痫前期家族史等均与妊娠期高血压疾病的发生密切相关。

　　2. 病因　至今不明，因该病在胎盘娩出后很快缓解或可自愈，有学者称之为"胎盘病"，但很多学者认为是母体、胎盘、胎儿等众多因素作用的结果。

【病理生理】
　　本病的基本病理生理变化是全身小血管痉挛，内皮损伤及局部缺血。

　　1. 脑　脑部小动脉痉挛，通透性增加，脑水肿、充血，甚至导致脑血栓形成及脑出血。患者表现为昏迷、视力下降、失明等。

　　2. 肾脏　肾血管痉挛，肾血流量及肾小球滤过率降低，血浆蛋白质渗出，形成蛋白尿。

　　3. 心血管　血管痉挛，血压升高，外周阻力增加。

　　4. 胎盘　胎盘血管痉挛，胎盘灌注减少，易发生胎儿宫内窘迫、胎盘血管内皮损伤、胎盘底蜕膜出血、血肿，可导致胎盘早剥。

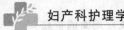

【临床表现】

妊娠期高血压疾病的临床表现及分类见表 6-2。

表 6-2 妊娠期高血压疾病的临床表现及分类

分 类		临 床 表 现
妊娠期高血压		妊娠期出现高血压,收缩压≥140 mmHg 和(或)舒张压≥90 mmHg,于产后 12 周内恢复正常;尿蛋白(一);少数患者可伴有上腹部不适或血小板减少,产后方可确诊
子痫前期	轻度	妊娠 20 周后出现收缩压≥140 mmHg 和(或)舒张压≥90 mmHg,伴蛋白尿≥0.3 g/24 h或随机尿蛋白(十)
	重度	血压和尿蛋白持续升高,发生母体脏器功能不全或胎儿并发症
子痫		子痫前期孕妇发生不能用其他原因解释的抽搐
慢性高血压并发子痫前期		慢性高血压孕妇妊娠前无蛋白尿,妊娠后出现蛋白尿≥0.3 g/24 h;或妊娠前有蛋白尿,妊娠后蛋白尿明显增加或血压进一步升高或出现血小板<$100×10^9$/L
妊娠合并慢性高血压		妊娠 20 周前收缩压≥140 mmHg 和(或)舒张压≥90 mmHg,或孕 20 周后首次诊断高血压并持续到产后 12 周后

【辅助检查】

1. 血液检查 血常规、凝血酶原时间、血小板计数、电解质等。

2. 尿液检查 尿蛋白定性、定量检查,尿比重测定。

3. 肝、肾功能检查 谷丙转氨酶、尿素氮、肌酐及尿酸测定。

4. 眼底检查 眼底的主要改变是视网膜小动脉痉挛,动、静脉管径比正常是 2∶3,妊娠期高血压疾病时动、静脉管径比为 1∶2,甚至达 1∶4。严重时可出现视网膜水肿、剥离、出血,甚至出现视力模糊或突然失明。

5. 其他检查 B超检查、胎心监护、胎儿成熟度等。

【治疗要点】

1. 妊娠期高血压 可住院治疗也可门诊治疗。应注意休息,间断吸氧,适当给予镇静药物,监护母儿情况,酌情降压治疗。

2. 子痫前期 住院治疗,防止子痫及并发症发生。治疗原则:镇静、解痉、降压、利尿,密切监测母儿情况,适时终止妊娠。

3. 子痫 控制抽搐,纠正缺氧和酸中毒,控制血压,抽搐控制后 2 h 终止妊娠。

【护理诊断/问题】

1. 体液过多 与水钠潴留、低蛋白血症有关。

2. 有母儿受伤的危险 与子痫抽搐、昏迷、胎盘血流量减少有关。

3. 焦虑 与担心母儿健康有关。

4. 潜在并发症 胎盘早剥、凝血功能障碍、急性肾衰竭等。

【护理措施】

1. 妊娠期高血压疾病孕妇的护理

(1)休息:孕妇应多卧床休息,以左侧卧位为宜。

(2)合理饮食:多进食富含蛋白质、维生素、钙、铁、锌等的食物。少量多餐,清淡饮食。

(3)增加产前检查次数:定期监测血液、胎儿发育及胎盘功能情况。妊娠期高血压疾病孕妇应每天监测血压及体重,如有头痛、头晕、视物模糊等自觉症状,应及时到医院就诊。

（4）镇静与吸氧:对于精神紧张、焦虑或睡眠欠佳者,遵医嘱给予少量镇静剂。间断吸氧治疗,增加血氧含量。

2. 子痫前期孕妇的护理

（1）生命体征的监测:每2～4 h测一次血压、脉搏。若患者使用静脉降压药,则需为患者进行持续心电监护,观察血压的变化。

（2）自觉症状的观察:随时观察、询问孕妇有无头痛、头晕、眼花等自觉症状。观察有无视物模糊、恶心、呕吐、头痛、意识障碍等脑水肿表现。

（3）专科情况观察:询问有无腹痛、阴道出血等症状。监测胎心音、胎动及宫缩。避免腹部外伤及长时间仰卧休息,防止子宫静脉压力升高,引起胎盘早剥。

（4）B超及实验室检查:定期检查血常规、凝血功能、电解质、肝功能、肾功能、尿常规、尿蛋白定量等。若患者有严重水肿及低蛋白血症,可给予补充白蛋白、利尿消肿等治疗。行B超检查观察胎儿及胎盘情况。

3. 子痫患者的护理

（1）协助医生控制抽搐:患者子痫抽搐发作时,应尽快控制。首选硫酸镁,必要时可使用镇静剂。

（2）保持呼吸道通畅:将患者头偏向一侧,防止呕吐物误吸入气管。持续吸氧,血氧饱和度低者应面罩给氧。

（3）减少刺激,避免诱发抽搐:置患者于单人暗室中,保持安静,避免声、光刺激,治疗及护理应轻柔、集中操作。

（4）床头备好抢救物品及器械:备好开口器、拉舌钳、压舌板,避免唇舌咬伤,加用床档预防坠伤,准备好吸痰器及抢救车等。

（5）严密监护:专人守护,持续心电监护,监测血压、脉搏、呼吸、血氧饱和度等,并做好记录。观察并记录抽搐持续时间以及抽搐时患者的意识状态。

（6）为终止妊娠做好准备:检查胎心音及宫缩的变化,备皮、备血,做好终止妊娠的准备。

4. 用药护理

1）解痉药物:硫酸镁为首选药物。

（1）用药原理:镁离子能抑制运动神经末梢对乙酰胆碱的释放,阻断神经肌肉间的传导,使骨骼肌松弛。镁离子可以刺激血管内皮细胞合成前列环素,降低机体对血管紧张素Ⅱ的反应,缓解血管痉挛状态,从而预防和控制子痫发作。

（2）用药方法:硫酸镁可采用肌内注射或静脉给药。①静脉给药:25％硫酸镁20 mL加入5％葡萄糖溶液100 mL中,半小时内输完;然后将25％硫酸镁60 mL加入5％葡萄糖溶液或生理盐水500 mL中,以1～2 g/h的速度输注。②肌内注射:易出现局部肌肉疼痛,不易被患者接受,目前临床上较少用。用法为25％硫酸镁20 mL加2％利多卡因2 mL,深部肌内注射,每天1～2次。

（3）注意事项:硫酸镁治疗浓度为1.8～3.0 mmol/L,若镁离子浓度大于3.5 mmol/L即可出现中毒症状。中毒首先表现为膝反射消失,继而出现全身肌张力减退及呼吸抑制,严重时心跳突然停止。护士在用药前及用药过程中除监测血压外,还应监测以下指标:①膝腱反射必须存在;②呼吸不少于16次/分;③尿量每24 h不少于400 mL,或每小时不少于17 mL。使用硫酸镁时应准备好10％的葡萄糖酸钙溶液,以便出现毒性作用时及时予以解毒。

2）镇静药物：消除患者紧张和焦虑情绪，改善睡眠及预防子痫的发生，但分娩时应慎用，以免药物通过胎盘对胎儿产生影响。主要用药有地西泮和冬眠合剂。

3）降压药物：收缩压≥160 mmHg 和（或）舒张压≥110 mmHg 的高血压孕妇必须降压治疗。收缩压≥140 mmHg 或舒张压≥90 mmHg 者，可以使用降压药物。妊娠前已用降压药治疗的孕妇应继续降压治疗。选用的药物以不影响心搏出量、肾血流量及子宫胎盘灌注量为宜。常用药物有拉贝洛尔、硝苯地平、肼屈嗪等。

4）利尿药物：仅用于全身性水肿、急性心力衰竭、肺水肿、脑水肿、肾功能不全时，常选用呋塞米。用药过程中应监测患者的水和电解质平衡情况以及药物的毒副反应。

【健康教育】

（1）休息：注意休息，取左侧卧位，减轻工作量。

（2）饮食指导：进食高蛋白质、高维生素及富含钙、铁、锌等微量元素的食物。水肿严重者应控制盐的摄入。

（3）做好监测：指导胎动计数，若有头痛、头晕等自觉症状，及时就诊。

（4）加强产褥期卫生宣教：重度子痫患者产后应继续使用硫酸镁 24～48 h 以预防产后子痫。由于子痫前期患者产后 3～6 天是产褥期血压高峰期，高血压、蛋白尿等症状可能反复出现甚至加剧，因此仍应监测血压及尿蛋白。

第六节　前置胎盘

临床病案

患者，女，28 岁。妊娠 32 周，阴道流血 2 次，量不多，今日突然阴道流血，多于月经量，无腹痛，查血压 100/80 mmHg，脉搏 96 次/分，宫高 30 cm，腹围 85 cm，臀先露，未入盆，胎心 140 次/分。请问：

1. 该患者的初步临床诊断是什么？

2. 应进一步做哪些检查，具体如何护理？

【概述】

正常胎盘附着于宫体的后壁、前壁或侧壁。妊娠 28 周后，若胎盘附着于子宫下段，甚至胎盘下缘达到或覆盖宫颈内口，其位置低于胎儿先露部，称为前置胎盘。前置胎盘是妊娠晚期出血的主要原因之一，是妊娠期的严重并发症，多见于经产妇及多产妇。

【病因及病理】

病因目前尚不明确，可能与下列因素有关。

1. 子宫内膜病变或损伤　多产、剖宫产或多次刮宫等因素使子宫蜕膜血管生长不良、营养不足,致使胎盘为摄取足够的营养而扩大面积,伸展到子宫下段,形成前置胎盘。

2. 胎盘因素 胎盘大小和形态异常,均可发生前置胎盘。

3. 受精卵发育迟缓 受精卵到达宫腔后,因其滋养层尚未发育到着床阶段而继续下移,着床于子宫下段而发育成前置胎盘。

【分类】

按胎盘边缘与宫颈内口的关系前置胎盘可分为三种类型(图6-4)。

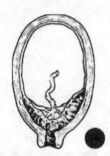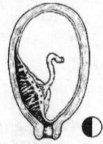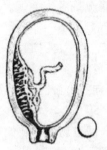

(a)完全性前置胎盘   (b)部分性前置胎盘   (c)边缘性前置胎盘

图6-4 前置胎盘的类型

1. 完全性前置胎盘 又称为中央性前置胎盘,胎盘组织完全覆盖宫颈内口。

2. 部分性前置胎盘 胎盘组织部分覆盖宫颈内口。

3. 边缘性前置胎盘 胎盘下缘附着于子宫下段,下缘达到宫颈内口,但未超越宫颈内口。

根据疾病的凶险程度,前置胎盘又可分为凶险性和非凶险性。凶险性前置胎盘指前次有剖宫产史,此次妊娠为前置胎盘,发生胎盘植入的危险约为50%。

【临床表现】

1. 无痛性阴道流血 妊娠晚期或临产时,反复发生无诱因、无痛性阴道流血是前置胎盘的主要症状。阴道流血时间的早晚、反复发作的次数、量的多少与前置胎盘的类型有关。完全性前置胎盘初次出血时间早,在妊娠28周左右;边缘性前置胎盘初次出血发生较晚,多于妊娠晚期或临产后,出血量较少;部分性前置胎盘出血情况介于完全性前置胎盘和边缘性前置胎盘之间。

2. 贫血与休克 因反复发生多次阴道流血而导致贫血,严重者可导致失血性休克。

3. 胎位异常 常见胎头高浮,胎位以臀先露多见。

4. 腹部检查 胎心音听诊部位常位于脐以上。

【辅助检查】

1. B超检查 B超可看到子宫壁、胎先露、宫颈和胎盘的位置,胎盘定位准确率达95%以上,是目前最安全、有效的首选方法。

2. 产后检查胎盘及胎膜 若前置部位的胎盘母体面可见陈旧性血块附着,呈黑紫色或暗红色,或胎膜破口距胎盘边缘小于7 cm,则为部分性前置胎盘。

【治疗要点】

前置胎盘的治疗原则是止血、纠正贫血和预防感染。根据孕妇的一般情况、妊娠周数、阴道流血量、胎儿成熟度、前置胎盘的类型以及产道条件等进行综合分析,制订具体方案。凶险性前置胎盘处置应在有条件的医院。

1. 期待疗法 适用于妊娠不足34周、胎儿体重不足2000 g、阴道流血量不多、孕妇全身情况良好、胎儿良好者。住院期间严密观察患者病情变化,监护胎儿宫内情况,禁止阴道检查及肛门检查,间断吸氧。

2. 终止妊娠　入院时出血性休克者,或期待疗法中发生大出血或出血量虽少,但妊娠已近足月或已临产者,应采取积极措施选择最佳方式终止妊娠。剖宫产适用于以下情况:完全性前置胎盘,持续大量阴道流血;部分性前置胎盘和边缘性前置胎盘出血较多,先露高浮,胎龄达36周以上,短时间内不能结束分娩,胎心、胎位异常者。阴道分娩适用于边缘性前置胎盘,估计短时间内能结束分娩者。

【护理诊断/问题】

1. 组织灌注不足　与阴道大量流血有关。

2. 有感染的危险　与反复阴道出血有关。

3. 潜在并发症　出血性休克、胎儿宫内窘迫。

【护理措施】

1. 保证休息,减少刺激　孕妇需住院观察,绝对卧床休息,以左侧卧位为宜,间断吸氧,每日 2 次,每次 20 min,以提高胎儿血氧供应。避免刺激,医护人员进行腹部检查时动作要轻柔,禁做阴道检查及肛门检查。

2. 纠正贫血　指导合理饮食,建议孕妇多食高蛋白质以及含铁丰富的食物,如动物肝脏、绿叶蔬菜以及豆类等。也可口服硫酸亚铁,如贫血严重者应通过输血来改善贫血。

3. 监测生命体征,及时发现病情变化　严密观察并记录孕妇生命体征,准确计算阴道流血的量,观察出血颜色,监测胎儿宫内情况。若流血多,需终止妊娠时,应立即建立静脉通道,备皮、备血,做好手术前准备。

4. 预防产后出血和感染　胎儿娩出后,应及早使用宫缩剂,严密观察子宫质地,以预防产后大出血。保持会阴部清洁、干燥,及时更换会阴垫,遵医嘱使用抗生素,预防感染。

第七节　胎盘早剥

临床病案

　　患者,女,30 岁,G_3P_0,此次妊娠 38 周后突感剧烈腹痛,伴有少量阴道流血。检查:血压 170/120 mmHg,子宫似足月妊娠大小,硬如板状,有压痛,胎心 90 次/分,胎位不清。请问:

　　1. 该患者最可能的医疗诊断是什么?

　　2. 该如何对患者进行护理?

【概述】

妊娠 20 周后或分娩期,正常位置的胎盘在胎儿娩出前,部分或全部从子宫壁剥离,称胎盘早期剥离,简称胎盘早剥。胎盘早剥是妊娠晚期的一种严重并发症,往往起病急、发展快,若处理不及时,可危及母儿生命。

【病因】

病因目前尚不十分清楚,其发病可能与以下因素有关。

1. 血管病变　患严重妊娠期高血压疾病、慢性高血压、慢性肾病等的患者,胎盘早剥的发生率可增高。其原因是底蜕膜螺旋小动脉痉挛或硬化,引起远端毛细血管变性坏死以致破裂出血,血液流至底蜕膜层形成血肿,导致胎盘与子宫壁之间分离。

2. 机械性因素　腹部外伤或行外倒转术纠正胎位,脐带过短(<30 cm)或因脐带绕颈等相对较短时,分娩过程中胎儿下降牵拉脐带引起胎盘早剥。

3. 宫腔内压力骤降　双胎分娩时,第一个胎儿娩出过快;羊水过多时,破膜后羊水流出过快,都可导致宫腔压力骤减、子宫突然收缩、胎盘与子宫壁之间发生错位剥离。

4. 其他高危因素　如高龄产妇、经产妇、吸烟产妇等。

【病理】

胎盘早剥的主要病理变化是底蜕膜出血,形成血肿,使胎盘自附着处剥离。其病理类型可分为以下三种(图 6-5)。

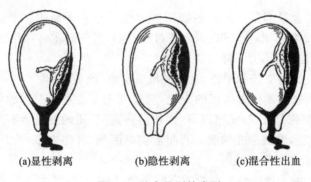

(a)显性剥离　　　　(b)隐性剥离　　　　(c)混合性出血

图 6-5　胎盘早剥的类型

1. 显性剥离(外出血)　底蜕膜出血,量少,出血很快停止。

2. 隐性剥离(内出血)　如果胎盘边缘仍附着于子宫壁,或由于胎先露部固定于骨盆入口,血液积聚在胎盘与子宫壁之间,无阴道流血,为隐性出血或内出血。

3. 混合性出血　随着胎盘后血肿越来越大,宫底不断升高。当出血达到一定程度时,血液冲开胎盘边缘与胎膜,经宫颈流出,形成混合性出血。

内出血严重时,血液向子宫肌层内浸润,引起肌纤维分离、断裂、变性,此时子宫表面出现紫蓝色淤斑,尤其在胎盘附着处更明显,称为子宫胎盘卒中。

【临床表现】

胎盘早剥的临床特点是妊娠晚期突然发生的持续性腹部疼痛,伴或不伴有阴道流血。根据病情严重程度将胎盘早剥分为三度。

(1) Ⅰ度:以外出血为主。多见于分娩期,胎盘剥离面积小。患者常无腹痛或腹痛较轻,贫血体征不明显。腹部检查:子宫软,大小与妊娠周数相符,无压痛或轻压痛,胎位清楚,胎心正常。产后检查胎盘可见母体面有凝血块及压迹。

（2）Ⅱ度：胎盘剥离面积为 1/3 左右。主要症状为突然发生的持续性腹痛、腰酸或腰背痛。无阴道流血或流血不多，贫血程度与阴道流血量不成比例。腹部检查：子宫大于妊娠周数，胎盘附着处压痛明显。胎位可扪及，胎儿存活。

（3）Ⅲ度：胎盘剥离面超过胎盘面积的 1/2，临床表现较Ⅱ度加重。患者可出现恶心、呕吐，以及面色苍白、四肢湿冷、脉搏细速、血压下降等休克症状。腹部检查：子宫硬如板状，胎位扪不清，胎心消失。

【辅助检查】

1. B 超检查　显示胎盘与子宫壁之间有界限不清的液性暗区，提示胎盘后血肿形成。

2. 实验室检查　包括全血细胞计数及凝血功能检查。如血常规、血小板计数、凝血时间及纤维蛋白原的检查。

【治疗要点】

纠正休克，及时终止妊娠，防治并发症。

【护理诊断/问题】

1. 有胎儿受伤的危险　与胎盘剥离面有关。

2. 组织灌注不足　与胎盘早剥引起大量出血有关。

3. 恐惧　与胎盘早剥起病急、进展快、危及母儿生命有关。

4. 潜在并发症　失血性休克、凝血功能障碍。

【护理措施】

1. 预防措施　胎盘早剥是一种妊娠晚期严重危及母儿生命的并发症，积极预防非常重要。加强产前检查，妊娠晚期避免仰卧及腹部外伤，施行外倒转术时动作要轻柔。处理羊水过多和双胎妊娠时，避免宫腔压力下降过快。

2. 纠正休克　立即建立静脉通道，及时补液或输血、给氧、保暖。

3. 病情观察　严密监测生命体征的变化，观察有无失血过多引起的休克早期症状，密切观察阴道流血的量、颜色及性状，观察尿量，评估宫底高度、质地及是否有子宫压痛，判断病情严重程度。勤听胎心音，监测胎儿情况。若胎盘剥离面积大，出血多，胎儿出现宫内窘迫需做好术前准备，及时行剖宫产终止妊娠。

4. 防治并发症　胎儿娩出后立即给予宫缩药物，防止产后出血。胎儿娩出后人工剥离胎盘，持续按摩子宫。观察宫缩情况，及时发现子宫胎盘卒中。观察患者有无出血倾向，检查凝血功能，判断有无凝血功能障碍。观察尿量，行肾功能检查判断有无肾衰竭。合理使用抗生素，预防感染。

5. 心理护理　提供心理支持，鼓励孕妇表达恐惧和担心，解释病情及救护措施，增强信心，消除恐惧。

第八节　多胎妊娠

【概述】

一次妊娠有两个或两个以上胎儿时称为多胎妊娠。其中一次妊娠有两个胎儿称为双胎妊娠,是多胎妊娠中最常见的一种。本节重点讨论双胎妊娠。近年来,随着促排卵药物的应用和辅助生育技术的开展,双胎妊娠的发生率有增高趋势。

【病因】

1. 遗传因素　夫妻双方家族中有多胎妊娠史者,多胎发生率高。

2. 年龄和胎次　随着孕妇年龄的增大,多胎发生率增加,尤其是 35～39 岁的发生率最高。孕妇胎次越多,发生多胎妊娠的机会也越多。

3. 药物　使用促排卵药物后,多胎妊娠的发生率增加。

【分类】

双胎妊娠可分为单卵双胎和双卵双胎。

1. 双卵双胎　由两个卵子分别受精形成,约占双胎妊娠的 2/3。两个卵子可来源于不同的成熟卵泡,每个胎儿有独立的胎盘、绒毛膜和羊膜,他们的循环各自独立,血液互不相通。因此,两个胎儿的性别、血型可相同或不相同,但容貌、指纹、基因不同。双卵双胎各自形成自己的胎盘和胎囊,有时胎盘紧贴在一起似融合,但两个胎囊之间仍隔有两层羊膜和两层绒毛膜,有时两层绒毛膜可融为一层。

2. 单卵双胎　由一个卵子受精后分裂而形成的双胎妊娠,约占双胎妊娠的 1/3。两者血液相通,两个胎儿的基因相同,其性别、血型一致,容貌相似。

【临床表现】

1. 症状　妊娠期早孕反应较重。子宫大于妊娠月份,尤其是妊娠 24 周以后,孕妇自觉腹部多处有胎动感。子宫增大明显,横膈抬高,可引起呼吸困难、腹部增大、下肢水肿、腰背部酸胀。

2. 体征　宫底高度大于正常妊娠周数,腹部可触及两个胎头、多个肢体,胎动的部位不固定且胎动频繁,在腹部的不同部位可听到两个胎心音,且两者频率不等、节律不同。

【辅助检查】

B 超检查:妊娠 7～8 周时可见两个胚胎,妊娠 13 周后可清楚显示两个胎儿。

【治疗要点】

加强产前检查,做好孕期监护,选择合适的分娩方式,防治并发症。

【护理诊断/问题】

1. 舒适度的改变　与子宫增大引起呼吸困难、下肢水肿等有关。

2. 焦虑　与担心母儿安全有关。

3. 潜在并发症　早产、胎膜早破等。

【护理措施】

1. 妊娠期护理

(1)加强营养、注意休息:指导进食含高蛋白质、高热量、高维生素的食物,增加铁、钙、叶酸的补充。注意休息,卧床休息时宜取左侧卧位,下肢水肿者可抬高双下肢。

(2)加强监测:增加产前检查次数,及早发现各种并发症,并及时进行治疗。

2. 分娩期护理

(1)第一产程:观察产程进展和胎心音变化,如发现有宫缩乏力或产程延长,应及时处理。

(2)第二产程:第一个胎儿娩出后应立即断脐,扶正第二个胎儿的胎位,使其保持纵产式,观察胎心音、宫缩、阴道流血、有无胎盘早剥征象。通常在 15～20 min 后,第二个胎儿自然娩出。如 15 min 后仍无宫缩,则可人工破膜或静脉滴注缩宫素促进宫缩。如发现有脐带脱垂或怀疑胎盘早剥,应立即行手术助产。

(3)第三产程:第二个胎儿娩出后应立即肌注或静滴缩宫素,腹部放置沙袋,防止腹压骤降引起产后循环衰竭,同时观察生命体征、宫缩及阴道流血情况。

3. 心理护理　帮助双胎妊娠的孕妇完成两次角色转变,接受成为两个孩子母亲的事实。讲述双胎妊娠的相关知识,减少孕妇对母儿安危的担心。

第九节　羊水量异常

一、羊水过多

【概述】

在妊娠期间羊水量超过 2000 mL,称为羊水过多。发生率为 0.5%～1%。多数孕妇羊水增多缓慢,称为慢性羊水过多;少数孕妇羊水可在数日内急剧增加,称为急性羊水过多。

【病因】

1. 胎儿畸形　以中枢神经系统和消化道畸形最为常见。其中50%为神经管缺陷,多为无脑儿、脑膨出及脊柱裂;消化道畸形多见于食管或小肠闭锁。

2. 多胎妊娠　因为单卵双胎之间血液循环相互沟通,所以占优势的胎儿(体重较重的一个胎儿)循环血量较多,尿量增加,以致羊水增多。

3. 母体因素　如孕妇有糖尿病、妊娠期高血压疾病、严重贫血、母儿血型不合等,可致羊水过多。

4. 胎盘、脐带病变　胎盘绒毛血管瘤、巨大胎盘、脐带帆状附着等,可致羊水过多。

5. 特发性羊水过多　约有30%的孕妇其羊水过多的原因不明,未见孕妇、胎儿或胎盘有任何异常。

【临床表现】

正常妊娠时,羊水量随着妊娠周数的增加而增多,妊娠最后2～4周开始逐渐减少,足月时羊水量约 1000 mL。

1. 急性羊水过多　较少见。多发生于妊娠20～24周,由于数天内羊水急剧增多,产生一系列压迫症状。孕妇因膈肌上升出现呼吸困难,甚至出现发绀、不能平卧等症状;胃肠道受压导致便秘、消化不良、呕吐等;下腔静脉受压导致下肢及外阴水肿、静脉曲张、行走不便等。

2. 慢性羊水过多　较多见。多发生于妊娠28～32周。数周内羊水缓慢增加,症状较缓和,孕妇多能适应。产检发现子宫大于妊娠月份,腹部膨隆,腹壁皮肤发亮、变薄,触诊时感到皮肤张力大、胎位不清,胎心音遥远或听不到。

【辅助检查】

1. B超检查　羊水最大暗区垂直深度(AFV)≥8 cm 或羊水指数(AFI)≥25 cm 提示羊水过多。同时 B超还可显示胎儿是否有畸形。

2. 甲胎蛋白(AFP)测定　当羊水及母血甲胎蛋白显著增高时,往往提示胎儿神经管畸形。

【治疗要点】

主要根据胎儿有无畸形和孕妇自觉症状的严重程度来采取相应治疗手段。

(1) 孕妇出现严重自觉症状,若胎龄<37 周,可经羊膜腔穿刺放羊水,以减轻症状;若胎龄>37 周,可行人工破膜,待其自然分娩。

(2) 确诊胎儿畸形,应及时终止妊娠。

【护理诊断/问题】

1. 舒适度的改变　与羊水过多引起压迫症状有关。

2. 有胎儿受伤的危险　与羊水过多易并发胎膜早破、早产等有关。

3. 焦虑　与担心母儿安全及胎儿畸形有关。

【护理措施】

1. 一般护理　注意休息,取半卧位以改善呼吸状况。抬高下肢以改善下肢水肿。指导进低盐饮食,多食水果、蔬菜,保持大便通畅。

2. 病情观察　观察生命体征,定期测量宫高、腹围和体重,判断病情进展,及时发现并发症。观察孕妇的生命体征、胎心、胎动及宫缩,及早发现胎儿宫内窘迫及早产的征象。

3. 人工破膜的注意事项　做好输血、输液准备,严格无菌操作,协助医生行高位人工破膜,注意放羊水的速度和量,如过多过快,易造成胎盘早剥。放羊水时应从腹部固定胎儿为纵产式,观察胎心及宫缩,破膜后 12 h 无宫缩时,可使用抗生素以预防感染。

4. 羊膜腔穿刺放水的注意事项　严格无菌操作,在 B 超定位下进行穿刺。放水速度不宜过快,每小时 500 mL,一次放水量不得超过 1500 mL。放水过程中严密观察孕妇生命体征及自觉症状。

5. 心理护理　向孕妇讲解羊水过多的有关知识,告知治疗及护理方法,尤其对胎儿畸形的孕妇进行心理疏导,使孕妇积极配合治疗和护理。

二、羊水过少

【概述】

妊娠足月时羊水量少于 300 mL 称为羊水过少。据研究资料显示,近年来羊水过少的发病率为 0.4%～4%,其中约 1/3 有胎儿畸形。羊水过少可发生于妊娠各期,但以妊娠晚期多见。羊水过少严重影响围生儿的预后,若羊水量少于 50 mL,胎儿窘迫的发生率达 50%以上,围生儿的死亡率也高达 88%,同时增加剖宫产的概率,应引起高度重视。

【病因】

羊水过少的原因不明,临床常见以下几种情况。

1. 母体因素　孕妇服用某些药物如前列腺素合成酶抑制剂吲哚美辛、血管紧张素转化酶抑制剂、利尿剂、布洛芬等均可引起羊水过少。胎膜上皮细胞坏死或退行性变,致羊膜细胞分泌减少,多见于过期妊娠。

2. 胎儿畸形　胎儿有泌尿系统异常,如肾缺如或尿道任何部位的梗阻,导致胎儿尿量减少或无尿,羊水来源减少。

【临床表现】

孕妇于胎动时感腹痛,检查时发现宫高、腹围小于同期正常妊娠孕妇。子宫的敏感度较高,轻微的刺激即可引起宫缩。

【辅助检查】

B 超测量单一最大羊水暗区垂直深度，AFV≤2 cm 即为羊水过少；AFV≤1 cm 为严重羊水过少。以 AFI≤5 cm 为诊断羊水过少，AFI≤8 cm 作为羊水偏少的诊断指标。

【治疗要点】

监测羊水量的变化，加强胎儿监护。明确有胎儿畸形者应终止妊娠。

【护理诊断/问题】

1. 有胎儿受伤的危险　与羊水过少导致胎儿粘连或宫内发育迟缓等有关。

2. 恐惧　与担心胎儿畸形有关。

【护理措施】

1. 一般护理　指导孕妇休息时取左侧卧位，改善胎盘血液供应，加强营养，多饮汤水。指导孕妇自我监测宫内胎儿情况的方法和技巧，同时积极预防胎膜早破的发生。

2. 病情观察、配合治疗　定期测量宫高、腹围和体重，判断病情进展。进行胎心监测，观察宫缩。合并胎儿畸形者，尽早终止妊娠。

3. 心理护理　向孕妇及家属讲解羊水过少的相关知识，提供心理支持。

第十节　胎膜早破

临床病案

患者，女，32 岁，G_1P_0，末次月经日期为 2018 年 2 月 10 日，今早（9 月 18 日）在上班途中跌倒，腹部撞击地面后，突然感到阴道有液体流出。入院后阴道流出液检查 pH 值为 7.1，干燥后可见羊齿植物叶状结晶。请问：

1. 该患者的初步临床诊断是什么？

2. 该患者有哪些护理诊断？

3. 应如何对该患者进行护理？

【概述】

胎膜早破是指在临产前胎膜破裂，是常见的分娩期并发症，其发生率在妊娠 37 周时为 10%，妊娠不满 37 周的胎膜早破发生率为 2%～3.5%。胎膜早破可引起早产、胎儿宫内窘迫、脐带脱垂、宫腔感染等。

【病因】

主要病因有创伤、宫颈内口松弛、胎膜炎、羊膜腔内压力升高（如多胎妊娠）、胎膜发育不良、胎儿先露部衔接不良、机械性刺激等。若孕妇缺乏微量元素锌、铜也可引发胎膜早破。

【临床表现】

孕妇突然感觉有液体自阴道流出,时多时少。当更换体位、打喷嚏、咳嗽或肛门检查上推胎先露时,即有羊水流出。若胎膜早破处理不当,脐带易超过胎先露部而脱出于宫颈口外,甚至阴道口外,即脐带脱垂,导致胎儿宫内窘迫,甚至新生儿窒息。因此胎膜早破孕妇宜抬高臀部防止脐带脱垂。若出现脐带脱垂,应立即行脐带还纳术,及时终止妊娠。

【辅助检查】

1. 阴道排液酸碱度检查　正常阴道液呈酸性,羊水呈碱性,pH 值为 7～7.5,若 pH＞6.5 为阳性,胎膜早破的可能性大。

2. 阴道排液涂片检查　将阴道排液涂于玻片上,干燥后检查可见羊齿植物叶状结晶,用 0.5％的硫酸尼罗蓝染色,显微镜下见橘黄色胎儿上皮细胞,用苏丹Ⅲ染色见黄色脂肪小粒,均可确定为羊水。

3. 羊膜镜检查　可直视胎先露部,看不到前羊膜囊,即可诊断为胎膜早破。

【治疗要点】

1. 期待疗法　住院待产,卧床休息。妊娠 28～35 周发生胎膜早破者,无感染迹象、无胎儿窘迫,可期待治疗。

2. 终止妊娠　妊娠不足 24 周者应终止妊娠;妊娠 36 周以上,或期待过程中出现感染征象者,应及时终止妊娠。

【护理诊断/问题】

1. 有感染的危险　与胎膜破裂后,生殖道内病原体上行感染有关。

2. 有胎儿受伤的危险　与脐带脱垂和早产儿肺部不成熟有关。

【护理措施】

1. 预防脐带脱垂　卧床休息,抬高臀部,防止脐带脱垂。若出现脐带脱垂,应尽早终止妊娠。

2. 严密观察胎儿宫内情况　密切观察胎心率变化,监测胎动及胎儿宫内安危,观察羊水颜色、量及性状。应用促进胎儿肺部成熟药物。如出现胎儿宫内窘迫,需及时终止妊娠。

3. 积极预防感染　保持外阴清洁,每日用新洁尔灭棉球擦洗外阴部两次,使用吸水性好的消毒会阴垫。严密观察产妇的生命体征,判断是否存在感染。一般胎膜破裂后 12 h 应用抗生素以预防感染。

【健康教育】

加强围产期卫生宣教及指导,孕晚期禁止性生活。注意营养均衡。

目标检测

1. 难免流产的症状、体征包括(　　)。

A. 宫颈口未开,子宫小于妊娠周数

B. 宫颈口关闭,子宫接近正常大小

C. 宫颈口扩张,常有胚胎组织堵塞宫颈口内

D. 宫颈口扩张,子宫小于妊娠周数

E. 宫颈口未开,子宫大小与妊娠周数相符,胎膜未破

2. 妊娠满 28 周不满 37 周终止者,称为(　　)。

A. 流产　　　　　B. 早产　　　　　C. 足月产　　　　D. 过期产　　　　E. 难产

3. 过期妊娠是指妊娠周数(　　)。

A. ≥40 周　　　B. ≥42 周　　　C. ≥37 周　　　D. ≥38 周　　　E. ≥39 周

4. 异位妊娠常发生的部位是(　　)。

A. 卵巢　　　　　B. 宫颈　　　　　C. 腹腔　　　　D. 输卵管　　　　E. 直肠子宫陷凹

5. 异位妊娠患者就诊的主要症状是(　　)。

A. 停经　　　　　B. 腹痛　　　　　C. 阴道出血　　　D. 恶心、呕吐　　　E. 头晕

6. 硫酸镁治疗妊娠高血压时,最早出现的中毒反应是(　　)。

A. 膝反射消失　　B. 呼吸浅慢　　　C. 尿量减少　　　D. 心率减慢　　　E. 骨质疏松

7. 关于前置胎盘的临床表现,描述正确的是(　　)。

A. 妊娠晚期无痛性、无诱因阴道出血　　　　　　B. 胎盘位置越低,出血越晚

C. 胎先露常如期入盆　　　　　　　　　　　　　D. 贫血程度与出血量不成正比

E. 子宫硬且有压痛

8. 胎盘早剥与前置胎盘的鉴别是(　　)。

A. 疼痛的位置　　　　　　　　　　　　　　　　B. 出血的颜色

C. 出血后的临床表现　　　　　　　　　　　　　D. 出血量

E. 胎心音有无变化

9. 下列关于双胎妊娠说法错误的是(　　)。

A. 双胎妊娠早孕反应较重

B. 在第二个胎儿娩出后应在腹部上放置沙袋

C. 双卵双胎基因相同

D. 孕妇应加强营养,少量多餐

E. 第一个胎儿娩出时,应保持第二个胎儿为纵产式

10. 羊水过多是指妊娠时期羊水量(　　)。

A. >1000 mL　　B. >2000 mL　　C. >2500 mL　　D. >800 mL　　E. >300 mL

11. 羊水过少是指妊娠时期羊水量(　　)。

A. <300 mL　　B. <500 mL　　C. <100 mL　　D. <800 mL　　E. <1000 mL

12. 患者,女,因"胎膜早破"入院。查体:头先露,未入盆,其余正常。错误的护理措施是(　　)。

A. 绝对卧床休息,禁止灌肠　　　　　　　　　　B. 休息时取半坐卧位

C. 严密监测胎心音　　　　　　　　　　　　　　D. 严密观察流出羊水的性状

E. 指导孕妇自测胎动

13. 胎膜早破最简便的判断方法是(　　)。

A. 阴道液酸碱度检查　　　　　B. 羊膜镜检查　　　　　　　　C. 宫腔镜检查

D. 妇科三合诊　　　　　　　　E. 胎心音听诊

14. 某孕妇,由于妊娠期高血压应用硫酸镁治疗,在治疗过程中出现膝反射消失,呼吸浅而慢,10 次/分,此患者除立即停药外应给下述哪种药物?(　　)

A. 5% 葡萄糖酸钙溶液静脉滴注　　　　　　　　B. 肌注山莨菪碱

C. 静注 50% 葡萄糖酸钙溶液　　　　　　　　　D. 10% 葡萄糖酸钙溶液静脉推注

E. 静注低分子右旋糖酐铁

15. 某患者,妊娠 37 周,腹部外伤后,突然感到腹痛加剧,并有少量暗红色血液自阴道流出。查体:子宫硬如板状、有压痛,胎心音 100 次/分,胎位不清,最大可能是(　　)。

A. 先兆早产　　　　　　　　B. 临产　　　　　　　　　　C. 前置胎盘

D. 胎盘早期剥离　　　　　　E. 不完全性子宫破裂

(16～17 题共用题干)

某孕妇,29 岁,已停经 12 周,阴道少量流血 1 周余,B 超显示胎芽如妊娠 10 周大小,未见胎心。

16. 该患者最可能的诊断是(　　)。

A. 先兆流产　　　　　　　　B. 难免流产　　　　　　　　C. 不全流产

D. 稽留流产　　　　　　　　E. 完全流产

17. 此时最恰当的处理是(　　)。

A. 注射孕酮保胎治疗　　　　B. 测量血 HCG 值　　　　　C. 立即清宫

D. 查患者血常规和凝血功能　E. 预防性应用抗生素

(18～19 题共用题干)

患者,女,26 岁,停经 45 天,突感下腹坠痛及肛门坠胀感,少量阴道流血及头晕、呕吐半天。查体:面色苍白,血压 80/40 mmHg,腹肌略紧张,下腹压痛。妇科检查:阴道少量血性物,宫颈举痛(＋),阴道后穹隆饱满,子宫稍大,附件区触诊不满意。

18. 首选检查项目应是(　　)。

A. B 超检查　　　　　　　　　　　　　　B. 阴道后穹隆穿刺

C. 血常规及出凝血时间　　　　　　　　　D. 尿妊娠试验

E. 诊断性刮宫

19. 本例最可能的诊断是(　　)。

A. 急性盆腔炎　　　　　　　　　　　　　B. 先兆流产

C. 卵巢囊肿蒂扭转　　　　　　　　　　　D. 异位妊娠

E. 难免流产

(20～22 题共用题干)

王女士,已婚,G_2P_1,妊娠 35 周,无痛性阴道流血 10 h 入院。出血量比月经少。查体:血压 130/78 mmHg,无宫缩,胎心率 150 次/分。患者一般情况良好。

20. 此患者最可能的诊断是(　　)。

A. 先兆流产　　　　　　　　B. 胎盘早剥　　　　　　　　C. 前置胎盘

D. 正常足月儿　　　　　　　E. 先兆子宫破裂

21. 为进一步确诊,应做的检查是(　　)。

A. B 超检查　　　　　　　　B. 阴道检查　　　　　　　　C. 灌肠

D. 阴道后穹隆穿刺　　　　　E. 心电监护

22. 对此患者的处理措施,错误的是(　　)。

A. 嘱此患者卧床休息,给予镇静药　　　　B. 严密观察临产先兆及胎心音

C. 注意阴道流血情况　　　　　　　　　　D. 随时做好输血及手术准备

E. 必要时灌肠后做阴道检查

第七章　高危妊娠的管理

第一节　高危妊娠的监护

【概述】

高危妊娠是指妊娠期因个人、社会不良因素，或有妊娠并发症或合并症而可能危害孕妇、胎儿、新生儿及产妇。具有高危妊娠因素的孕妇称为高危孕妇，其胎儿属高危儿。

【范畴】

1. 高危妊娠　凡病史和检查中具有下列情况之一者，均属高危妊娠。

(1) 社会经济因素和个人条件：如孕妇及其丈夫职业不稳定、收入低下、居住环境差，未婚或独居；孕妇年龄未满 16 岁或不小于 35 岁，身高小于 145 cm，妊娠前体重超过 85 kg 或小于 40 kg；孕妇受教育时间少于 6 年；家属中有明显的遗传性疾病；未做或未正规做过产前检查。

(2) 有异常孕产史：如自然流产、异位妊娠、早产、死胎、死产、难产、新生儿死亡、新生儿畸形或有先天性或遗传性疾病等。

(3) 有妊娠并发症：如妊娠期高血压疾病、前置胎盘、胎盘早剥、羊水过多或过少、过期妊娠、胎盘功能不全、胎儿生长受限、母儿血型不合等。

(4) 有妊娠合并症：如心脏病、糖尿病、肾脏疾病、甲状腺功能亢进症、病毒性肝炎、血液病、病毒感染（风疹病毒、巨细胞病毒）、盆腔肿瘤等。

(5) 可能发生难产者：如胎位异常、产道异常、巨大胎儿、多胎妊娠等。

(6) 妊娠期接触过大量放射线、化学毒物或服用过对胎儿有影响的药物等。

(7) 有过盆腔手术史。

2. 高危儿的范畴

(1) 胎龄不足 37 周或不少于 42 周。

(2) 出生体重在 2500 g 以下。

(3) 小于胎龄儿或大于胎龄儿。

(4) 胎儿的兄弟姐妹有严重新生儿病史，或新生儿期死亡者，或有两个以上胎儿死亡史者。

(5) 出生过程中或出生后情况不良，Apgar 评分 0～4 分。

(6) 产时感染。

（7）高危妊娠产妇的新生儿。

（8）手术产儿。

【监护措施】

（一）人工监护

1. 确定胎龄 根据末次月经、早孕反应的时间,胎动出现时间,早期妊娠时妇科检查的记录等推算胎龄。

2. 测宫高及腹围 测量孕妇的宫底高度、腹围,估计胎龄及胎儿大小,以了解胎儿宫内的发育情况,通常每次产前检查都要监测这两个指标。根据宫底高度及腹围数值估算胎儿大小,可简记为胎儿体重(g)＝宫底高度×腹围＋200。

3. 绘制妊娠图 将每次产前检查所得的血压、体重、宫底高度、腹围、水肿、尿蛋白、胎位、胎心率、胎头双顶径等数值绘制成妊娠图,它是反映胎儿在宫内发育及孕妇健康状况的动态曲线图,其中宫底高度曲线是妊娠图中最主要的曲线。若孕妇宫高高于平均值第九十百分位数,表示子宫大于胎龄,可能是巨大儿、双胎或羊水过多;若低于第十百分位数,则可能是胎儿宫内发育迟缓或羊水过少。

4. 胎动计数 胎动是胎儿宫内状态的信息反馈,通过计数胎动可初步判断胎儿在宫内的安危。

（二）仪器监护

1. B超检查 可观察胎儿大小及数目、胎位,胎儿体表有无畸形、羊水量,监测胎心音及胎盘成熟度等。

2. 彩色多普勒超声检查 监测胎儿脐动脉血流。临床上多采用脐动脉收缩期峰值和舒张末期流速之比(S/D)作为观测脐动脉血流的指标,以判断胎儿是否有宫内窘迫的情况。

3. 胎心听诊 胎心听诊是临床普遍使用的最简单的方法。可用听诊器或多普勒胎心监测仪,判断胎儿是否存活、是否存在宫内缺氧。在无宫缩时监听胎心并计时 1 min,注意胎心速率、节律及心音强弱的变化,有疑问时应延长听诊时间。

4. 电子胎心监护 临床广泛应用,能够连续记录胎心率的变化,并同时观察胎动、宫缩对胎心率的影响。凡有胎动异常、胎心异常、高危妊娠者,于妊娠末期及临产后都应做胎心电子监护,以准确观察和记录胎心率的连续变化。

5. 胎儿生物物理监测 利用胎儿电子监护仪和 B 型超声联合检测胎儿是否有宫内缺氧和酸中毒情况。综合监测比单独监测更准确。

6. 胎儿心电图监测 通过胎儿心脏活动的客观指标及早诊断胎儿是否有宫内缺氧及先天性心脏病。

7. 羊膜镜检查 利用羊膜镜经宫颈透过胎膜观察羊水的性状,以判断胎儿宫内安危。

（三）实验室检查

1. 胎盘功能检查 可采用孕妇血、尿雌三醇测定,孕妇血清胎盘催乳素(HPL)测定,孕妇血清妊娠特异性 β 糖蛋白测定等方法判定胎盘功能。

2. 胎儿成熟度检查 抽取羊水进行分析是常用的也是正确判断胎儿成熟度的方法。常用的方法有分析羊水中卵磷脂与鞘磷脂的比值(L/S),羊水中肌酐值,胆红素类物质含量,淀粉酶值及脂肪细胞出现率等。

3. 甲胎蛋白的测定 测羊水中甲胎蛋白(AFP)含量,诊断胎儿开放性神经管缺陷畸形。

4. 胎儿遗传学检查 可在妊娠早期取绒毛,或在妊娠 16～20 周时抽取羊水,也可取孕妇外周血分离胎儿细胞做遗传学检查,检测染色体疾病。

【处理要点】

1. 一般护理

(1) 加强营养:孕妇的健康及营养状态对胎儿的生长发育极为重要。应给予高蛋白质、高能量饮食,并补充足够的维生素和铁、钙、碘等矿物质和微量元素。

(2) 注意休息:卧床休息时,取左侧卧位,避免增大的子宫对腹部椎前大血管的压迫,改善肾脏及子宫胎盘血液循环,减少脐带受压。

2. 病因处理

(1) 积极消除引起高危妊娠的因素。

(2) 积极治疗妊娠合并症,病情严重者应及时终止妊娠。

3. 产科处理

1) 提高胎儿对缺氧的耐受力:遵医嘱使用营养药物,如 10% 葡萄糖溶液 500 mL 加维生素 C 2 g,静脉缓慢滴注,每天 1 次,5～7 天为一疗程,观察用药效果。

2) 间歇吸氧:吸氧可以改善胎儿的血氧饱和度。

3) 预防早产:指导孕妇避免剧烈运动,必要时遵医嘱用药以尽量延长妊娠时间。

4) 产时严密观察产程进展和胎心变化,尽量少用麻醉镇痛药,避免加重胎儿缺氧。

5) 加强高危儿监护,及早安全娩出胎儿,结束高危妊娠。

(1) 对需终止妊娠而胎儿成熟度较差者,可于终止妊娠前使用肾上腺皮质激素促胎肺成熟。

(2) 从阴道分娩者,应尽量缩短第二产程,如有胎儿窘迫的症状和体征应及早结束分娩,并做好新生儿的抢救准备。

第二节　高危妊娠的护理

【护理评估】

(一) 健康史

了解孕妇的年龄、生育史、既往史及其家族遗传性疾病史。了解夫妻双方的职业、居住条件,了解本次妊娠产前检查情况,是否用过对胎儿有害的药物或接触过对胎儿有影响的因素,是否患过病毒感染性疾病等。

(二) 身体评估

1. 症状 了解有无妊娠的并发症或合并症的相应症状。

2. 体征

(1) 检查孕妇的身高、步态、体重、血压;测量骨盆的大小;测量宫底的高度和腹围,估计胎儿的大小。

（2）了解胎位有无异常。

（3）正确估计孕龄,描绘妊娠图。

（4）评估心脏杂音及心功能。

（5）勤听胎心:当胎心率小于 110 次/分或大于 160 次/分时,应监测胎心变化,因当胎盘功能不良或子宫胎盘血流有障碍或胎儿脐带循环受阻时,可导致胎儿缺氧出现胎心异常。

（6）勤数胎动数。

（三）心理-社会状况

高危妊娠危及母儿健康,孕妇常担心自身及胎儿的安危,出现焦虑或恐惧情绪,也可因不可避免的流产、死产、死胎、胎儿畸形等产生悲哀和失落。应动态评估孕妇的心理状况及社会支持系统。

（四）相关检查

1. B 超检查　通常自妊娠 22 周起,每周双顶径值增加 0.22 cm,如双顶径达 8.5 cm 以上,则 91% 的胎儿体重超过 2500 g。通过 B 超检查,还可及时了解胎儿有无畸形及胎盘功能分级等。

2. 彩色多普勒超声检查　一旦发现脐动脉血流 S/D 值增高,则提示胎儿宫内窘迫。脐动脉血流 S/D 值增高常见于妊娠期高血压疾病引起的胎盘功能不全、脐动脉扭曲及母亲糖尿病。

3. 胎儿生物物理监测　Manning 评分法（表 7-1）满分为 10 分;8～10 分为无急、慢性缺氧;6～8 分为可能有急性或慢性缺氧;4～6 分为有急性或慢性缺氧;2～4 分为有急性缺氧伴慢性缺氧;0 分为有急、慢性缺氧。

表 7-1　Manning 评分法

项　目	2 分（正常）	0 分（异常）
无应激试验(20 min)	不少于 2 次胎动伴胎心加速不少于 15 次/分,持续时间不少于 15 s	少于 2 次胎动伴胎心加速少于 15 次/分,持续时间小于 15 s
胎儿呼吸运动(30 min)	≥1 次,持续时间不少于 30 s	无或持续时间小于 30 s
胎动(30 min)	躯干和肢体活动≥3 次（连续出现计 1 次）	躯干和肢体活动≤2 次;无活动;肢体完全伸展
肌张力	躯干和肢体伸展复屈≥1 次,手指摊开合拢	无活动;肢体完全伸展;伸展缓慢,部分复屈
羊水量	羊水最大暗区垂直直径≥2 cm	无;或羊水最大暗区垂直直径<2 cm

4. 其他检查　详见第三章第五节。

【护理诊断/问题】

1. 有胎儿受伤的危险　与缺氧、手术产有关。

2. 恐惧　与现实或设想的对胎儿及自身健康的威胁有关。

3. 知识缺乏　与对高危妊娠缺乏认识或不了解定期检查的重要性有关。

4. 潜在并发症　胎儿窘迫、早产、难产。

【护理措施】

1. 心理护理　高危妊娠患者多有焦虑、恐惧心理,这对治疗极为不利,不仅会加重病情,

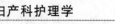

还会影响治疗效果和胎儿生长发育。因此,护理工作者要关心她们,在告知病情严重性的同时,说明可以治疗,以取得患者的信任和合作。护理工作者在患者面前应沉着,在任何紧急情况下都不表现出惊慌失措,进行护理操作时动作要轻柔,要细心、诚恳、热情,教会患者和家属掌握自我护理技巧,求得合作,争取最好的治疗效果。

2. 一般护理　指导孕妇增加营养,保证胎儿生长发育的需要。对胎盘功能减退、胎儿发育迟缓的孕妇给予高蛋白质、高热量饮食,补充维生素、铁、钙及多种氨基酸;对胎儿增长过快者则要控制饮食。保证充足的睡眠,休息时取左侧卧位。注意个人卫生。保持室内空气新鲜,通风良好等。

3. 病情观察　做好高危孕妇的观察记录。观察一般情况,如孕妇的生命体征、活动耐受力,有无阴道流血、腹痛、血压升高、水肿、心悸、胎儿缺氧等症状和体征,及时报告医师并记录处理经过。产时严密观察胎心率及羊水的色、量、性状,做好母儿监护及监护配合。

4. 检查及治疗配合　认真执行医嘱并配合处理,如为妊娠合并糖尿病孕妇做好血糖测定,正确留置血、尿标本等工作;如需进行人工破膜、阴道检查、剖宫产术,则应做好用物准备及配合工作,同时做好新生儿的抢救准备及配合工作。

【健康教育】

针对孕妇的高危因素给予相应的健康指导。提供相应的信息,指导孕妇自我监测,告知孕妇及时去医院做产前检查。

目标检测

1. 下列不属于高危妊娠范畴的是(　　)。

A. 有剖宫产史　　　　　　　　B. 双胎妊娠　　　　　　　　C. 右小腿外伤史

D. 过期妊娠　　　　　　　　E. 胎盘功能不全

2. 下列不属于高危儿高危因素的是(　　)。

A. 胎龄小于 37 周或不小于 42 周　B. 出生体重 2500 g　　　　C. 产时有感染

D. 手术产儿　　　　　　　　E. 大于胎龄儿

3. 某孕妇,25 岁。末次月经不详。产科检查:腹围 99 cm,宫高 35 cm,胎头已入盆且固定。5 个月前自感胎动,估计妊娠周数为(　　)。

A. 24 周　　　B. 28 周　　　C. 32 周　　　D. 34 周　　　E. 36 周

4. 某孕妇,末次月经不详,自诉停经半年多,检查发现宫底位于脐与剑突之间,胎心 140 次/分。该孕妇可能的妊娠周数是(　　)。

A. 24 周末　　　B. 26 周末　　　C. 28 周末　　　D. 30 周末　　　E. 32 周末

5. 某孕妇,妊娠 32 周时诊断为妊娠期高血压疾病,住院治疗,教会她监测胎儿在宫内情况的最简单、有效的方法为(　　)。

A. 测宫高　　　B. 测腹围　　　C. 测体重　　　D. 听诊胎心音　　　E. 胎动计数

6. 关于胎儿成熟度的检查,下列不正确的是(　　)。

A. 了解胎龄和胎儿大小　　　　　　B. 血雌三醇测定

C. B 超检查测胎儿双顶径　　　　　　D. 羊水分析

E. 测宫高和腹围

(文相华)

第八章　妊娠合并症孕产妇的护理

第一节　妊娠合并心脏病

临床病案

患者,女,32岁,初次怀孕,妊娠16周后出现心慌、气短,经检查发现心功能Ⅱ级。经过增加产前检查次数,严密监测孕期等,目前妊娠37周,自然临产。请问:

1. 该产妇休息时宜取什么体位?
2. 该患者分娩时,护士采取的护理措施有哪些?

【概述】

妊娠期、分娩期及产褥期均可能使心脏病患者的心脏负担加重而诱发心力衰竭,是孕产妇死亡的重要原因之一。妊娠合并心脏病在我国孕产妇死因顺位中高居第二位,居非直接产科死因的首位。

【疾病概要】

1. 妊娠及分娩对心脏病的影响

(1) 妊娠期:①自妊娠6周开始,循环血量逐渐增加,至32～34周达高峰,血容量增加约35%,使心排出量增加、心率加快,心脏负担加重。②妊娠晚期子宫增大,水、钠潴留,使膈肌上移,心脏向左、上、前方移位,大血管轻度扭曲,心脏负担加重。

(2) 分娩期:①第一产程:每一次宫缩有250～500 mL的血液挤入体循环,回心血量增加,心脏负担加重。②第二产程:除宫缩外,腹肌和骨骼肌收缩使周围循环阻力增加,产妇屏气用力使肺循环压力增加、腹腔压力升高,使回心血量增多,导致心脏前后负荷显著增加。此时心脏负担最重,是心力衰竭最易发生的时期。③第三产程:胎儿娩出后,子宫迅速缩小,腹压骤降,血液向内脏血管灌注,回心血量减少。胎盘娩出后,子宫胎盘循环停止,宫缩使子宫血窦内约500 mL的血液进入体循环,回心血量又迅速增加。上述血流动力学的急剧改变,容易诱发心力衰竭。

（3）产褥期：产后 3 日内仍是心脏负担较重的时期。由于宫缩使部分血液进入体循环，而产妇体内组织间隙潴留的体液也开始回流入体循环，因此，循环血量再度增加。

以上因素均可使心脏负担增加，严重时可导致心力衰竭。尤其是妊娠 32～34 周、分娩期及产后 3 日内最易发生心力衰竭，是心脏病孕产妇最危险的时期。

2. 心脏病对妊娠、分娩及胎儿的影响　心脏病不影响受孕。如孕妇心功能良好，可在严密监护下妊娠，母儿相对安全。如发生心功能不良，则可能因缺氧引起宫缩，可致胎儿缺氧而引起宫内生长迟缓、早产、宫内窘迫，甚至胎死宫内，使围生儿死亡率增高。另外，防治心力衰竭的药物可能对胎儿有影响。

3. 心功能分级　纽约心脏病协会（NYHA）依据患者生活能力状况，将心脏病孕妇心功能分为四级。

（1）Ⅰ级：一般体力活动不受限制。

（2）Ⅱ级：一般体力活动轻度受限制，活动后心悸、轻度气短，休息时无症状。

（3）Ⅲ级：一般体力活动明显受限制，休息时无不适，轻微日常工作即感不适、心悸、呼吸困难，或既往有心力衰竭史者。

（4）Ⅳ级：一般体力活动严重受限制，不能进行任何体力活动，休息时有心悸、呼吸困难等心力衰竭表现。

【孕前咨询】

1. 可以妊娠　心脏病变轻，心功能Ⅰ～Ⅱ级，既往无心力衰竭史，亦无其他并发症者可以妊娠。

2. 不宜妊娠　心脏病变较重，心功能Ⅲ～Ⅳ级，既往有心力衰竭史，有肺动脉高压等，妊娠期极易发生心力衰竭，不宜妊娠。年龄在 35 岁以上，心脏病病程较长者，发生心力衰竭的可能性极大，不宜妊娠。

【临床表现】

1. 早期心力衰竭　孕产妇出现下列征象，应考虑早期心力衰竭。①轻微活动后即有胸闷、气急及心悸；②休息时心率超过 110 次/分，呼吸超过 20 次/分；③夜间常因胸闷而坐起，或需到窗口呼吸新鲜空气；④肺底部出现少量持续性湿啰音，咳嗽后不消失。

2. 典型心力衰竭

（1）左心衰竭：①症状：程度不同的呼吸困难、咳嗽、咳痰、咯血、乏力、疲倦、心慌、头昏、少尿等症状。②体征：肺部湿啰音，心脏扩大，肺动脉区第二心音亢进及舒张期奔马律。

（2）右心衰竭：①症状：劳力性呼吸困难，食欲不振，上腹胀痛，恶心、呕吐等。②体征：颈静脉怒张，肝脏肿大，下肢水肿。

（3）全心衰竭：右心衰竭继发于左心衰竭从而导致全心衰竭，以上临床表现同时存在。

【实验室检查】

1. 心电图　提示心律失常或心肌受损。

2. X 线检查　显示心脏扩大或肺淤血。

3. 超声心动图　可提示心脏结构及各瓣膜异常情况。

4. B 超和胎儿电子监护仪检查　预测胎儿宫内储备能力，评估胎儿是否健康。

【治疗要点】

1. 非孕期　根据孕妇所患心脏病的类型、病情及心功能状态，决定是否可以妊娠。

2. 妊娠期

(1) 对不宜妊娠者,应于妊娠 12 周前行治疗性人工流产术。

(2) 对继续妊娠者,加强孕期保健,适当增加产前检查次数,正确评估母儿情况,密切观察心脏功能,减轻心脏负荷,适时终止妊娠。孕期经过顺利者,妊娠 36～38 周住院待产。

3. 分娩期　选择适宜的分娩方式,防止心力衰竭。

(1) 心功能Ⅰ～Ⅱ级、胎儿不大、胎位正常、宫颈条件良好者,产程开始时给予营养支持,可在严密监护下经阴道分娩。

(2) 心功能Ⅲ～Ⅳ级、有剖宫产指征者均应择期行剖宫产术,对不宜再妊娠者可同时行输卵管结扎术。

4. 产褥期　防止心力衰竭和感染。产后 3 日内,尤其是产后 24 h 内应严密监护,积极预防心力衰竭。临产开始后应用抗生素至产后 1 周,如无感染征象则可停药。心功能Ⅲ级以上者不宜哺乳。

【护理诊断/问题】

1. 有感染的危险　与分娩创伤和抵抗力下降有关。

2. 活动无耐力　与心排出量下降有关。

3. 焦虑　与担心胎儿和自身安全有关。

4. 潜在并发症　心力衰竭、胎儿窘迫。

【护理措施】

1. 加强监护,预防并发症

1) 妊娠期护理

(1) 加强孕期保健:嘱孕妇增加产前检查次数,妊娠 20 周前每 2 周检查 1 次,妊娠 20 周后每周检查 1 次。指导孕妇监测胎动计数,休息时取左侧卧位,必要时遵医嘱吸氧,预防胎儿窘迫。心功能Ⅰ～Ⅱ级者,妊娠 36～38 周提前住院待产。

(2) 指导休息:保证每日至少 10 h 睡眠,中午休息 2 h。休息时宜采取左侧卧位或半坐卧位,限制体力活动,避免劳累和精神刺激。

(3) 指导合理饮食:给予高热量、高维生素、低盐、低脂且富含多种微量元素的饮食,少食多餐,不宜过饱,控制孕期体重增加不超过 12 kg。妊娠 16 周后每日食盐量不超过 4 g。多进食蔬菜水果,以预防便秘。

(4) 积极防治各种诱发心力衰竭的因素:注意预防上呼吸道感染,纠正贫血,治疗心律失常等。

2) 分娩期护理

(1) 第一产程:①密切监测产妇的生命体征,每 15 min 监测 1 次,评估心功能状态。胎心监测,每 30 min 监测 1 次。②产妇取左侧卧位休息,吸氧。③鼓励、安慰产妇,消除其紧张情绪。④遵医嘱肌内注射地西泮或哌替啶。

(2) 第二产程:①监测生命体征,每 10 min 监测 1 次,给氧。持续胎心监护。②产妇避免屏气用力,宫口开全后行阴道助产术缩短产程,严格无菌操作。③做好抢救新生儿的准备。

(3) 第三产程:①胎儿娩出后,立即于产妇腹部放置 1～2 kg 重的沙袋,持续 24 h,防止腹压骤降而诱发心力衰竭。②产后宫缩乏力、出血较多者,遵医嘱给予缩宫素,禁用麦角新碱。③胎儿娩出后应在产房观察 4 h。

3）产褥期护理

（1）预防心力衰竭及产后出血：产后3日严密监测生命体征，每4 h监测1次，心功能Ⅲ～Ⅳ级者，每2 h监测1次。产后24 h内需绝对卧床，必要时遵医嘱给予镇静剂。保持外阴清洁，观察宫缩和阴道出血情况。

（2）预防感染：注意体温和恶露变化情况，遵医嘱应用抗生素至产后1周。

（3）指导哺乳：心功能Ⅰ～Ⅱ级者，鼓励并指导母乳喂养；心功能Ⅲ～Ⅳ级者不宜哺乳，可在产后1周行绝育术。

（4）指导产妇产后合理饮食，预防便秘。

2. 缓解焦虑，促进亲子关系建立，避免产后抑郁发生　指导孕妇和家属了解妊娠合并心脏病的相关知识，多与孕产妇及家属沟通，消除其思想顾虑和紧张心理。分娩期提供陪伴分娩，鼓励患者表达自己的不适，增强信心。遵医嘱配合监护和治疗。产后指导产妇保持平静心态，尽早休息，必要时遵医嘱应用镇静剂。鼓励产妇适度照顾婴儿，增加母子互动，促进亲子关系的建立。若新生儿有缺陷或死亡，应允许产妇表达其感情，并给予理解和安慰，减少产后抑郁的发生。

3. 做好出院指导　制订出院计划，确保产妇和新生儿得到良好照顾，根据病情及时复诊。

第二节　妊娠合并糖尿病

临床病案

患者，女，25岁，妊娠28周，G_1P_0，产前检查发现尿糖（＋）。口服葡萄糖耐量试验结果显示：空腹血糖6.6 mmol/L，2 h后血糖10.6 mmol/L。既往无糖尿病史，无糖尿病家族史。孕妇很担心糖尿病对胎儿和新生儿的影响以及糖尿病的预后。请问：

1. 糖尿病对胎儿和新生儿是否有影响？

2. 针对该患者应采取哪些护理措施？

【概述】

妊娠合并糖尿病包括两种类型。一种为在原有糖尿病（diabetes mellitus，DM）的基础上合并妊娠，又称糖尿病合并妊娠；另一种为妊娠前糖代谢正常，妊娠期才出现糖尿病，称为妊娠期糖尿病（gestational diabetes mellitus，GDM），约占90％以上。我国妊娠期糖尿病发生率为1‰～5‰，近年来有增高趋势。妊娠期糖尿病多数于产后能恢复正常，但将来患2型糖尿病的机会将增加。

【疾病概要】

1. 妊娠及分娩对糖尿病的影响

(1) 妊娠期：①早期因早孕反应进食少，孕妇血糖偏低。②中期体内各种内分泌激素增加和胎盘催乳素的分泌，在周围组织中都具有抗胰岛素作用，机体对胰岛素需要量较非孕期增加。③妊娠期内分泌改变、血糖升高而胰岛素不足或者低血糖易诱发酮症酸中毒。

(2) 分娩期：①子宫和骨骼肌的收缩，消耗大量糖原。②临产后进食量少，易发生低血糖、酮症酸中毒。③孕妇情绪紧张及疼痛可引起血糖波动。

(3) 产褥期：胎盘排出后，胎盘产生的拮抗胰岛素作用的激素和细胞因子迅速消失，内分泌系统逐渐恢复至非孕水平，胰岛素需要量减少，若不调整用量，易发生低血糖。

2. 糖尿病对母体、胎儿及新生儿的影响

(1) 对母体的影响：羊水过多、妊娠期高血压疾病、难产、产后出血发生率均明显增高。易合并感染，以泌尿系统感染最为常见。

(2) 对胎儿、新生儿的影响：其中巨大儿、胎儿生长发育受限、流产、早产、畸形儿发生率增高。巨大儿发生率为25%~40%，新生儿死亡率增高，新生儿呼吸窘迫综合征的发生率增加，而且容易出现新生儿低血糖，严重时危及新生儿生命。

【孕前咨询】

1. 不宜妊娠　如未经治疗的糖尿病肾病、眼底有增生性视网膜病变等患者不宜妊娠。

2. 可妊娠　器质性病变较轻、血糖控制良好者，可积极治疗、在密切监护下妊娠。

【临床表现】

有"三多一少"症状：多饮、多食、多尿、体重下降；外阴假丝酵母菌感染反复发作；孕妇体重不小于90 kg；本次妊娠并发羊水过多或巨大胎儿。有上述临床表现者应警惕合并糖尿病可能。但大多数妊娠期糖尿病患者无明显临床表现。

【诊断】

1. 糖尿病合并妊娠诊断

(1) 妊娠前已确诊为糖尿病患者。

(2) 妊娠前未进行过血糖检查但存在糖尿病高危因素，如肥胖、一级亲属患2型糖尿病等，首次产前检查时应明确是否存在妊娠前糖尿病，达到以下任何一项标准应诊断为糖尿病合并妊娠。

①空腹血糖≥7.0 mmol/L。

②糖化血红蛋白≥6.5%。

③伴有典型的高血糖或高血糖危象症状，同时任意血糖≥11.1 mmol/L。

2. 妊娠期糖尿病的诊断

(1) 有条件的医疗机构，在妊娠24~28周以后，应对所有尚未被诊断为糖尿病的孕妇，进行75 g口服葡萄糖耐量实验(OGTT)。空腹及服糖后1 h、2 h血糖值正常上限分别为5.1 mmol/L、10.0 mmol/L、8.5 mmol/L。若其中任何一项血糖值达到或超过上述标准，即可诊断为妊娠期糖尿病。

(2) 医疗资源缺乏地区，建议妊娠24~28周先检查空腹血糖。空腹血糖≥5.1 mmol/L，可直接诊断为糖尿病。

(3) 孕妇具有妊娠期糖尿病高危因素，首次口服葡萄糖耐量试验(OGTT)结果正常者，必要时在妊娠晚期重复进行OGTT。

【治疗要点】

1. 饮食控制　控制饮食是糖尿病治疗的基础。

2. 药物治疗　遵循糖尿病的治疗原则,控制孕产妇血糖在正常或接近正常范围。药物治疗首选胰岛素,禁用可能对胎儿产生毒性的磺脲类和双胍类降糖药。

3. 产科处理原则

(1)妊娠期:加强产前检查,增加产前检查的次数。妊娠早期每周1次至第10周,妊娠中期每2周1次,妊娠32周后每周1次。

(2)分娩期:在确保母儿安全的前提下,血糖控制良好者,通常选择妊娠38～39周终止妊娠。如糖尿病病情重、巨大胎儿、胎盘功能不良或有其他产科指征者,择期剖宫产。

(3)产褥期:注意预防新生儿呼吸窘迫综合征和低血糖,预防产后出血和感染。

【护理诊断/问题】

1. 营养失调　低于或高于机体需要量,与糖代谢异常有关。

2. 有受伤的危险(围生儿)　与血糖控制不良导致胎盘功能低下、巨大儿、畸形儿有关。

3. 潜在并发症　酮症酸中毒、低血糖、感染。

4. 焦虑　与担心母儿安全有关。

【护理措施】

1. 加强监护,防止营养失调

1)妊娠期护理

(1)饮食指导:饮食控制的理想目标是保证孕期营养和胎儿正常生长发育的需要。多数妊娠期糖尿病患者经合理控制饮食和适当运动治疗,均能使血糖控制在满意范围。妊娠早期糖尿病孕妇需要的热量与孕前相同,中期以后,每日热量增加 200 kcal,其中碳水化合物占 50%～60%,蛋白质占 20%～25%,脂肪占 25%～30%。将热量合理分配。碳水化合物应选血糖指数较低的粗粮,优质蛋白质应占每日总蛋白质 50% 以上。每日还应补充钙剂 1～1.2 g,叶酸 5 mg,铁剂 15 mg 及丰富的维生素。此外,提倡多食绿叶蔬菜、豆类、粗粮、低糖水果等,并坚持低盐饮食。

(2)适当运动:可提高机体对胰岛素的敏感性,改善血糖和调节脂代谢紊乱。运动方式以有氧运动最好,可以选择散步,每日至少1次,每次 20～40 min,于餐后 1 h 进行。通过饮食和适当运动,使孕期体重增加控制在 10～12 kg 为宜。

(3)合理用药:根据血糖水平调整胰岛素用量。胰岛素治疗以皮下注射为主。产后需胰岛素治疗者,用量减至分娩前的 1/3～1/2,产后 1～2 周胰岛素用量恢复至孕前水平。

(4)加强产前检查:注意血糖监测,胎儿监护。注意妊娠期高血压疾病、羊水过多等并发症的发生。

2)分娩期护理

(1)护理工作人员应给予心理支持,陪伴分娩,鼓励孕产妇进食,防止低血糖的发生,促进产程进展。

(2)糖尿病孕妇妊娠已近足月,并伴有其他合并症需终止妊娠者,应遵医嘱注射地塞米松,促胎肺成熟,减少新生儿呼吸窘迫综合征发生的可能性。

(3)分娩时严密监测血糖、尿糖和尿酮体,注意产程进展和胎心变化,控制产程时间不超过 12 h,避免产程过长发生酮症酸中毒。产程进展异常或发生胎儿窘迫者,行助产术,尽快结束分娩。

（4）为预防产后出血，注射缩宫素或麦角新碱。

3）产褥期护理

（1）新生儿护理：无论体重多少，都应按高危儿护理，预防新生儿低血糖的发生。出生时取脐血检测血糖，出生后 30 min 开始定时滴服 25％葡萄糖溶液。多数新生儿出生后 6 h 内血糖恢复至正常值。

（2）早开奶：产妇胰岛素治疗不影响母乳喂养，鼓励早开奶。但重症糖尿病孕妇不宜哺乳，应退乳。

（3）预防产褥感染，尽早识别感染征象。

（4）建立亲子关系，提供避孕指导：糖尿病患者产后应长期避孕，不宜使用避孕药及宫内节育器避孕。

（5）指导产妇定期接受产科和内科复查，妊娠期糖尿病患者应重新确诊，产后血糖正常也应每 3 年复查血糖 1 次。

2. 加强监护，防止并发症

（1）预防感染：产后保持外阴清洁，观察体温、恶露、子宫复旧和伤口情况，遵医嘱应用抗生素。

（2）防治酮症酸中毒和低血糖：发生低血糖者应立即服用糖、含糖饮料、饼干、面包等。出现酮症酸中毒征象者应立即入院治疗，遵医嘱用药。

3. 缓解焦虑　向孕妇和家属宣传妊娠合并糖尿病的相关知识，多与孕产妇及家属沟通，消除患者的焦虑情绪。

第三节　妊娠合并病毒性肝炎

临床病案

患者，女，28 岁，妊娠 32 周，G_1P_0，因"不明原因食欲不振、恶心、呕吐、腹胀伴乏力 1 周"入院。查体：皮肤、巩膜轻度黄染，腹软，肝区有叩击痛，肝肋下 2 cm。产科检查：宫底位于脐与剑突之间，胎位 LOA，胎心音 140 次/分，律齐，无宫缩。化验检查：ALT 明显增高，尿胆红素（＋）。请问：

1. 该病例最可能的医疗诊断是什么？

2. 应采取哪些护理措施？

【概述】

病毒性肝炎（以下简称肝炎）是由肝炎病毒引起、以肝细胞变性坏死为主要病变的传染性疾病。根据病毒类型分为甲型（HAV）、乙型（HBV）、丙型（HCV）、丁型（HDV）、戊型

（HEV）、庚型（HGV）及输血传播病毒（TTV）等，以乙型肝炎最常见。妊娠、分娩会加重肝脏负担，容易导致重症肝炎。

【疾病概要】

1. 妊娠、分娩对肝炎的影响 ①孕妇的新陈代谢率增加，营养物质消耗增多，肝内糖原储备降低，使肝脏抗病能力下降。②孕妇体内产生大量的雌激素在肝脏灭活，胎儿代谢产物又经母体肝脏代谢，使肝脏负担加重。③分娩时疲劳、出血和麻醉等均增加肝脏负担，易使病情加重。

2. 肝炎对孕产妇、胎儿及围生儿的影响 ①对孕产妇的影响：妊娠早期合并肝炎，加重早孕反应；妊娠晚期合并肝炎，使妊娠期高血压疾病发生率增高。肝功能受损，容易导致产后出血，重者并发凝血功能障碍。②对胎儿及围生儿的影响：妊娠合并肝炎可能导致胎儿畸形、流产、早产、死胎及新生儿死亡等。

3. 母婴传播

（1）甲型肝炎：HAV 经粪-口途径传播，不能通过胎盘传染给胎儿。

（2）乙型肝炎：HBV 的母婴传播有三种途径。①垂直传播：HBV 通过胎盘感染胎儿。②产时传播：HBV 母婴传播的主要途径。胎儿通过产道时接触母血、羊水和阴道分泌物等导致感染。③产后传播：与产后接触母亲唾液、汗液或与母乳喂养有关。

（3）丙型肝炎：HCV 存在母婴传播。

（4）丁型肝炎：HDV 的母婴传播少见。HDV 是一种缺陷性病毒，必须依赖 HBV 重叠感染引起肝炎。

（5）戊型肝炎：HEV 目前已有母婴传播的报道，传播途径及临床表现与 HAV 相似，易急性发作，多为重症。

（6）庚型肝炎：HGV 可发生母婴传播，但少见，且婴儿感染 HGV 后不导致肝功能损害。

（7）输血传播的肝炎：是一类经输血传播的肝炎。

【孕前咨询】

育龄女性应常规检查 HBV 标志物，若无抗体者应进行常规乙型肝炎疫苗接种，以预防妊娠期感染 HBV。感染 HBV 的育龄女性在妊娠前应行肝功能、血清 HBV-DNA 检测以及肝脏 B 型超声检查。

【临床表现】

妊娠期出现不能用早孕反应或其他原因解释的消化道症状，如食欲减退、乏力、厌油腻、恶心、呕吐、腹胀和肝区疼痛等。部分患者有皮肤巩膜黄染，尿色深黄，在妊娠早、中期可触及肝大，并有肝区叩击痛。重症肝炎多发生于妊娠晚期，患者迅速出现黄疸、畏寒、发热、食欲极度减退、频繁呕吐、腹胀和腹腔积液，甚至嗜睡、烦躁和昏迷等。产科检查除行常规产前检查外，需重点评估合并肝炎容易发生的产科并发症，如妊娠期高血压疾病、产后出血和产褥感染等。

【实验室及其他检查】

1. 肝功能检查 血清丙氨酸氨基转移酶（ALT）升高，血清胆红素和尿胆红素升高均有助于肝炎诊断。

2. 血清病原学检测 肝炎病毒抗原抗体检测，有助于明确病原体种类。

【治疗要点】

1. 妊娠期肝炎的治疗 原则同非孕期肝炎。有黄疸或重症肝炎者住院治疗，注意预防肝性脑病，凝血功能障碍及肝、肾衰竭的发生。

2. 产科处理原则

(1) 妊娠期:①妊娠早期合并轻型肝炎,一般认为经积极治疗后可继续妊娠。慢性活动性肝炎对母儿威胁较大,应在适当治疗后终止妊娠。②妊娠中、晚期合并肝炎,应于密切监护下继续妊娠。尽量避免人工终止妊娠,避免手术、药物对肝脏的影响。

(2) 分娩期:①做好预防产后出血的准备。②经阴道分娩者,宫口开全后应适时行助产术,缩短第二产程。③重症肝炎者积极治疗24 h后,行剖宫产终止妊娠。

(3) 产褥期:预防产后出血,选用对肝脏损害较小的抗生素预防感染。实施新生儿免疫接种。

【护理诊断/问题】

1. 潜在并发症　产后出血与肝性脑病。

2. 活动无耐力　与肝功能受损有关。

3. 有感染的危险　与肝炎病毒的传染性有关。

4. 焦虑　与担心母儿安全和围生儿感染有关。

【护理措施】

1. 预防产后出血与肝性脑病

(1) 分娩前:做好预防产后出血的准备,产前1周遵医嘱肌内注射维生素 K_1,查血型及凝血功能,准备新鲜血液、纤维蛋白原或血浆。

(2) 分娩期:宫口开全后适时行阴道助产术,缩短第二产程,减少体力消耗,尽量避免软产道损伤和胎盘、胎膜残留,胎儿前肩娩出后遵医嘱使用缩宫素。

(3) 产褥期:严密观察生命体征、宫缩和阴道流血量,注意是否有皮肤黏膜、注射部位出血等凝血功能障碍的征象。

(4) 饮食与休息:宜进食清淡、易消化、维生素含量高的食物。有肝性脑病倾向者注意消除其诱因,限制或禁止蛋白质摄入,严禁肥皂水灌肠。

2. 改善肝脏功能,增强活动耐力　遵医嘱实施保肝治疗。急性肝炎、慢性肝炎活动期和重症肝炎患者应卧床休息,从而降低机体代谢率。

3. 防止交叉感染和母婴传播

1) 预防交叉感染:设置专门诊室和产房,严格遵守消毒隔离制度,向患者和家属讲解消毒隔离的重要性,取得其理解与配合。

2) 阻断母婴传播

(1) 妊娠期:HBsAg 阳性的孕妇,妊娠晚期注射乙肝免疫球蛋白,可能有一定的宫内阻断作用。

(2) 分娩期:注意消毒隔离,正确处理产程。经阴道分娩者尽量避免损伤和擦伤。留脐血做血清病原学及肝功能检查,判断新生儿有无肝炎病毒感染。

(3) 产褥期:指导母乳喂养,目前认为母亲仅 HBsAg 阳性、新生儿接受免疫注射后或者乳汁 HBV-DNA 阴性者可母乳喂养。不宜哺乳者禁用雌激素退乳。

(4) 新生儿免疫接种:产后新生儿联合使用乙型肝炎疫苗和肝炎免疫球蛋白(HBIG),可以有效阻断 HBV 母婴传播。对母亲 HBsAg 阳性的新生儿,在出生后 24 h 内尽早(最好在出生后 12 h 内)注射 HBIG,剂量为 $100\sim200$IU,同时在不同部位接种 $10\ \mu g$ 重组酵母或 $20\ \mu g$ 中国仓鼠卵母细胞乙型肝炎疫苗;在 1 个月和 6 个月时分别再次接种第 2 针和第 3 针乙型肝炎疫苗(0-1-6 方案),可显著提高阻断母婴传播的效果。

4. 缓解焦虑　向孕妇和家属宣传妊娠合并肝炎的相关知识,多与孕产妇及家属沟通,使其理解采取适当的措施可阻断母婴传播,消除其思想顾虑和自卑心理。

【健康教育】

(1) 提倡婚前检查和孕前检查,将肝功能和肝炎病毒血清病原学检测纳入产前检查项目,重视高危人群和疫苗接种。

(2) 肝炎妇女宜选择避孕套避孕,避免交叉感染,不宜采用药物避孕,以免加重肝脏负担。肝炎痊愈后至少半年,最好 2 年后在医师指导下妊娠。

(3) 肝炎孕妇应保持乐观情绪,保证休息和营养。遵医嘱按时服药,勿滥用对肝脏可能有损害的药物。实施适当的家庭隔离。

第四节　妊娠合并贫血

临床病案

患者,女,26 岁,妊娠 8 周,早孕反应严重,恶心、呕吐,皮肤黏膜苍白,无力、头晕、气短。实验室检查:Hb＜100 g/L,血细胞比容＜0.30,血清铁 6.0 μmol/L。请问:

1. 该患者最可能的医疗诊断是什么?

2. 针对该患者的护理措施有哪些?

【概述】

贫血是妊娠期较常见的合并症之一,属高危妊娠范畴,以缺铁性贫血最常见,占妊娠期贫血的 95％。

【疾病概要】

1. 贫血对胎儿的影响　因为妊娠期母体的骨髓和婴儿两者竞争摄取母体血清中的铁,一般是胎儿组织占优势,而且铁通过胎盘的转运是单向性的,所以不论母体是否缺铁,胎儿总是按需要摄取铁,胎儿缺铁的程度不会太严重。但如果母体过度缺铁,影响骨髓的造血功能可致贫血加重,使胎盘供氧和营养不足而致胎儿发育迟缓、胎儿宫内窘迫、早产,甚至死胎。

2. 贫血对母体的影响　贫血使孕妇妊娠风险增加,易发生并发症。

3. 孕妇缺铁性贫血的原因　妊娠期铁的需要量增加是孕妇缺铁的主要原因。妊娠期孕妇因血容量增加和胎儿生长发育大约需铁 1000 mg,每天需铁至少 4 mg,孕妇每天饮食中含铁 10～15 mg,但吸收利用率仅 10％,一般食物也不能满足需求。若孕期未补充铁剂,容易耗尽体内储存铁而造成贫血。

【临床表现】

1. 症状　疲乏、困倦和无力是贫血最常见和最早出现的症状。轻者症状不明显,重者可有头晕、耳鸣、记忆力减退和活动后心悸气短等。

2. 体征　皮肤黏膜苍白是贫血的主要体征,以睑结膜、口唇和甲床较明显。另外,可能出现皮肤毛发干燥、指甲脆薄、口腔炎和舌炎等。

【实验室及其他检查】

1. 血常规　我国妊娠期贫血的诊断标准为血红蛋白<110 g/L,红细胞计数$<3.5\times10^{12}$/L或血细胞比容<0.30。

2. 血清铁　孕妇血清铁<6.5 μmoL/L,可诊断缺铁性贫血。

3. 骨髓检查　红细胞系统增生活跃。

4. B超、胎儿电子监护仪检查　了解胎儿宫内情况。

【治疗要点】

去除病因,补充铁剂,必要时少量多次输血。预防胎儿窘迫、产后出血和感染等并发症的发生。

【护理诊断/问题】

1. 活动无耐力　与组织缺氧有关。

2. 有感染的危险　与贫血导致机体抵抗力下降有关。

3. 潜在并发症　胎儿宫内窘迫、产后出血、产褥感染。

【护理措施】

1. 纠正贫血,增强活动耐力

1)预防:妊娠前积极处理慢性失血性疾病,纠正偏食等不良饮食习惯,必要时补充铁剂。

2)妊娠期:妊娠期护理措施有以下两项。

(1)指导饮食:建议孕妇摄取富含铁、蛋白质和维生素C的食物,如动物肝脏、瘦肉、豆类、菠菜、葡萄干和胡萝卜等,纠正偏食的习惯。

(2)正确服用铁剂:妊娠4个月后遵医嘱补充铁剂。首选口服制剂,补充铁剂的同时服维生素C及稀盐酸可促进铁的吸收。如服用硫酸亚铁,每天3次,每次0.3 g。指导孕妇餐后或两餐之间服用,以减轻铁剂对胃肠道的刺激等。对于妊娠末期患重度缺铁性贫血或口服铁剂胃肠道反应较重者,可采用深部肌内注射法补充铁剂。

(3)分娩期:临产前给止血药,如维生素K等。重度贫血产妇于临产后应配血备用,预防产后出血。胎儿前肩娩出时,给予宫缩剂。

(4)产褥期:密切观察宫缩及阴道流血情况,应用抗生素预防感染,遵医嘱补充铁剂,纠正贫血。

2. 缓解焦虑　向孕妇和家属宣传妊娠合并贫血的相关知识,多与孕产妇及家属沟通,取得家属的理解和支持,采取积极的应对方式,帮助孕妇纠正偏食、挑食的不良习惯并及时补充铁剂,消除其思想顾虑。

【健康教育】

孕前应积极治疗慢性失血性疾病,如月经过多等。加强孕前营养,摄取富含铁、蛋白质、维生素C的食物,如动物肝脏、瘦肉、豆类、菠菜、甘蓝、葡萄干、胡萝卜等。纠正偏食、挑食等不良习惯。妊娠4个月起应常规补充铁剂,每天口服硫酸亚铁,预防妊娠期贫血,定期产后随访。

目标检测

1. 关于妊娠合并心脏病的孕妇,下列产程处理正确的是( )。

A.第一产程不易发生心力衰竭,可一般处理

B.第二产程一般不予手术助产

C.胎儿娩出后,立即给产妇注射麦角新碱

D.胎儿娩出后,应立即娩出胎盘

E.胎儿娩出后,立即给产妇注射吗啡

2. 妊娠合并心脏病的孕妇,应特别注意的是( )。

A.保证每天8 h睡眠　　　　　　　　　B.防治上呼吸道感染

C.分娩时可采用坐位,双下肢下垂

D.心功能Ⅰ～Ⅱ级的孕妇不用提前到医院治疗

E.产后立即肌内注射麦角新碱,以防产后出血

3. 对妊娠合并心脏病的患者,下列哪项护理是错误的?( )

A.每天至少睡眠10 h　　　　B.给予低盐、易消化、无刺激饮食

C.便秘者给予灌肠　　　　　　D.心功能Ⅲ级以上者,记出入液量

E.防止受凉

4. 患者,女,40岁。近1个月来自觉疲乏、无力、头晕。医嘱为口服硫酸亚铁溶液,为减少不良反应,正确的给药指导是( )。

A.饭前服用　　　　　　B.直接喝　　　　　　C.茶水送服

D.牛奶送服　　　　　　E.服药后及时漱口

5. 值班护士夜间巡视病房时,发现5床妊娠合并心脏病的孕妇不能平卧,首先考虑的是( )。

A.失眠　　　B.想家　　　C.心力衰竭　　　D.口渴　　　E.头晕

6. 患者,女,35岁。妊娠28周,诊断为妊娠合并心脏病,下列不是预防该孕妇发生心力衰竭的措施是( )。

A.定期内科医生随访　　　　B.注意休息避免过劳　　　　C.积极治疗贫血

D.防治上呼吸道感染　　　　E.指导孕妇加强营养

7. 某孕妇,28岁。既往无糖尿病病史。怀孕8个月,"三多"症状2个月。查体:血压120/80 mmHg,甲状腺Ⅰ度肿大,呼吸82次/分,下肢无水肿。化验:空腹血糖11.7 mmol/L,HPG16.3 mmol/L,尿糖(＋＋＋),尿蛋白(＋＋＋)。其诊断应该是( )。

A.1型糖尿病合并妊娠　　　B.2型糖尿病合并妊娠　　　C.妊娠糖尿病

D.糖尿病肾病　　　　　　　E.继发性糖尿病

8. 某孕妇,30岁。妊娠28周,诊断为妊娠合并贫血,下列对该孕妇进行补充铁剂的健康教育内容不正确的是( )。

A.首选口服制剂　　　　　　　　　　B.同时服维生素C

C.最好在餐中服用　　　　　　　　　D.服后即卧床休息

E.有黑便无须就医

9. 某初产妇,妊娠合并心脏病,产后心功能差。下列护士实施的护理措施中不包

括(　　)。

　　A. 产后 3 天严密观察心力衰竭的表现　　　　B. 按医嘱应用抗生素至产后 1 周

　　C. 不宜母乳喂哺　　　　　　　　　　　　　　D. 进食富含纤维素的食物,预防便秘

　　E. 可在产后 10 天出院

　　(10~11 题共用题干)

　　患者,女,25 岁。妊娠 8 周,先天性心脏病,妊娠后表现为一般体力活动受限制,活动后感觉心悸、气短,休息时无症状。

　　10. 患者现在很紧张,询问是否能继续妊娠。护士应告诉她做决定的依据主要是(　　)。

　　A. 年龄　　　　　　　　　　B. 心功能分级　　　　　　　　C. 胎儿大小

　　D. 心脏病种类　　　　　　　E. 病变发生部位

　　11. 患者整个妊娠期心脏负担最重的时期是(　　)。

　　A. 妊娠 12 周内　　　　　　B. 妊娠 24~26 周　　　　　　C. 妊娠 28~30 周

　　D. 妊娠 32~34 周　　　　　E. 妊娠 36~38 周

　　(12~13 题共用题干)

　　患者,女,26 岁。妊娠 7 个月。孕期检查:尿糖(+++),空腹血糖 7.8 mmol/L,餐后 2 h 血糖 16.7 mmol/L。诊断为妊娠期糖尿病。

　　12. 该患者最适宜的治疗是(　　)。

　　A. 单纯饮食控制治疗　　　　　　　　　　　　B. 运动治疗

　　C. 综合生活方式干预治疗　　　　　　　　　　D. 口服降糖治疗

　　E. 胰岛素注射治疗

　　13. 治疗过程中,如果患者出现极度乏力、头昏、心悸、多汗等,应考虑孕妇发生(　　)。

　　A. 上呼吸道感染　　　　　　B. 饥饿　　　　　　　　　　　C. 高血糖反应

　　D. 低血糖反应　　　　　　　E. 糖尿病酮症酸中毒

　　(14~15 题共用题干)

　　患者,女,28 岁。妊娠 38 周,患心脏病。临产,产科情况暂无异常,心功能Ⅱ级。

　　14. 以下护理措施中,错误的是(　　)。

　　A. 灌肠　　　　　　　　　　B. 吸氧　　　　　　　　　　　C. 半坐卧位

　　D. 必要时注射哌替啶　　　　E. 观察早期心力衰竭征象

　　15. 在宫口接近开全时,心功能仍为Ⅱ级,首先要做好的是(　　)。

　　A. 准备抢救新生儿的物品　　　　　　　　　　B. 准备阴道助产手术的物品

　　C. 产后压腹部的沙袋　　　　　　　　　　　　D. 产后注射的缩宫素

　　E. 产后注射的可待因

　　(16~18 题共用题干)

　　患者,女,26 岁。初孕妇,妊娠 20 周。第一次行产前检查,自诉日常活动后感到乏力、心悸、气急。经检查确认为妊娠合并心脏病,心功能Ⅱ级。

　　16. 根据患者的情况,为防止心力衰竭,妊娠期监测的时间应重点放在(　　)。

　　A. 妊娠 24~26 周　　　　　B. 妊娠 28~30 周　　　　　　C. 妊娠 32~34 周

　　D. 妊娠 35~36 周　　　　　E. 妊娠 37~40 周

　　17. 该患者的自我保健措施中,不妥的是(　　)。

　　A. 休息时取右侧卧位　　　　　　　　　　　　B. 每日保持 10 h 睡眠

C.保持每日排便 1 次   D.减少到公共场所活动

E.增加产前检查次数

18. 在严密监测下,该患者保胎至 38 周临产,下列分娩期错误的护理措施是(　　)。

A. 消除产妇紧张情绪   B. 氧气吸入,必要时取半坐卧位

C. 检测心功能,胎心情况   D. 第二产程鼓励患者屏气用力

E. 产后禁用麦角新碱

（隋　瑾　文相华）

第九章 异常分娩产妇的护理

分娩能否顺利进行的四个主要因素是产力、产道、胎儿及产妇的精神心理状态。这些因素在分娩过程中相互影响,其中任何一个或一个以上的因素发生异常,或各因素之间不能相互适应而使分娩过程受阻,称为异常分娩,俗称难产。

第一节 产力异常产妇的护理

临床病案

患者,女,30 岁。G_1P_0,因"妊娠 9 个月,阵发性腹痛 2 h"入院。腹部检查:尺测子宫长度 33 cm,头先露,胎心率 146 次/分,宫缩 40 s,间歇 3~4 min。阴道检查:宫口扩张 3 cm,头先露 S^{-2}。8 h 后检查,宫缩 30 s,间歇 5~6 min,强度弱,宫口扩张 6 cm。请问:

1. 该产妇的子宫收缩和产程进展正常吗?
2. 应如何对该产妇进行护理?

在分娩过程中子宫收缩的节律性、对称性及极性不正常或强度、频率改变称为子宫收缩力异常。具体见图 9-1。

子宫收缩乏力依据出现时期不同分为两类:①原发性子宫收缩乏力:产程开始即出现子宫收缩乏力,常表现为潜伏期延长。②继发性子宫收缩乏力:产程开始时子宫收缩正常,在产程进展到某一阶段后子宫收缩减弱,常表现为活跃期或第二产程延长,多见于头盆不称和胎位异常。

一、子宫收缩乏力

【病因】

子宫收缩乏力多由几种因素引起,常见原因如下。

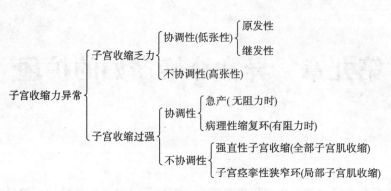

图 9-1　子宫收缩力异常分类

1. 头盆不称或胎位异常　继发性子宫收缩乏力最常见的原因。由于胎儿先露部下降受阻,不能紧贴子宫下段及宫颈内口,不能引起反射性子宫收缩。

2. 子宫因素　子宫肌纤维过度伸展(如多胎妊娠、巨大胎儿、羊水过多等)、子宫发育不良、子宫畸形、子宫肌瘤、高龄产妇、经产妇等,均可引起原发性子宫收缩乏力。

3. 精神因素　产妇因恐惧及精神过度紧张使大脑皮质功能紊乱,导致睡眠减少、待产时间长、疲乏,加之临产后进食不足以及过多地消耗体力,水、电解质紊乱,均可导致子宫收缩乏力。

4. 内分泌失调　体内激素分泌紊乱、电解质失衡等影响子宫正常收缩。

5. 药物影响　临产后不恰当地使用大剂量镇静、止痉和麻醉类药物,如吗啡、哌替啶和硫酸镁等,抑制子宫收缩。

【临床表现】

1. 协调性子宫收缩乏力　其特点为子宫收缩具有正常的节律性、对称性和极性,但收缩力弱,宫腔内压力低于 15 mmHg,持续时间短,间歇期长且不规律,每 10 min 子宫收缩次数少于 2 次。当子宫收缩处于高峰期时,宫体隆起变硬不明显,指压宫底部肌壁仍可出现凹陷。此种子宫收缩乏力多属继发性子宫收缩乏力。

2. 不协调性子宫收缩乏力　其特点为子宫收缩失去正常的节律性、对称性和极性。子宫收缩的极性倒置,子宫收缩的兴奋点不是起自两侧宫角部,而是来自子宫下段的一处或多处,子宫收缩时宫底部不强,子宫下段强,且节律不协调,子宫收缩间歇期子宫壁也不完全松弛。这种子宫收缩不能使宫口如期扩张,不能使胎先露部如期下降,属于无效子宫收缩。此种子宫收缩乏力多属于原发性子宫收缩乏力,多见于初产妇。产妇烦躁不安,自觉下腹部持续疼痛,拒按。

3. 产程曲线异常　子宫收缩乏力影响宫口扩张和胎先露下降,导致产程延长或停滞,产程图曲线异常。

(1)潜伏期延长:从出现规律子宫收缩开始至宫口开大 3 cm 为潜伏期。初产妇潜伏期正常约需 8 h,最大时限 16 h,超过 16 h 称潜伏期延长。

(2)活跃期延长:从宫口开大 3 cm 至宫口开全为活跃期。初产妇活跃期正常约需 4 h,最大时限 8 h,超过 8 h 称活跃期延长。

(3)活跃期停滞:活跃期宫口停止扩张超过 4 h,称活跃期停滞。

(4)第二产程延长:初产妇第二产程超过 2 h,经产妇超过 1 h,称第二产程延长。

(5) 胎头下降延缓:在宫颈扩张减速期及第二产程时,胎头下降速度最快。此阶段胎头下降速度若初产妇小于 1 cm/h,经产妇小于 2 cm/h,则称胎头下降延缓。

(6) 胎头下降停滞:减速期后胎头停止下降超过 1 h,称胎头下降停滞。

(7) 滞产:总产程超过 24 h 称滞产。

【对母儿的影响】

1. 对产妇的影响 影响进食、休息,严重时可致脱水、酸中毒。阴道检查次数增多,胎膜早破,手术率增高。盆底受压过久,可形成生殖道瘘,易致产后出血。

2. 对胎儿的影响 协调性子宫收缩乏力容易造成胎头在盆腔内旋转异常,使产程延长,手术产率增高,胎儿产伤增多;不协调性子宫收缩乏力不能使子宫壁完全放松,对胎盘-胎儿循环影响大,从而使胎儿在子宫内缺氧,容易发生胎儿窘迫。

【实验室及其他检查】

胎儿电子监护仪监测宫缩和胎心变化。

【治疗要点】

1. 协调性子宫收缩乏力 排除头盆不称和胎位异常者,加强子宫收缩。有明显头盆不称时,行剖宫产术。

2. 不协调性子宫收缩乏力 调整子宫收缩,给予镇静剂哌替啶或吗啡,使其恢复至协调性子宫收缩乏力,然后按协调性子宫收缩乏力处理。若子宫收缩仍不协调或出现胎儿窘迫,则行剖宫产术。子宫收缩不协调时禁用缩宫素。

【护理诊断/问题】

1. 疲乏 与子宫收缩异常导致产程延长和体力消耗有关。

2. 潜在并发症 胎儿窘迫、产后出血、产褥感染。

3. 疼痛 与宫缩异常有关。

【护理措施】

首先要查明原因,若发现有头盆不称或胎位异常不能经阴道分娩者,遵医嘱做好剖宫产准备。无明显头盆不称,决定经阴道试产者,做好以下护理。

1. 改善全身状况 消除精神紧张,鼓励产妇进食,注意营养和水分的补充。不能进食者静脉输液,补充营养。对于疲劳或烦躁不安者,遵医嘱给予镇静剂。

2. 协调性子宫收缩乏力 无头盆不称和胎儿窘迫者,遵医嘱加强子宫收缩。

(1) 保持膀胱和直肠的空虚状态:对膀胱充盈者诱导排尿或导尿,初产妇胎膜未破、宫口扩张小于 4 cm 者用温肥皂水灌肠,可促进子宫收缩。

(2) 人工破膜:宫口扩张 3 cm 或以上、胎头已衔接者,遵医嘱协助人工破膜。破膜可诱发子宫收缩,加速产程进展。

(3) 缩宫素静脉滴注:适用于协调性子宫收缩乏力、头盆相称、胎心良好、胎位正常者。将缩宫素 2.5 IU 加入 0.9%生理盐水 500 mL 中静脉滴注,调节滴速为 4~5 滴/分。根据子宫收缩情况调整滴速。滴速通常不超过 60 滴/分,以子宫收缩维持在持续 40~60 s,间歇 2~3 min 为宜。使用缩宫素时必须有专人监护,严密观察子宫收缩、胎心和血压变化。缩宫素使用不当可导致子宫收缩过强,造成子宫破裂和胎儿窘迫。子宫收缩过强、持续 1 min 以上或者胎心率异常者,应立即停止静脉滴注。胎儿前肩娩出前禁止肌内注射或静脉注射缩宫素。若发现血压升高应减慢滴速。

3. 不协调性子宫收缩乏力 指导产妇在子宫收缩时做深呼吸、放松，从而缓解疼痛。遵医嘱给予哌替啶 100 mg 或吗啡 10 mg 肌内注射，使产妇充分休息，醒后多能恢复为协调性子宫收缩。

4. 手术准备 经上述处理后，异常子宫收缩仍未纠正、产程无进展或出现胎儿窘迫者，可遵医嘱做剖宫产或阴道助产术准备，并做好新生儿抢救准备。

【健康教育】

加强产前检查，做好妊娠期心理调适，提前做好分娩准备，避免临产后精神紧张影响子宫收缩。

二、子宫收缩过强

【病因】

目前不十分明确，但与下列因素有关。

（1）急产几乎都发生于经产妇，其主要原因是软产道阻力小。

（2）缩宫素使用不当，如剂量过大、个体对缩宫素敏感等。

（3）产妇精神紧张、多次粗暴地宫腔内操作等，均可引起子宫壁某部肌肉呈痉挛性不协调性子宫收缩过强。

【临床表现】

1. 协调性子宫收缩过强 子宫收缩的节律性、对称性和极性正常，但子宫收缩过强、过频（10 min 内宫缩次数≥5 次），宫腔压力≥60 mmHg。若产道无阻力，分娩在短时间内结束，总产程不足 3 h 者，称急产，经产妇多见。若存在产道梗阻或瘢痕子宫，子宫收缩过强时可能出现病理性缩复环，甚至发生子宫破裂。

2. 不协调性子宫收缩过强

（1）强直性子宫收缩：①子宫收缩失去其节律性，出现强直性、痉挛性收缩，间歇期短或无。②产妇烦躁不安，自觉腹部持续性疼痛，拒按。

（2）子宫痉挛性狭窄环：①子宫壁局部肌肉呈痉挛性、不协调性收缩形成环状狭窄，持续不放松，称子宫痉挛性狭窄环（图 9-2）。②狭窄环可发生在宫体、宫颈的任何部位，多在子宫上、下段交界处，也可在胎体某一狭窄部，以胎颈部、腰部常见。

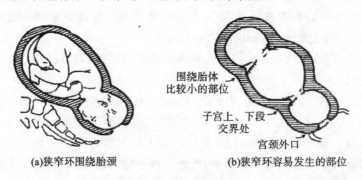

(a)狭窄环围绕胎颈　　　　(b)狭窄环容易发生的部位

图 9-2　子宫痉挛性狭窄环

【对母儿的影响】

1. 对产妇的影响 子宫收缩过强、过频，产程过快，可致初产妇宫颈、阴道以及会阴撕裂伤。若胎先露部下降受阻,可发生子宫破裂。子宫收缩过强使宫腔内压力增高,羊水栓塞的风险也增加。接产时来不及消毒可致产褥感染。胎儿娩出后子宫肌纤维缩复不良,易发生胎盘滞留或产后出血。

2. 对胎儿及新生儿的影响　子宫收缩过强、过频会影响子宫胎盘血液循环,易发生胎儿窘迫、新生儿窒息甚至死亡。胎儿娩出过快,胎头在产道内受到的压力突然解除,可致新生儿颅内出血。无准备的分娩导致来不及接产,新生儿易发生感染,若坠地可致骨折、外伤。

【治疗要点】

1. 协调性子宫收缩过强　有急产史的孕妇,预产期前 1～2 周不宜外出,应提前住院待产。临产后慎用缩宫药物及其他促进子宫收缩的处理方法。如产道狭窄或者出现胎儿窘迫,应立即手术结束分娩。发生急产者,应预防新生儿颅内出血和感染,同时预防产后出血和产褥感染。

2. 不协调性子宫收缩过强　①强直性子宫收缩:立即给予宫缩抑制剂。若属于梗阻性原因,应立即行剖宫产术。②子宫痉挛性狭窄环:认真寻找原因,及时给予纠正。停止阴道内操作及停用缩宫药物等。使用镇静剂消除异常子宫收缩,若异常子宫收缩不能缓解,宫口未开全、胎先露高或伴有胎儿窘迫征象者,应行剖宫产。

【护理诊断/问题】

1. 疲乏　与子宫收缩异常导致产程延长和体力消耗有关。

2. 潜在并发症　胎儿窘迫、产后出血、产褥感染。

3. 疼痛　与子宫收缩异常有关。

4. 有受伤的危险　与急产有关。

【护理措施】

1. 急产的护理　有急产史的孕妇,应在预产期前 1～2 周住院待产,一旦产妇出现先兆,不能给予灌肠,应取左侧卧位休息,以防院外分娩。急产来不及消毒接生者,严格消毒后协助结扎脐带,缝合软产道裂伤部位,观察新生儿有无外伤和颅内出血,遵医嘱给药。

2. 协调性子宫收缩过强　产程进展迅速者,遵医嘱用硫酸镁抑制子宫收缩的同时,迅速做好接生准备,给产妇吸氧。宫口开全后,指导产妇子宫收缩时张嘴哈气,勿屏气用力,协助胎儿缓慢娩出。防止软产道严重裂伤。如伴产道狭窄或出现胎儿窘迫者,应遵医嘱做好手术准备及相关护理。

3. 不协调性子宫收缩过强　使其恢复子宫收缩的协调性,遵医嘱调整子宫收缩。未能纠正者,遵医嘱做好手术和新生儿抢救准备。

4. 预防产后出血和感染　密切观察产妇的生命体征、子宫收缩和阴道出血,观察子宫复旧、恶露等情况。

【健康教育】

(1) 有急产史者应提前住院分娩。

(2) 产后 6 周复诊,了解产妇身体恢复、母乳喂养和新生儿的生长发育情况,有异常者随时入院就诊。

(3) 剖宫产术后至少避孕 2 年。

第二节　产道异常产妇的护理

临床病案

患者,女,28 岁。妊娠 38 周,来院做产前检查。查体:身高 148 cm,矮小,匀称,宫高 30 cm。行骨盆外测量数值如下:髂前上棘间径 22 cm,骶耻外径 17 cm,出口横径 7.5 cm,对角径 11.5 cm。请问:

1. 该孕妇的骨盆测量值正常吗?
2. 该孕妇能否经阴道分娩?

产道是胎儿娩出的通道,包括骨产道和软产道。产道异常可使胎儿娩出受阻,导致难产。临床上以骨产道异常多见。

一、骨产道异常

【概述】

骨盆狭窄可为一个径线或多个径线同时过短,也可为一个平面或多个平面同时狭窄。当一个径线狭窄时需要观察同一平面的其他径线大小,再结合整个骨盆的大小和形态进行全面衡量,才能比较准确地评估骨盆对难产产生的影响。

【临床表现】

1. 全身检查　孕妇身高<145 cm、跛足、脊柱及髋关节畸形、米氏菱形窝不对称等,应警惕狭窄骨盆。

2. 产科检查

1) 初产妇尖腹或经产妇悬垂腹,提示可能存在骨盆倾斜度过大或者骨盆入口狭窄,影响胎头衔接。

2) 估计头盆关系:正常情况下,初产妇预产期前 1~2 周入盆,经产妇临产后入盆。若初产妇临产后胎头尚未入盆,应行胎头跨耻征检查,估计头盆关系。产妇排尿后仰卧,两腿伸直,检查者将手放于耻骨联合上方,向骨盆腔方向推压胎头。如胎头低于耻骨联合平面,称胎头跨耻征阴性,表示头盆相称;若胎头与耻骨联合在同一平面,称胎头跨耻征可疑阳性,表示可疑头盆不称;若胎头高于耻骨联合平面,称胎头跨耻征阳性,表示头盆不称(图 9-3)。

3) 狭窄骨盆的类型及表现:狭窄骨盆有以下四种类型。

(1) **骨盆入口平面狭窄**:主要表现为骨盆入口前后径短。入口平面呈横扁圆形,称扁平骨盆,包括单纯扁平骨盆(图 9-4)和佝偻病性扁平骨盆(图 9-5)。入口平面狭窄分为三级:① Ⅰ级为临界性狭窄,对角径<11.5 cm,入口前后径为 10 cm,多数能经阴道分娩;② Ⅱ级为相对

性狭窄,对角径为 10.0~11.0 cm,入口前后径为 8.5~9.5 cm,阴道分娩难度明显增加;③Ⅲ级为绝对性狭窄,对角径≤9.5 cm,入口前后径≤8.0 cm,必须行剖宫产结束分娩。骨盆入口狭窄影响胎头衔接。

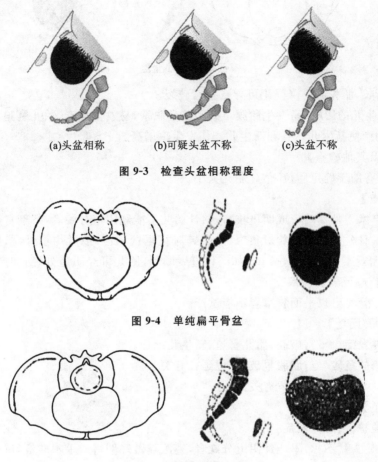

(a)头盆相称　　　　(b)可疑头盆不称　　　　(c)头盆不称

图 9-3　检查头盆相称程度

图 9-4　单纯扁平骨盆

图 9-5　佝偻病性扁平骨盆

　　(2) 中骨盆及出口平面狭窄:主要表现为中骨盆及出口横径缩短。坐骨棘间径<10 cm,坐骨结节间径<8 cm,出口横径和后矢状径之和<15 cm,耻骨弓角度<90°。由于骨盆内聚形似漏斗状,称漏斗骨盆(图 9-6)。中骨盆狭窄影响胎头内旋转,可形成持续性枕后位或枕横位。

　　(3) 骨盆三个平面均狭窄:骨盆形态正常,但各平面径线均比正常值小 2 cm 或更多,称均小骨盆(图 9-7),多见于身材矮小、体型匀称的妇女。胎儿较大、明显头盆不称者,不能经阴道分娩。

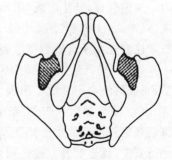

图 9-6　漏斗骨盆

　　(4) 畸形骨盆:骨盆失去正常形态和对称性,称畸形骨盆,如偏斜骨盆或外伤所致骨盆畸形。

3. 对母儿的影响

(1) 对产妇的影响:骨盆狭窄影响胎头衔接和内旋转,容易导致胎位异常、胎膜早破、宫缩

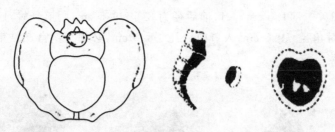

图9-7 均小骨盆

乏力和产程延长,胎先露下降受阻可导致子宫破裂。

(2)对围生儿的影响:易发生胎膜早破和脐带脱垂,易发生早产、胎儿窘迫甚至死亡,产程延长和手术助产使新生儿窒息和新生儿产伤发生率增高。

【实验室及其他检查】

B超检查有助于确定胎位,估计胎儿大小。

【治疗要点】

1. 剖宫产术 骨盆畸形或明显狭窄,估计胎儿不能经阴道分娩者,行剖宫产术。

2. 试产 骨盆入口平面相对狭窄、胎头跨耻征可疑阳性,或者均小骨盆、胎儿不大、头盆相称者,在严密观察下试产2～4 h。如产程进展顺利,胎儿可经阴道分娩;如产程进展受阻或出现胎儿窘迫,应行剖宫产术。

3. 其他 骨盆出口平面狭窄者不能试产。

【护理诊断/问题】

1. 潜在并发症 子宫破裂、胎儿窘迫、新生儿产伤。

2. 有感染的危险 与胎膜早破、产程延长有关。

3. 焦虑 与担心母儿安危有关。

【护理措施】

1. 加强监护,预防并发症

(1)有明显头盆不称,不能经阴道分娩者,遵医嘱做好剖宫产手术准备与护理。

(2)有轻度头盆不称,在严密监护下可以试产。试产中,需专人守护,保证产妇良好的产力。少做肛查,禁止灌肠,试产过程中一般不用镇静、镇痛药物。密切观察胎儿情况及产程进展,试产2～4 h。若胎头仍未入盆或出现胎儿窘迫,应做好剖宫产手术和新生儿窒息抢救准备。注意先兆子宫破裂征象,及时报告医生并遵医嘱使用宫缩抑制剂,做好剖宫产手术准备。

(3)预防产后出血和感染,胎儿娩出后及时注射缩宫素。遵医嘱使用抗生素,保持外阴清洁,每天擦洗会阴2次。出现血尿时,应及时留置导尿管,防止发生生殖道瘘。

(4)防止新生儿产伤:新生儿按难产儿进行护理,保持安静,各种护理和治疗操作需轻柔。密切观察新生儿的生命体征及精神状态,对助产术后有重度窒息、复苏时间较长的新生儿,应保持安静,延迟哺乳。遵医嘱给予抗生素和维生素 K_1,预防感染和颅内出血。

2. 缓解焦虑 向产妇及家属解释难产的原因、对母儿的影响以及手术产的必要性,关心安慰产妇,消除其焦虑情绪。试产过程中,给予产妇关爱与体贴,增加产妇对分娩的信心和安全感,缓解其紧张和恐惧的心理。

【健康教育】

1. 产前检查 及时发现骨盆狭窄,尽早进行产前指导,让孕妇和家属了解骨盆狭窄对母儿的影响和相关处理措施,提前入院待产。

2. 指导产妇和家属 注意观察新生儿精神状态和运动功能,警惕智力障碍、瘫痪等远期后遗症发生,出院后定期随访。

二、软产道异常

软产道是由子宫下段、宫颈、阴道及盆底软组织构成的弯曲管道。软产道异常导致的难产较少见,容易被忽视。妊娠早期应行常规妇科检查,了解软产道有无异常。

1. 外阴异常 外阴组织坚韧、水肿和瘢痕、会阴伸展性差,分娩时应行会阴切开术或剖宫产术,避免会阴严重裂伤。会阴严重水肿者,临产前用50%硫酸镁局部湿热敷,临产后在严密消毒下多点针刺皮肤放液。

2. 阴道异常

(1)阴道壁囊肿或肿瘤:阴道壁囊肿行囊肿穿刺术,阴道肿瘤影响分娩者行剖宫产术。

(2)阴道横膈和纵隔:膈膜薄,分娩时膈膜断裂或被推向一侧,不影响分娩;膈膜厚影响胎儿娩出者,可剪断膈膜或行剖宫产术。

(3)阴道壁尖锐湿疣:行剖宫产术,预防新生儿患喉乳头状瘤。

3. 宫颈异常

(1)宫颈坚韧:常见于高龄初产妇,宫颈不易扩张。可在宫颈两侧注射0.5%利多卡因5~10 mL。无效者行剖宫产术。

(2)宫颈水肿:多因滞产或枕后位,产妇过早运用腹压所致。轻者抬高臀部,减轻胎头对宫颈的压迫。宫口近开全时,用手上推水肿的宫颈前唇,使其越过胎头即可经阴道分娩;或在宫颈两侧注射地西泮10 mg或0.5%利多卡因5~10 mL,不见缓解可行剖宫产术。

第三节 胎位异常产妇的护理

胎位异常包括胎头位置异常、臀先露和肩先露等,是造成难产的常见原因。其中臀先露是产前最常见的胎位异常,占3%~4%;胎头位置异常占6%~7%,持续性枕后位或持续性枕横位常见。

一、持续性枕后位、枕横位

【概述】

在衔接时,胎头可以枕后位或枕横位衔接。在下降过程中,绝大多数胎头因强有力的宫缩能向前转90°或135°变为枕前位而自然分娩。仅有5%~10%胎头枕骨持续不能转向前方,直至分娩后期仍位于母体骨盆后方或侧方,致使分娩发生困难,称为持续性枕后位或持续性枕横位。

【临床表现】

1. 产程进展缓慢 临产后胎头衔接较晚及俯屈不良,枕后位的胎先露部不易紧贴子宫下段和宫颈内口,常导致宫缩乏力,宫口扩张缓慢,影响胎先露下降。

2. 过早运用腹压　枕后位时胎头枕骨压迫直肠，产妇自觉肛门坠胀及排便感，致使宫口尚未开全时过早使用腹压，导致宫颈水肿和产妇疲劳，影响产程进展。

3. 腹部检查　在宫底部触及胎背，在耻骨联合上触及胎头，胎背偏向母体后方或侧方，在对侧明显触及胎儿肢体。胎头在枕后位时因胎背伸直，前胸贴母体腹壁，胎心在胎儿肢体侧的胎胸部也能听到。

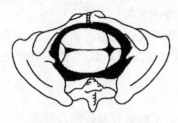

图 9-8　持续性枕横位

4. 肛门检查或阴道检查　临产后，宫颈口部分扩张时行阴道检查，根据矢状缝和大、小囟门的位置，一般可确诊枕后位或枕横位（图 9-8）。

5. 对母儿的影响　持续性枕后位、枕横位容易继发宫缩乏力和产程延长，易导致胎儿窘迫，常需手术助产。产妇可能发生软产道裂伤、生殖道瘘甚至产后出血和感染。新生儿易发生产伤和窒息。

【实验室及其他检查】

B 超检查有助于确定胎儿大小和胎位。胎儿电子监护仪可监测宫缩和胎心变化。

【治疗要点】

（1）有明显头盆不称者，行剖宫产术。

（2）持续性枕后位或枕横位、无明显头盆不称、估计胎儿不大者可试产 2～4 h。

（3）宫口开全后，胎头双顶径在坐骨棘水平或以下者，可先经阴道徒手旋转胎头为枕前位，后经阴道自然分娩或行阴道助产术。

（4）胎头双顶径未达坐骨棘水平或出现胎儿窘迫者，行剖宫产术。

（5）注意预防胎儿窘迫、新生儿窒息和产伤，防止产妇软产道严重裂伤、产后出血和感染。

【护理诊断/问题】

1. 有受伤的危险（母儿）　与产程延长和手术产有关。

2. 焦虑　与担心母儿安全有关。

【护理措施】

1. 加强监护，防止母儿受伤

（1）一般护理：鼓励产妇进食，指导产妇向胎背对侧卧位，有利于胎头枕部转向前方。宫口开全之前，避免过早屏气用力，预防宫颈水肿和产妇疲乏。

（2）严密观察产程进展：观察宫缩、胎心和宫口扩张及胎先露下降情况，发现异常及时报告医生并协助处理。如胎心异常，应立即指导产妇取左侧卧位，吸氧，并尽早结束分娩。

（3）预防并发症：遵医嘱做好剖宫产或阴道助产术的手术准备和护理，做好新生儿抢救的准备。积极预防产后出血和感染，防止新生儿产伤。产后严密观察产妇的生命体征、阴道流血量、子宫复旧、恶露和体温变化，遵医嘱用缩宫素。遵医嘱给予抗生素和维生素 K_1，预防感染和颅内出血。

2. 缓解焦虑　向产妇及家属解释难产的相关知识，说明剖宫产术或手术助产的必要性和可靠性，取得理解和配合。劝告试产的产妇和家属耐心等待，增加产妇对分娩的信心和安全感，缓解焦虑和紧张情绪。

【健康教育】

对手术产新生儿，应指导产妇和家属注意观察其面色、呼吸和精神状态。对重度窒息的新生儿，指导产妇和家属注意观察严重缺氧可能导致的智力减退、瘫痪等远期后遗症，嘱其出院后定期随访。

二、臀先露

【概述】

臀先露是最常见的异常胎位,多见于经产妇。因胎头比胎臀大,分娩时胎头后出且无明显变形,导致娩出困难,加之脐带脱垂多见,围生儿死亡率是枕先露的3～8倍。臀先露的形成可能与胎头衔接受阻、胎儿在宫腔内活动范围过大或受限有关。

【病因】

孕产妇骨盆狭窄、羊水过多、双胎或子宫畸形、腹壁松弛、前置胎盘等,使胎儿在宫腔内活动范围过大或活动受限导致臀先露。

【临床表现】

1. 临床表现　妊娠晚期孕妇自觉肋下有圆而硬的胎头,胎动时感肋下胀痛。腹部检查在宫底部触及圆而硬的胎头,耻骨联合上方触及不规则、宽而软的胎臀,胎心音在脐上左侧或右侧听诊最清楚。阴道检查盆腔内空虚,触及胎臀或胎足。

2. 对母儿的影响

(1) 对产妇的影响:胎臀形状不规则,不能紧贴子宫下段及宫颈内口,容易发生胎膜早破或继发性宫缩乏力,使产后出血与产褥感染的概率增加,若宫口未开全而强行牵拉子宫下段,可导致子宫破裂。

(2) 对围生儿的影响:胎膜早破可能诱发早产和脐带脱垂。经阴道分娩者,后娩出胎头困难,易导致新生儿窒息、产伤甚至死亡。臀先露导致围生儿的发病率与死亡率均增高。

【实验室及其他检查】

B超检查有助于判断臀先露的类型和胎儿大小。

【治疗要点】

1. 妊娠期　妊娠30周前,臀先露多能自行转为头先露,不必处理。妊娠30周后仍为臀先露应予以矫正。常用的方法有以下三种。

(1) 胸膝卧位:孕妇排空膀胱,松解裤带,空腹时做胸膝卧位,四肢与头在同一水平线上,臀部抬高(图9-9)。

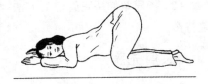

图9-9　胸膝卧位

每天2次,每次15 min,连续1周后复查。胸膝卧位后再取稍长时间的侧卧位,效果更佳。

(2) 激光照射或艾灸至阴穴:激光照射或艾灸两侧至阴穴(足小趾外侧,距趾甲后外角3 mm),每天1次,每次15～20 min,5次为一疗程。临床上此法与胸膝卧位联用效果更佳。

(3) 外转胎位术:适用于上述(1)、(2)两种方法矫正无效、腹壁松弛的孕妇,一般在妊娠32～34周时进行。该方法有导致胎盘早剥、脐带缠绕的危险,应慎重使用,最好在B超和胎心电子监护下进行。

2. 分娩期

1) 择期剖宫产:产道异常、估计胎儿体重大于3500 g、足先露、高龄初产妇、胎儿窘迫或有难产史者,择期剖宫产。

2) 经阴道分娩:分为两个阶段。

(1) 第一产程:严密观察产程,胎膜破裂时注意胎心变化,产妇应卧床休息,取侧卧位,不宜站立走动,抬高臀部,预防脐带脱垂。宫缩时阴道口见到胎足,应立即消毒外阴,宫缩时用手掌垫无菌巾堵住阴道口,直至宫口开全。

（2）第二产程：可行臀位助产术或臀牵引术。当胎臀自然娩出至脐部后，胎肩和胎头由接生者协助娩出。胎儿脐部娩出后，一般应于 2～3 min 内娩出胎头，最长不能超过 8 min，且应做好新生儿窒息的抢救准备。

【护理诊断/问题】

1. 有受伤的危险（围生儿） 与胎位不正和后出胎头困难有关。

2. 焦虑 与担心母儿安全有关。

【护理措施】

1. 加强监护，防止围生儿受伤

1）加强产前检查：妊娠 30 周后发现臀位不正，应指导孕妇矫正。臀位未能矫正者，应提前住院待产。指导孕妇妊娠晚期减少活动，防止胎膜早破。

2）剖宫产者：做好剖宫产术前准备。

3）经阴道分娩者的护理：经阴道分娩者的护理如下。

（1）第一产程：临产后产妇侧卧休息，少做肛诊，禁忌灌肠。补充营养，保持体力。胎膜破裂时立即听胎心，协助产妇抬高臀部，预防脐带脱垂。

（2）第二产程：宫口开全时，协助医生导尿、行会阴侧切术，做好臀位助产和新生儿窒息抢救的准备并配合实施。

（3）第三产程：胎儿娩出后立即注射缩宫素，加强新生儿护理，注意有无新生儿产伤。

2. 缓解焦虑 向产妇及家属解释臀位分娩对母儿的影响，指导其矫正臀先露的必要性和方法。临产后，消除产妇焦虑和紧张的情绪，增加对分娩的自信心和安全感。

3. 健康指导

（1）加强产前检查，妊娠 30 周后发现臀位不正应及时矫正。

（2）指导孕妇矫正臀位的方法，解释孕期矫正臀位的必要性。臀位未能矫正者，应提前入院待产。

三、肩先露

【概述】

肩先露是对母儿最不利的胎位，胎儿横卧于宫腔，其纵轴与母体纵轴垂直，称横产式，先露为肩称肩先露。如不及时剖宫产，可能导致忽略性肩先露（图 9-10）、病理性缩复环，甚至子宫破裂，危及母儿生命。

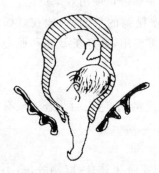

图 9-10 忽略性肩先露

【临床表现】

胎儿肩先露，临产后如未及时剖宫产，强烈宫缩时可能使胎肩和部分胸廓挤入骨盆腔内，胎头与胎臀被阻于骨盆入口上方，胎体折叠弯曲，胎颈被拉长，上肢脱出于阴道口外，形成嵌顿性横位，又称忽略性肩先露。

【治疗要点】

妊娠期产前检查发现肩先露应及时矫正，矫正方法和时间同臀先露。肩先露未能矫正者应提前入院，择期行剖宫产术。如产妇出现病理性缩复环或子宫破裂征象，无论胎儿存活与否，均应立即手术。

第四节　胎儿异常产妇的护理

一、巨大胎儿

【概述】

胎儿体重达到或超过 4000 g 称为巨大胎儿。男胎多于女胎,属于高危妊娠的一种。巨大胎儿手术产率及死亡率均较正常胎儿明显增高。当产力、产道、胎位均正常时,常因胎儿过大导致头盆不称而发生分娩困难。

【病因】

父母身材高大、母亲孕前肥胖、孕期营养过剩缺乏运动、母亲为轻型或隐形糖尿病患者、过期妊娠或羊水过多者。

【临床表现】

1. 症状　孕妇体重增加较迅速,腹部明显膨隆,腹部沉重,妊娠晚期出现呼吸困难、腹部及两肋胀痛等压迫症状。

2. 产科检查　子宫大于孕月,胎体大,宫底明显升高,子宫长度＞35 cm,先露高浮,胎头跨耻征多为阳性,胎心音清晰有力,但听诊位置较高。

3. 对母儿的影响　巨大胎儿可导致头盆不称,易发生胎膜早破和产程阻滞。如分娩受阻处理不当,可能诱发子宫破裂。因子宫肌纤维过度伸展,易发生宫缩乏力和产后出血。因产程延长和手术助产,容易发生胎儿窘迫、新生儿窒息和产伤。

【实验室及其他检查】

B 超检查胎体较大,胎头双顶径＞10 cm,股骨长度＞8 cm,胎儿腹围＞33 cm,应考虑巨大胎儿,以上三项指标都达到则准确率高达 80%。怀疑孕妇糖尿病导致巨大胎儿者,应做血糖、尿糖测定。

【治疗要点】

有明显头盆不称者行剖宫产术;无明显头盆不称者可在严密观察下试产,宫口开全后,做好阴道助产或肩难产的助产准备。预防产后出血和感染。

【护理诊断/问题】

1. 潜在并发症　子宫破裂、新生儿产伤、产后出血。

2. 焦虑　与担心母儿安危有关。

【护理措施】

1. 加强产前监护　估计胎儿巨大、可能存在头盆不称者应提前入院待产。肥胖或营养过剩孕妇控制饮食,糖尿病孕妇控制血糖,定期产检。

2. 密切观察产程　经阴道试产者,严密观察产程进展和胎心变化。试产不宜过久,宫口开全后,可行手术助产,做好新生儿窒息的抢救准备,协助阴道助产,防止新生儿产伤。

3. 剖宫产　明显头盆不称或产程进展受阻者,及时行剖宫产术,预防子宫破裂。

4. 预防产后出血 胎儿娩出后遵医嘱用缩宫素,观察宫缩和阴道流血量,预防产后出血。做好肩难产及新生儿抢救准备工作。

【健康教育】

平衡营养,适当运动,纠正孕妇多吃少运动的错误观念,定期产检,早期发现异常。胎儿体重明显偏大者注意孕妇是否有合并糖尿病的可能。

二、胎儿畸形

1. 脑积水 脑积水指胎头脑室内外有大量脑脊液(500~3000 mL)滞留,使头颅体积增大,发生率为 0.05%,胎儿常合并脊柱裂、足内翻等畸形。B 超检查胎头双顶径>11 cm,侧脑室增大、对称,脑室内可见不规则液性暗区。孕妇血清或羊水甲胎蛋白(AFP)含量明显升高。因胎儿畸形,确诊后应尽早终止妊娠。扩张宫颈后行颅内穿刺放液,待胎头体积缩小后经阴道分娩,防止梗阻性难产造成子宫破裂。

2. 无脑儿 无脑儿指胎头缺乏颅盖骨,脑组织暴露在外,多伴有羊水过多。确诊后应尽早终止妊娠。

3. 联体儿 极少见,发生率为 0.02%,系单卵双胎在孕早期发育过程中未能分离,或者分离不完全所致,性别相同。联体儿的腹部检查不易与双胎妊娠的腹部检查相区别,B 超检查有助于确诊。确诊后应尽早终止妊娠,原则为不损伤母体。足月妊娠者行剖宫产术。

 目 标 检 测

1. 初产妇急产指总产程不足( )。

A. 0.5 h B. 1 h C. 3 h D. 4 h E. 2 h

2. 关于胎位的描述,下列哪项是错误的?( )。

A. 臀先露的腹型多呈横椭圆形 B. 臀先露是最常见的异常胎位

C. 肩先露是对母儿最不利的胎位 D. 胎位异常是造成难产的常见原因

E. 分娩时枕前位为正常胎位

3. 巨大胎儿经阴道分娩的主要危险是( )。

A. 胎头娩出困难 B. 肩难产 C. 软产道损伤

D. 产后出血 E. 宫缩乏力

4. 下列哪项可以应用缩宫素处理?( )

A. 头盆不称 B. 不协调性宫缩乏力

C. 协调性宫缩乏力 D. 瘢痕子宫

E. 子宫痉挛性狭窄环

5. 骨盆入口平面狭窄时主要导致( )。

A. 第二产程延长 B. 宫内窘迫

C. 持续性枕后位或枕横位 D. 胎头长时间受压而致颅内出血

E. 胎头衔接受阻

6. 张某,妊娠 39 周,临产 9 h,骨盆外测量正常,LOA,胎心 140 次/分,诊断为不协调性宫缩乏力,下列处理方法错误的是( )。

A. 调整宫缩 B. 恢复宫缩的协调性

C. 可肌注哌替啶 50～100 mg
D. 静滴缩宫素

E. 有胎儿窘迫,应行剖宫产术

7. 关于协调性宫缩乏力,正确的是(　　)。

A. 容易发生胎儿窘迫
B. 宫缩极性倒置

C. 不宜静脉滴注缩宫素
D. 产程延长或停滞

E. 子宫腔内压高

8. 下列哪项可以试产?(　　)

A. 头位,骨盆出口狭窄
B. 头位,骨盆入口狭窄

C. 头位,中骨盆狭窄
D. 臀位,骨盆入口狭窄

E. 臀位,骨盆出口狭窄

9. 下列关于试产的护理要点中,哪项是错误的?(　　)

A. 专人守护

B. 监测胎心率及宫缩的强弱

C. 破膜后立即听胎心音,观察羊水性状

D. 发现胎儿窘迫,应适当延长试产时间

E. 观察胎先露部下降及宫口扩张情况

10. 下列关于不协调性宫缩乏力的临床特点,正确的是(　　)。

A. 宫缩间歇期子宫壁能完全松弛
B. 宫缩的极性倒置

C. 由于宫内压高,能使宫口如期扩张
D. 对胎儿的影响不大

E. 多属继发性宫缩乏力

11. 关于臀位分娩的护理,下列哪项是错误的?(　　)

A. 少做肛查
B. 禁止灌肠
C. 勤听胎心音

D. 为了加快产程进展,鼓励下床活动
E. 接生前行导尿术

12. 王某,妊娠 39 周,临产 8 h,骨盆外测量正常,LOP,胎心 140 次/分,宫缩 20～30 s,间歇 7～8 min,宫口开大 4 cm,胎先露平坐骨棘,已破膜,羊水清,应选择以下哪项处理措施?(　　)

A. 剖宫产结束分娩
B. 缩宫素静脉滴注加强宫缩

C. 待宫口开全行阴道助产
D. 抬高床尾

E. 观察产程,等待自然分娩

13. 患者,女,30 岁。宫内妊娠 39 周,临产 10 h,骨盆正常,胎心 148 次/分,LOP,宫缩 20 s,间歇 7～8 min,宫口开大 3 cm,S^{-1},羊水清,目前处理正确的是(　　)。

A. 肌内注射盐酸哌替啶
B. 抬高双脚防脐带脱垂

C. 静脉点滴缩宫素
D. 待宫口开全时行阴道助产

E. 剖宫产

14. 初产妇,妊娠 40 周,阵发性腹痛 10 h,胎头已入盆,胎心 170 次/分,子宫处于持续紧张状态,间歇期亦不能放松,孕妇呼痛不已。肛查:宫口开大 1 cm,先露 S^{0},观察 2 h。产程无进展,诊断为(　　)。

A. 潜伏期延长
B. 活跃期停滞
C. 先兆子宫破裂

D. 高张性宫缩乏力
E. 子宫强直性收缩

15. 某产妇,29 岁,妊娠 39 周,头位,胎膜未破,宫口开全,S^{+2}。胎心 120 次/分,宫缩

30 s,间歇 4~5 min,强度稍差,骨盆正常,胎儿估计 3200 g,下列哪项处理不恰当?( )

　　A. 静脉点滴缩宫素　　　　　　B. 吸氧　　　　　　　　　C. 人工破膜

　　D. 肌内注射哌替啶　　　　　　E. 胎心监护

16. 初产妇,妊娠 40 周,临产 10 h,产妇烦躁不安,呼痛不已,查宫缩强,间歇时不放松,胎心 140 次/分,宫口开大 1 cm,S^{-2},应首选哪项处理?( )

　　A. 肥皂水灌肠　　　　　　　　　　　　B. 人工破膜

　　C. 静脉滴注小剂量缩宫素　　　　　　D. 肌内注射哌替啶

　　E. 立即行剖宫产术

17. 患者,女,24 岁。初孕妇,妊娠 38 周,在临产过程中,出现烦躁不安,疼痛难忍,下腹部拒按,排尿困难。考虑的诊断是( )。

　　A. 妊娠合并急性阑尾炎　　　B. 先兆子宫破裂　　　　　C. 前置胎盘

　　D. 胎盘早剥　　　　　　　　　E. 先兆早产

18. 某产妇,26 岁。在产程中,宫口开大 2 cm,未破膜,出现协调性宫缩乏力,最恰当的处理措施是( )。

　　A. 镇静剂　　　　　　　　　B. 缩宫素静滴　　　　　　　C. 人工破膜

　　D. 顺其自然,直至分娩　　　E. 剖宫产

19. 某产妇,27 岁。因宫缩过强,出现急产,对于其新生儿正确的护理措施是( )。

　　A. 早吸吮　　　　　　　　　　　　B. 出生后半小时内喂葡萄糖水

　　C. 遵医嘱给予维生素 K_1 肌注　　D. 与母亲皮肤接触

　　E. 新生儿抚触

20. 某初产妇,23 岁。妊娠 38 周,规律宫缩 11 h。肛查:宫口开大 8 cm,诊断为( )。

　　A. 正常活跃期　　　　　　　B. 潜伏期延长　　　　　　　C. 活跃期延长

　　D. 正常第二产程　　　　　　E. 第一产程延长

21. 某初产妇,28 岁。足月妊娠临产。2 h 前肛查宫口开 4 cm,现肛查宫口仍开 4 cm。检查:宫缩 30 s,间歇 7~8 min,胎膜未破,余无异常。从产程图上可以看出,该产妇存在的问题是( )。

　　A. 潜伏期延长　　　　　　　B. 活跃期延长　　　　　　　C. 活跃期停滞

　　D. 第二产程延长　　　　　　E. 第二产程停滞

22. 某初产妇,妊娠 40 周,产程进展 24 h,宫口开大 4 cm,给予静脉点滴缩宫素后,宫缩持续不缓解,胎心 100 次/分,耻骨联合处有压痛。应考虑( )。

　　A. 宫缩过强　　　　　　　　B. 活跃期延长　　　　　　　C. 痉挛性子宫

　　D. 第二产程延长　　　　　　E. 第二产程停滞

(23~24 题共用题干)

张某,24 岁,妊娠 39 周,临产 14 h,阴道流水 10 h,宫缩 20~30 s,间歇 6~8 min,胎心 164 次/分,羊水 Ⅱ 度胎粪污染,宫口开大 5 cm,先露头 S^{+1},矢状缝在左斜径上,小囟门在 4 点处,坐骨棘突出,坐骨切迹小于 2 横指,骶骨平直。

　　23. 下列哪项诊断是错误的?( )

　　A. 胎儿宫内窘迫　　　　　　B. 胎膜早破　　　　　　　　C. 继发性宫缩乏力

　　D. 中骨盆狭窄　　　　　　　E. 枕左后位

　　24. 下列哪项处理最恰当?( )

A. 加强宫缩   B. 继续观察产程进展   C. 抗感染

D. 立即剖宫产   E. 阴道器械助产

（25～27 题共用题干）

某初产妇，妊娠 39 周。骨盆各经线：对角径 13 cm，坐骨棘间径 9.5 cm，坐骨结节间径 7 cm，耻骨弓 80°。

25. 本例的骨盆诊断是（ ）。

A. 扁平骨盆   B. 中骨盆狭窄   C. 漏斗骨盆

D. 均小骨盆   E. 畸形骨盆

26. 本例估计胎儿体重 4000 g，护士为其分娩方式做的准备应为（ ）。

A. 等待自然分娩   B. 试产   C. 剖宫产

D. 产钳助产   E. 胎头吸引

27. 若出口后矢状径为 8.5 cm，估计能经阴道分娩的条件是（ ）。

A. 持续性枕后位   B. 估计胎儿体重 3800 g   C. 胎儿窘迫

D. 完全臀先露   E. 以上都不是

（隋 瑾 黄 琴）

第十章 分娩期并发症产妇的护理

第一节 产后出血

临床病案

杨某，G_1P_1，妊娠 40 周，平产接生，产程顺利，胎盘娩出时间是 10 min，胎盘娩出后阴道出血多。护理评估：无侧切伤口，软产道无裂伤，胎盘、胎膜完整。子宫松软，色暗红，有血块，量约 600 mL，按摩后子宫变硬，出血明显减少。请问：

1. 本病可能的诊断是什么？分析产妇产后出血的原因是什么？
2. 应该怎样给产妇止血呢？

【概述】

产后出血指胎儿娩出后 24 h 内失血量超过 500 mL，剖宫产失血量超过 1000 mL。其发生率占分娩总数的 2%～3%，80% 以上发生在产后 2 h 内。产后出血是分娩期的严重并发症，目前居我国产妇死亡原因的首位。

【病因】

临床上引起产后出血的主要原因有宫缩乏力、胎盘因素、软产道损伤及凝血功能障碍，其中以宫缩乏力最常见，占产后出血总数的 70%～80%。产后出血的发生可为单一因素所致，也可能各种因素并存。

（一）宫缩乏力

1. 全身性因素 产妇精神过度紧张，产程延长，难产，产妇体力衰竭；临产后使用过量镇静剂、麻醉剂；合并急、慢性全身性疾病等。

2. 局部因素 子宫过度膨胀使肌纤维过度伸展；子宫肌纤维退行性变性；子宫本身的病理改变，子宫平滑肌水肿、渗出等。

（二）胎盘因素

1. 胎盘滞留 胎儿娩出后，胎盘应在 15 min 内排出体外，如 30 min 仍不排出，则会影响胎盘剥离面血窦的关闭,导致产后出血。

2. 胎盘粘连　胎盘全部或部分粘连于子宫壁不能自行剥离。

3. 胎盘植入　胎盘植入指胎盘绒毛植入子宫肌层。

4. 胎盘、胎膜残留　部分胎盘小叶或副胎盘残留在宫腔内多见,有时部分胎膜残留也会影响宫缩引起产后出血。

(三) 软产道损伤

因胎儿过大、会阴保护不当、胎儿娩出速度过快、手术助产等引起会阴、阴道、宫颈裂伤或子宫下段破裂。

(四) 凝血功能障碍

较少见,但后果严重。常见于产科并发症及全身出血性疾病,如妊娠期高血压疾病、重症胎盘早期剥离、羊水栓塞、死胎滞留过久、血小板减少症、白血病、再生障碍性贫血、重症肝炎等。

【临床表现】

产后出血主要表现为阴道流血或伴有失血过多引起的并发症,如贫血、休克等。休克程度取决于出血量、出血速度及产妇身体素质。

1. 阴道流血　不同原因的产后出血临床表现不同。

(1) 宫缩乏力性出血:常为胎盘娩出后,出现阵发性出血,色暗红伴血块。腹部触诊子宫大而软,宫底升高,或轮廓不清,压之有较多的血液和血块流出。

(2) 胎盘滞留性出血:发生于胎盘娩出前,阴道间断性大量出血,胎盘娩出延迟,多为胎盘因素所致。如出血发生在胎盘娩出后,检查胎盘、胎膜有缺损,多为胎盘、胎膜残留。

(3) 软产道损伤性出血:发生于胎儿娩出后,阴道立即持续不断流出能自凝的新鲜血。出血时宫缩良好。检查可见会阴、阴道或宫颈有不同程度的裂伤。

(4) 凝血功能障碍性出血:经检查软产道无损伤,胎盘完整娩出,宫缩好,但仍有持续性阴道流血,且血液不凝固,或伴有全身其他部位出血应考虑凝血功能障碍。

2. 休克症状　如失血量过多或时间过长,可出现出汗、口渴、心慌、头晕、面色苍白、血压下降、脉搏细速、呼吸急促等休克表现。休克时间过长可引起腺垂体缺血性坏死,继发严重的腺垂体功能减退,称席汉综合征。

【实验室及其他检查】

1. 评估产后出血量　常用的方法有称重法、容积法。

2. 测生命体征及中心静脉压　观察血压下降情况,改变体位时收缩压下降超过10 mmHg,脉率增加大于 20 次/分,提示血容量丢失 20%～25%,呼吸短促,脉搏细速。

3. 凝血功能检查　如血小板计数、凝血酶原时间等。

知识链接

评估产后出血量的方法

称重法:于分娩前将产妇所用的敷料和消毒单、垫巾,一律称重,分娩后将被血浸透的敷料、单、巾收集在塑料袋中并及时密封、称重,减去初称重即为失血量,按血液比重除以 1.05 换算为毫升数。会阴侧切的出血量用已知重量的小棉垫放在侧切处,另用称重法计算。一次性计血量产妇纸将一次性手用秤结合到高分子棉垫中,产后垫于会阴外,两头橡筋松紧带围腰固定。24 h 后取出,撕破棉垫有手用秤的一角,即可直接称出血量。

　　容积法:用产后接血容器收集血液后,放入量杯测量失血量。

　　面积法:按接血纱布血湿面积粗略估计失血量。

　　休克指数法:即脉搏/收缩压,评估血容量是否正常。休克指数＝0.5 为正常;休克指数＝1 为轻度休克,失血 20%~30%;休克指数>1 为休克;休克指数>1.5 为严重休克,失血 30%~50%;休克指数>2 为重度休克,失血>50%。

【治疗要点】

1. 针对病因,迅速止血

1) 宫缩乏力性出血:加强宫缩是宫缩乏力性产后出血最迅速有效的止血方法。

(1) 按摩子宫:①腹壁按摩子宫法;②腹部、阴道双手按摩子宫法(图 10-1)。

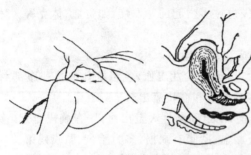 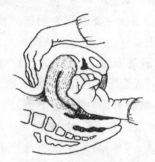

(a)腹部按摩子宫法　　　(b)腹部、阴道双手按摩子宫法

图 10-1　按摩子宫法

(2) 应用宫缩剂:①在按摩的同时,首选缩宫素 10 IU 肌注、静脉推注及静脉滴注。②麦角新碱 0.2 mg 肌注或子宫肌壁内注入(心脏病、高血压、妊娠期高血压疾病者慎用)。③前列腺素类药物:米索前列醇 200 μg 舌下含服;卡前列甲酯栓 1 mg 置于阴道后穹隆。

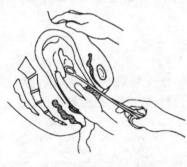

图 10-2　宫腔内纱条填塞法

(3) 宫腔内填塞纱条:经前两种方法处理无效,在无输血及手术的条件下,抢救时可采用宫腔内填塞纱条(图10-2)。操作应严格无菌,纱条应逐层填塞,并记录纱条数量。填塞后仍应严密观察产妇生命体征,注意宫底的高度及子宫大小变化,防止宫腔内继续出血而阴道未见出血的止血假象。24 h 后取出纱条,取出前应先注射缩宫素,并给予抗生素以预防感染。

(4) 结扎盆腔血管或行双侧子宫动脉栓塞术、子宫次全切除术。

2) 胎盘因素性出血:采用取、挤、刮、切。取:用于胎盘粘连者,徒手进宫腔分离胎盘后取出。挤:用于胎盘滞留者,可一手挤压腹部宫底,一手牵拉脐带。刮:用于胎盘残留者,用刮匙刮出残留组织。切:用于植入性胎盘者,先行双侧子宫动脉栓塞术等其他方法,无效则行子宫次全切除术。

3) 软产道裂伤:及时准确地缝合裂伤可有效止血。

4) 凝血功能障碍:先排除宫缩乏力、胎盘因素、软产道损伤等原因引起的出血。去祛除病因,尽快输新鲜血,补充血小板、纤维蛋白原或凝血酶原复合物、凝血因子。

2. 补充血容量,纠正失血性休克 产后出血量多而急,产妇因血容量急剧下降而发生低血容量性休克。

(1) 正确估计出血量,判断休克程度。

(2) 针对出血原因行止血治疗,同时积极抢救休克。

(3) 建立有效静脉通道,补血、补液,纠正低血压。

(4) 纠正酸中毒,改善心、肾功能。

3. 防治感染 合理应用抗生素。

【护理诊断/问题】

1. 组织灌注量改变 与阴道失血过多、体质虚弱有关。

2. 有感染的危险 与失血性贫血、全身抵抗力下降等有关。

3. 恐惧 与阴道大出血导致对生命安危的担忧有关。

4. 潜在并发症 失血性休克。

【护理措施】

1. 预防产后出血

(1) 重视产前保健:加强孕期保健,注意营养,定期进行产前检查,早期发现合并症和并发症。对有出血倾向或有产后出血史的产妇应及时治疗。

(2) 提高助产质量:正确处理三个产程。第一产程,合理应用宫缩药物和镇静剂,注意产妇饮食,防止产程延长和产妇过度疲劳。第二产程,认真保护会阴,行阴道检查及阴道手术时应操作规范。指导产妇正确屏气及使用腹压,胎头、胎肩娩出要慢,掌握好会阴切开时机,在胎儿前肩娩出后立即肌注或静脉推注缩宫素 10 IU。第三产程是预防产后出血的关键时期,胎盘尚未剥离前不能过早挤压子宫及强拉脐带。胎儿娩出后 30 min 未见胎盘剥离征象时,应行宫腔探查术及人工剥离胎盘术。胎盘娩出后应仔细检查胎盘、胎膜是否完整,检查软产道有无损伤,并按摩子宫促进其收缩。

(3) 加强产后观察:产后 2 h 是产后出血发生的高峰时间段,故在胎盘娩出后,应分别在第 15 min、30 min、60 min、120 min 监测生命体征,包括血压、脉搏、阴道出血量、宫高、膀胱充盈情况,及早发现是否有出血和休克症状。鼓励产妇及时排空膀胱,早期哺乳,可刺激宫缩,减少阴道出血量。

2. 急救护理

(1) 产妇取平卧位,吸氧、保暖。

(2) 立即建立静脉通道,做好输血前准备,遵医嘱输液、输血维持循环血量,应用止血药或缩宫素。

(3) 密切配合医生查找出血原因,争分夺秒进行抢救,挽救产妇生命。

3. 病情监测

(1) 严密监测生命体征、神志变化,观察皮肤、黏膜的颜色,观察四肢的温度、尿量,准确估计阴道出血量,发现阴道出血量多或有休克征兆时立即报告医生,并协助处理。

(2) 产后定时检查宫缩,给予按摩,如子宫软应及时报告医生。

(3) 监测体温变化,观察恶露有无异常、宫腔和伤口有无感染迹象,发现异常应报告医生及时处理。

(4) 产妇在产后 2 h 内留产房内严密观察,及时排空膀胱,必要时导尿。

4. 医护治疗配合 协助医生采取有效的针对病因的治疗措施,进行止血治疗、抢救休克及控制感染。

5. 心理护理 护理人员多陪伴产妇,耐心听取产妇的叙述,给予同情、安慰和心理支持。认真做好产妇及家属的安慰、解释工作,使产妇安静,使其与医护人员主动配合。

6. 一般护理

(1) 提供清洁、安静、舒适、安全的休息环境,保证足够的睡眠时间,取半坐卧位或侧卧位。加强营养,给予富含热量、蛋白质、维生素、铁的食物。

(2) 病情稳定后,鼓励产妇下床活动。

(3) 早期指导和协助产妇进行母乳喂养。

(4) 保持会阴清洁、干燥,每日用 0.1％苯扎溴铵、0.05％碘伏溶液擦洗会阴 2 次,大、小便后冲洗会阴。

【健康教育】

做好产妇出院后的健康指导。①指导哺乳的方法,告知其合理安排休息和活动,从而使体力恢复。②产褥期禁止盆浴及性生活。

第二节　子宫破裂

临床病案

某经产妇,32 岁,妊娠 39 周,临产。在分娩时出现剧烈腹痛,拒按。检查:急性面容,呼吸 36 次/分,LOA,胎心 180 次/分。宫缩时子宫呈葫芦状,腹壁肌肉紧张,子宫下段压痛明显,有血尿。1 年前曾在当地医院行剖宫产娩出一女婴。请问:

1. 该产妇出现了什么异常情况?

2. 应该怎样协助医生做好护理呢?

子宫体部或子宫下段于妊娠期或分娩期发生破裂称为子宫破裂,多发生于经产妇,尤其是多产妇。

【病因】

1. 梗阻性难产 梗阻性难产是引起子宫破裂最常见的原因,多由骨盆狭窄、头盆不称、软产道阻塞、胎先露下降受阻导致。

2. 损伤性子宫破裂 因不恰当的阴道助产术、粗暴操作及孕晚期腹部受严重撞击等导致。

3. 瘢痕子宫 子宫壁因手术留有瘢痕的孕产妇,可在妊娠晚期及分娩期因宫腔内压力增高或宫缩致瘢痕破裂。

4. 宫缩药物使用不当　掌握缩宫素的使用时间、适应证、浓度、用法等。

【临床表现】

子宫破裂多发生在分娩期,一般可分为先兆子宫破裂和子宫破裂两个阶段。临床上也可直接进入破裂阶段,先兆不明显。

（一）症状

1. 先兆子宫破裂　在临产过程中产妇剧烈腹痛,烦躁不安,脐平面或以上出现病理性缩复环,子宫下段有压痛。因胎先露部压迫膀胱使之充血,出现排尿困难,甚至形成血尿。

2. 子宫破裂　病情继续发展,产妇突感下腹部撕裂样剧痛,之后腹痛缓解,宫缩停止。随即产妇腹痛加剧,出现面色苍白、出冷汗、脉搏细速、呼吸急促、血压下降等休克征象,阴道可有鲜血流出,量可多可少。

（二）体征

1. 腹部检查　先兆子宫破裂时在脐平或脐以上有明显的环状凹陷,使子宫呈葫芦状(图 10-3),子宫下段压痛明显,有血尿出现,胎心变快或不规则。子宫不完全破裂时子宫轮廓清楚,破口处压痛明显,血液流入阔韧带,可在子宫一侧扪及边界不清的包块;子宫完全破裂后,全腹压痛、反跳痛,腹壁下可清楚扪及胎体,子宫缩小位于胎儿的一侧,胎心音、胎动消失。

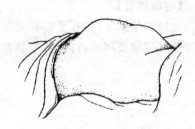

图 10-3　先兆子宫破裂时腹部外形

2. 阴道检查　怀疑有子宫破裂可能时,不宜肛查,要在严密消毒下做详细的阴道检查。发现已开大的宫颈口又回缩,已下降的胎先露又上升,有时能触到破裂口,提示子宫已经破裂。

【实验室及其他检查】

1. 血常规检查　血红蛋白值下降,白细胞计数增多。

2. 尿常规检查　可见有红细胞或肉眼血尿。

【治疗要点】

1. 先兆子宫破裂　立即抑制宫缩,如采取乙醚全麻或肌注哌替啶等,尽快行剖宫产术,迅速结束分娩。

2. 子宫破裂　在抢救休克的同时,无论胎儿是否存活,均应尽快做好剖宫产手术前准备,术中、术后遵医嘱使用抗生素。

【护理诊断/问题】

1. 疼痛　与剧烈宫缩,或子宫破裂后血液刺激腹膜有关。

2. 潜在并发症　休克。

3. 有感染的危险　与失血过多、抵抗力下降等有关。

4. 预感性悲哀　与子宫破裂后胎儿死亡有关。

【护理措施】

1. 预防子宫破裂

（1）加强产前检查。

（2）有子宫破裂高危因素者,应在预产期前1～2周入院待产。

（3）严格掌握缩宫素使用指征和方法。

2. 急救护理　迅速建立静脉输液通道,在短时间内输血、输液以补充血容量。及时保暖、给氧。

3. 病情监测 严密观察病情进展并记录宫缩、胎心音、产妇生命体征、出入液量。

4. 一般护理 指导产妇注意休息,增强营养,必要时给镇静剂。指导产妇排尿,保持外阴清洁,用 0.1%苯扎溴铵擦洗外阴,每日 2 次,防止感染。

5. 治疗配合

(1) 当产妇出现宫缩过强,出现病理性缩复环时,应立即报告医师,并停用缩宫素,给予抑制宫缩的处理。

(2) 手术前的准备:对先兆子宫破裂或子宫破裂者要做好剖宫产(或剖腹探查)的术前准备。

6. 心理护理 应主动听产妇及其家属诉说内心感受,真心表示理解和同情,并稳定产妇及家属的情绪。

【健康教育】

做好避孕指导,对有子女者应在征得产妇及家属的同意后采取输卵管结扎术;对无子女者应告知其避孕 2 年后再怀孕,避孕方法可选用口服避孕药或使用避孕套避孕。

第三节 羊水栓塞

临床病案

某孕妇,妊娠 14 周,行钳刮术。术中破膜后不久突然出现呼吸困难、呛咳,继而全身发绀、寒战、血压下降,呈休克状态,医生立即让患者取半坐卧位,并给予大量罂粟碱、阿托品、氨茶碱等药物抢救。请问:

1. 此患者应考虑出现了何种情况?

2. 该病是什么原因引起的?有哪些并发症?

【概述】

羊水栓塞指在分娩过程中羊水突然进入母体血液循环,引起急性肺栓塞、过敏性休克、弥散性血管内凝血(DIC)、肾衰竭等一系列病理改变的严重分娩并发症。羊水栓塞是导致产妇死亡的重要原因之一,发生在足月分娩者,产妇死亡率可高达 80%,发生于中期引产或钳刮术中时情况较缓和,很少造成产妇死亡。

近年来的研究认为,羊水栓塞主要是过敏反应,建议命名为"妊娠过敏反应综合征"。

【病因】

一般认为羊水栓塞是由被胎粪污染的羊水中的有形物质(胎儿毳毛、角化上皮、胎脂、胎粪)进入母体血液循环引起的。

羊水进入母体血液循环必须具备三个条件：①胎膜破裂；②母体子宫壁血窦开放；③强烈的宫缩。

羊水进入母体血液循环有以下三条途径：①宫颈内膜静脉；②胎盘附着处的血窦；③病理情况下开放的子宫血窦。前置胎盘、胎盘早剥、宫缩过强、子宫破裂、剖宫产、引产、钳刮术等可使羊水在较强的宫缩压力下，通过上述三条途径进入母体血液循环。

【病理】

羊水进入母体血液循环后，可引起机体一系列的病理生理变化。

1. 肺动脉高压　羊水进入母体血液循环以后，其有形成分（如胎脂、胎粪等）形成栓子阻塞肺小血管，反射性引起肺血管及支气管痉挛，引起肺动脉高压，导致急性右心衰竭。

2. 过敏性休克　羊水进入母体血液循环后，引起变态反应而导致过敏性休克。

3. 弥散性血管内凝血　羊水中含有丰富的凝血活酶，进入母体血管后可引起弥散性血管内凝血，产生大量的微血栓，消耗大量凝血因子。羊水中还含有纤溶激活酶，可激活纤溶系统，使血液进入纤溶状态，导致血液不凝而易发生产后大出血。

4. 急性肾衰竭　由于弥散性血管内凝血、休克导致重要脏器有微血栓形成，血液灌注量减少，肾脏缺血时间较长而引起急性肾衰竭。

【临床表现】

临床症状与妊娠月份、羊水进入的量和速度有关。典型表现可分为以下三阶段。

1. 心功能衰竭和休克　多发生在第一产程末、第二产程宫缩较强时，也可发生在胎儿娩出后的短时间内。开始时产妇突然寒战，出现呛咳、气急、烦躁不安、恶心、呕吐等先兆症状，继而出现呼吸困难、发绀，肺底部出现湿啰音，心率加快，面色苍白，血压急剧下降等。严重者发病急，可无先兆症状，仅尖叫一声后，血压迅速下降，于数分钟内死亡。

2. 出血　第一阶段过后，出现以子宫出血为主的全身出血倾向，大量阴道流血、切口渗血、全身皮肤黏膜出血、血尿甚至出现消化道大出血。产妇可因出血性休克而死亡。

3. 急性肾衰竭　羊水栓塞后期产妇出现少尿、无尿和尿毒症的表现。肾脏缺血、缺氧，导致肾脏器质性损害。

典型患者以上三阶段的症状可依次出现，也可单一出现，不典型者仅有大量阴道流血和休克。钳刮术中出现羊水栓塞可表现为一过性的呼吸急促、胸闷后出现阴道大量流血。

【实验室及其他检查】

1. 床边胸部 X 线平片　可见双侧肺部有弥漫性点、片状浸润阴影，沿肺门周围分布，伴右心扩大及轻度肺不张。

2. 心功能检查　心电图、彩色多普勒超声检查可提示右心房、右心室扩大。

3. 实验室检查　血涂片可查到羊水内容物，采集下腔静脉血可查到羊水中的有形成分。弥散性血管内凝血各项检查指标提示凝血功能障碍。

【治疗要点】

一旦怀疑羊水栓塞，应立刻抢救。抗过敏，迅速纠正呼吸循环衰竭，改善低氧血症，抗休克，纠正凝血功能障碍。

【护理诊断/问题】

1. 气体交换受损　与肺动脉高压及肺水肿有关。

2. 组织灌注量改变　与失血及弥散性血管内凝血有关。

3. 潜在并发症　休克、肾衰竭、弥散性血管内凝血、胎儿宫内窘迫。

4. 恐惧 与病情危重有关。

【护理措施】

1. 预防 加强产前教育,注意诱发因素,及时发现前置胎盘、胎盘早剥等并发症并及时处理。严密观察产程进展,正确掌握缩宫素的使用方法,防止宫缩过强,严格掌握破膜时间,正确人工破膜。

2. 处理配合

(1) 纠正缺氧:解除肺动脉高压,防止心力衰竭,抗过敏。①吸氧:取半坐卧位,加压给氧,必要时行气管插管或气管切开,保证供氧,减轻肺水肿,改善脑缺氧。②抗过敏:立即给予大剂量糖皮质激素。③解除肺动脉高压:首选罂粟碱。

(2) 抗休克:补充血容量,遵医嘱使用升压药物,纠正酸中毒和心力衰竭。

(3) 防治弥散性血管内凝血:早期应用抗凝剂是关键。

(4) 预防肾衰竭:在抢救过程中注意尿量,遵医嘱给予利尿剂。

(5) 产科处理:严密观察产程并及时处理异常情况。

【健康教育】

(1) 出院后讲解保健知识,补充营养,加强锻炼,产后 42 日检查时应做尿常规及凝血功能的检查,判断肾功能恢复情况,防止并发症的发生。

(2) 指导合理避孕。

目标检测

1. 关于产后出血的定义,下列哪项描述是正确的?(　　)

A. 分娩过程中,出血量超过 500 mL

B. 胎盘娩出后,阴道出血量超过 500 mL

C. 胎儿娩出后,阴道出血量超过 500 mL

D. 胎儿娩出后,24 h 内阴道出血量超过 500 mL

E. 产后 24 h 到产后 42 日,阴道出血量超过 500 mL

2. 下述哪项不是产后出血的病因?(　　)

A. 胎盘滞留　　　　　　　　B. 产后宫缩乏力　　　　　　　　C. 凝血功能障碍

D. 软产道裂伤　　　　　　　　E. 胎儿窘迫

3. 某孕妇,第一胎,足月顺产,胎儿娩出后,阴道出血量约为 500 mL,血液呈鲜红色,很快凝成血块,此时胎盘尚未娩出。根据上述情况,考虑出血原因可能是(　　)。

A. 宫缩乏力　　　　　　　　B. 软产道损伤　　　　　　　　C. 胎盘滞留

D. 胎盘残留　　　　　　　　E. 凝血功能障碍

4. 有关产后出血的急救护理,错误的是(　　)。

A. 立即建立静脉通路,做好输血前准备

B. 产妇取半坐卧位,及时给予吸氧、保暖

C. 密切配合医生查找出血原因,争分夺秒进行抢救,挽救产妇生命

D. 遵医嘱用血管活性药,改善组织灌注

E. 严密观测生命体征并详细做好记录

5. 初产妇,35 岁,妊娠 40 周,胎儿娩出后,随即阴道大量出血,最佳的处理办法是(　　)。

  A. 立即徒手剥离胎盘　　　　　　　B. 立即应用缩宫素　　　　　　C. 立即配血

  D. 检查有无软产道裂伤　　　　　　E. 立即输液

  6. 分娩产妇一旦发生先兆子宫破裂,护士首选的护理措施是(　　)。

  A. 抗休克,静脉输液、输血　　　　　　　　　　B. 停止一切操作,抑制宫缩

  C. 行阴道检查助产,尽快结束分娩　　　　　　D. 应用大量抗生素预防感染

  E. 以上均正确

  7. 王女士,第二胎足月临产,宫缩较强。第一产程末,人工破膜后,突然寒战、呛咳、气急、烦躁不安,继之出现呼吸困难、发绀、血压下降,医护人员立即给予有效抢救后,病情逐渐稳定。该产妇发生了(　　)。

  A. 先兆子宫破裂　　　　　　B. 子宫破裂　　　　　　C. 产后出血

  D. 羊水栓塞　　　　　　　　E. 凝血功能障碍

  8. 某产妇,28 岁,自然分娩一女婴,产后 3 h 出血约 800 mL。为处理产后出血,使用宫腔填塞纱条的情形是(　　)。

  A. 软产道裂伤　　　　　　B. 胎盘因素导致的产后出血　　　　　　C. 凝血功能障碍

  D. 子宫全部松弛无力,缺乏输血条件,病情危急时

  E. 按摩子宫无效时

  9. 某产妇,G_3P_1,因怀疑前置胎盘行剖宫产,胎儿娩出后行人工剥离胎盘很困难,发现胎盘部分绒毛植入子宫肌层,出血不止。下面哪项处理较为恰当?(　　)

  A. 立即用力将胎盘拉出　　　　　　B. 刮宫术　　　　　　C. 按摩子宫

  D. 立即给予缩宫素　　　　　　　　E. 子宫全切

  10. 某产妇,自然分娩一女婴,产后阴道持续出血,胎儿娩出后 24 h 出血量达 800 mL,检查子宫软,按摩后子宫变硬,阴道流血减少,该产妇诊断为产后出血。该产妇最不可能出现的护理问题是(　　)。

  A. 有组织灌注量改变的危险　　　　　　B. 有感染的危险　　　　　　C. 疲乏

  D. 有受伤的危险　　　　　　　　　　　E. 焦虑

  (11～13 题共用题干)

  某初产妇,35 岁,妊娠 41 周,胎儿娩出后,随即阴道大量出血,色鲜红,能自凝。

  11. 导致出血最可能的原因是(　　)。

  A. 宫缩乏力　　　　　　　　B. 软产道损伤　　　　　　C. 胎盘残留

  D. 凝血功能障碍　　　　　　E. 胎盘剥离不全

  12. 应立即实施的操作是(　　)。

  A. 立即徒手剥离胎盘　　　　　　B. 立即应用缩宫素　　　　　　C. 立即输血

  D. 立即检查软产道　　　　　　　E. 立即输液、输氧

  13. 处理原则是(　　)。

  A. 按摩子宫加强宫缩　　　　　　B. 及时、准确地缝合　　　　　　C. 做好刮宫准备

  D. 应用缩宫素　　　　　　　　　E. 立即输液、输氧

  (14～15 题共用题干)

  某初产妇,28 岁,妊娠 40 周,宫口近开全时胎膜破裂,破膜后突然出现烦躁不安、寒战、恶心、呕吐;继而出现呼吸困难、呛咳、发绀,血压骤降。

  14. 该产妇可能出现了何种情况?(　　)

A. 子宫破裂　　B. 子痫　　　　C. 羊水栓塞　　　D. 心功能衰竭　　E. 虚脱

15. 首选的急救护理措施是（　　）。

A. 继续分娩　　　　　　　B. 立即选择头低仰卧位　　　　C. 加压给氧

D. 注射缩宫素　　　　　　E. 立即剖宫产

（单　娟）

第十一章 胎儿窘迫及新生儿窒息的护理

第一节 胎儿窘迫

临床病案

王某,妊娠 38 周,临产入院。宫缩 40 s,间歇 2～3 min,胎心音 96 次/分,胎动不明显。阴道检查:宫口开大 3 cm,S^{-2},LOA。B 超提示:脐带绕颈 2 周。请问:

1. 胎儿是否正常?

2. 应该怎样处理呢?

【概述】

胎儿窘迫是指胎儿在宫内因急性或慢性缺氧而危及胎儿健康和生命的综合症状。急性胎儿窘迫主要发生在分娩期,慢性胎儿窘迫常发生在妊娠晚期。

【病因】

1. 胎儿急性缺氧 因母胎间血氧运输及交换障碍或脐带血循环障碍所致。常见因素有前置胎盘、胎盘早剥、脐带绕颈、缩宫素使用不当、产妇使用麻醉药致胎儿呼吸抑制等。

2. 胎儿慢性缺氧 因母体血氧含量不足、子宫胎盘血管硬化、胎儿心血管畸形等所致。

【临床表现及诊断】

根据临床表现,可以分为急性胎儿窘迫和慢性胎儿窘迫。

1. 急性胎儿窘迫

(1)胎心率异常:缺氧早期,胎儿电子监护可出现胎心率基线代偿性加快、晚期减速或重度变异减速。随产程进展,胎心率基线可下降至小于 110 次/分。当胎心率基线小于 110 次/分,基线变异不超过 5 次/分,伴频繁晚期减速或重度变异减速时提示胎儿缺氧严重,可随时胎死宫内。

(2)胎动异常:缺氧初期为胎动频繁,继而减弱及次数减少,进而消失。

(3)羊水胎粪污染:影响胎粪排出最主要的因素是妊娠周数。羊水被胎粪污染时,如果胎心监护出现异常,存在宫内缺氧情况,会引起胎粪吸入综合征。

(4) 酸中毒:采集胎儿头皮血进行血气分析,pH 值<7.20。

2. 慢性胎儿窘迫 常发生在妊娠末期,往往延续至临产并加重,主要表现为胎动减少或消失、产前胎儿电子监护异常、胎儿生物物理评分低、脐动脉血流异常等。

【治疗要点】

1. 急性胎儿窘迫 取左侧卧位,吸氧,停用缩宫素,积极纠正病因,尽快终止妊娠。

2. 慢性胎儿窘迫 应根据妊娠周数、胎儿成熟度和缺氧程度决定处理方案。应指导孕妇采取左侧卧位,吸氧,每日 2～3 次,每次 30 min。积极治疗各种合并症或并发症,密切监护病情变化。如果病情无法改善,则应促胎肺成熟、争取胎儿成熟后终止妊娠。

【护理诊断/问题】

1. 气体交换受损(胎儿) 与胎盘-子宫的血流改变、血流中断(脐带受压)或血流速度减慢(子宫、胎盘功能不良)有关。

2. 焦虑 与胎儿宫内窘迫状态有关。

3. 预感性悲哀 与胎儿可能死亡有关。

【护理措施】

1. 一般护理 孕妇取左侧卧位,吸氧。严密监测胎心变化,一般每 15 min 听胎心 1 次或进行胎心监护。注意胎动变化。

2. 为手术者做好术前准备 宫口开全、胎先露部已达坐骨棘平面以下 3 cm 者,应尽快行助产术娩出胎儿。

3. 新生儿护理 做好新生儿抢救和复苏的准备。

4. 心理护理 向孕产妇夫妇提供相关信息,包括医疗措施的目的、操作过程、预期结果及孕产妇需做的配合,将真实情况告知,有助于孕产妇夫妇减轻焦虑,也可帮助他们面对现实。必要时陪伴他们,对他们的疑虑给予适当的解释。对于胎儿不幸死亡的父母亲,护士应帮助他们度过悲伤期。

【健康教育】

向孕产妇及家属介绍围生期保健知识,指导高危孕产妇增加产前检查次数,酌情提前住院待产。指导孕妇学会自我监护,一般从妊娠 32 周开始自数胎动,发现异常立即入院检查,及早发现胎儿窘迫,及时处理。

第二节 新生儿窒息

 临床病案

周某,女,30 岁,妊娠 40 周,行剖宫产术。新生儿四肢皮肤青紫,呼吸浅慢不规则,心率 80 次/分,四肢松弛。请问:

1. 该新生儿出现了哪种紧急情况?

2. 该新生儿 Apgar 评分是多少?

【概述】

新生儿窒息是指婴儿出生后不能建立正常的自主呼吸,而导致低氧血症、高碳酸血症、代谢性酸中毒及全身多脏器损伤,是引起新生儿死亡和儿童伤残的重要原因之一。

【病因及病理生理】

凡影响胎儿、新生儿气体交换的因素均可导致窒息。窒息的本质是缺氧,可发生于妊娠期,但绝大多数发生于产程开始后。缺氧使脑细胞氧化代谢受抑制,导致呼吸发生改变,继而引起循环系统、中枢神经系统、消化系统、代谢方面的变化。新生儿窒息多为宫内窘迫的延续。

1. 孕母因素　①孕母有慢性或严重疾病,如心、肺功能不全,严重贫血,糖尿病,高血压等;②孕母有妊娠并发症如妊娠期高血压疾病;③孕母吸毒、吸烟或被动吸烟、年龄不小于 35 岁或未满 16 岁以及多胎妊娠等。

2. 胎盘因素　前置胎盘、胎盘早剥和胎盘老化等。

3. 脐带因素　脐带脱垂、绕颈、打结、过短或牵拉等。

4. 胎儿因素　①早产儿或巨大儿;②先天性畸形:如食管闭锁、先天性肺发育不良、先天性心脏病等;③宫内感染;④呼吸道阻塞:羊水、黏液或胎粪吸入等。

5. 分娩因素　头盆不称、宫缩乏力、臀位、使用高位产钳、胎头吸引、产程中麻醉药及镇痛药使用不当等。

【临床表现】

1. 胎儿宫内窒息　胎心、胎动改变。

2. Apgar 评分评估　Apgar 评分,在 1953 年由麻醉科医师 Apgar 博士提出,是国际上公认的评价新生儿窒息的最简捷、实用的方法。Apgar 评分:8～10 分为正常;4～7 分为轻度窒息;0～3 分为重度窒息(详见第四章第四节)。1 min 评分反映窒息严重程度;5 min 评分反映复苏的效果及有助于判断预后。

3. 并发症　①神经系统:缺氧缺血性脑病和颅内出血;②呼吸系统:羊水或胎粪吸入综合征、呼吸窘迫综合征、肺出血等;③循环系统:心功能衰竭、心源性休克等;④消化系统:应激性溃疡、坏死性小肠结肠炎等;⑤泌尿系统:急性肾衰竭、肾静脉栓塞等;⑥代谢方面:低血压、低血钠、低血钙等。

【辅助检查】

(1) 血气分析:PaO_2↓,$PaCO_2$↑,pH↓。

(2) 血生化检查:根据病情需要可检测血糖、电解质、血尿素氮和肌酐等生化指标。

(3) 头颅 B 超或 CT 检查:可显示脑水肿、颅内出血。

【治疗要点】

1. 复苏　按 A→B→C→D→E 步骤进行。①A(airway):清理呼吸道;②B(breathing):建立呼吸;③C(circulation):维持正常循环;④D(drugs):药物治疗;⑤E(evaluation):评估。前三项最重要,其中 A 是根本,B 是关键,评估贯穿于整个复苏过程中。

2. 复苏后监护与转运　监测患儿体温、心率、呼吸、血压、尿量、肤色、血气、血糖、电解质等。如并发症严重,需转运到 NICU(新生儿重症监护病房)治疗。

【护理诊断/问题】

1. 新生儿

(1) 气体交换障碍:与呼吸道内存在羊水、黏液有关。

(2) 清理呼吸道无效:与呼吸道肌张力低下有关。

(3) 有受伤的危险:与抢救操作、窒息缺氧有关。

(4) 有感染的危险:与抢救操作、受凉、全身免疫力低下有关。

2. 母亲

(1) 恐惧:与新生儿的生命受到威胁有关。

(2) 功能障碍性悲哀:与可能丧失新生儿及新生儿可能留有后遗症有关。

【护理措施】

1. 心理护理 选择合适的时间向母亲介绍有关新生儿的情况及可能的预后,取得家长的配合。抢救时避免大声喧哗,以免加重母亲的心理负担。

2. 积极做好新生儿复苏准备 WHO强调在每位胎儿分娩前都应做好复苏准备,应由产科、儿科医护人员共同协作执行。

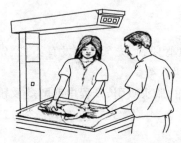

图 11-1 远红外线辐射台

3. 配合医生进行 ABCDE 程序复苏

1) 快速评估:在新生儿出生后立即用数秒钟时间快速评估四项指标:①足月吗? ②羊水清吗? ③有呼吸或哭声吗? ④肌张力好吗? 如以上任何一项为"否"则进行初步复苏。

2) 初步复苏:初步复苏步骤如下。

(1) 保暖:新生儿娩出后立即置于30~32 ℃的远红外线辐射台(图 11-1)保暖,维持腹壁温度为 36.5 ℃。

减少散热及氧耗,以利于复苏。

(2) 体位:最佳的体位是抢救窒息成功的关键。做法是使新生儿仰卧,头略后仰,颈部适度仰伸,肩下垫2~3 cm厚软垫,呈轻微仰伸位即鼻吸气位(图 11-2)。

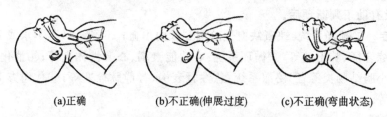

(a)正确　　　　　(b)不正确(伸展过度)　　　(c)不正确(弯曲状态)

图 11-2 头轻度仰伸位(鼻吸气位)

(3) 清理呼吸道,保持呼吸道通畅:新生儿娩出后立即用挤压法及吸引管清除口鼻部羊水、黏液。

(4) 擦干:用温热干毛巾快速擦干全身羊水,然后拿掉湿毛巾。

(5) 触觉刺激:擦干和吸痰(刺激)足以引起自主呼吸,如无效可进一步刺激。有效的方法有两种:一是拍打或轻弹足底;二是摩擦腹、背部皮肤。新生儿经两次刺激后,可诱发其自主呼吸(图 11-3)。

以上五个步骤应在30 s内完成。

(6) 气囊面罩正压人工呼吸:如新生儿仍为呼吸暂停或抽泣样呼吸、心率<100 次/分,应

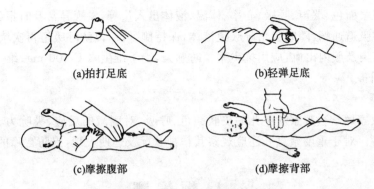

(a)拍打足底　　　　　　　　(b)轻弹足底

(c)摩擦腹部　　　　　　　　(d)摩擦背部

图 11-3　刺激呼吸的可行性方法

立即行正压通气,通气压力维持在 20~25 cmH₂O,通气频率为 40~60 次/分(胸外按压时为 30 次/分),以心率增加接近正常、胸廓起伏、听诊呼吸音正常为宜。足月儿开始用空气复苏,早产儿开始给 21%~40% 的氧,根据血氧饱和度调整。经 30 s 充分气囊面罩正压人工呼吸后,如有自主呼吸,再评估心率,如心率>100 次/分,可逐步减少并停止气囊面罩正压人工呼吸。如自主呼吸不充分,或心率<100 次/分,需继续用气囊面罩或气管插管行正压人工呼吸。

(7) 胸外心脏按压:如无心率或行气管插管正压人工呼吸 30 s 后,心率<60 次/分,应同时进行胸外心脏按压(图 11-4)。常用双拇指法或中、示指法。①部位及深度:胸骨体下 1/3 (两乳头连线中点下 1 cm 处),深度为胸廓下陷 1.5~2 cm。②频率:每分钟 90 次(按压 3 次,正压通气 1 次)。胸外心脏按压给氧浓度要提高到 100%。

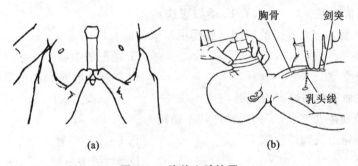

(a)　　　　　　　　　　(b)

图 11-4　胸外心脏按压

(8) 药物治疗:经胸外心脏按压和行气管插管正压人工呼吸 40~60 s 后心率<60 次/分,或出生时无心跳者,需在建立有效的静脉通路基础上,行气管插管正压人工呼吸和胸外心脏按压的同时给药。①心率减慢或刺激心跳用 1:10000 肾上腺素 0.1~0.3 mL/kg,静脉给药。②若心率正常,脉搏细弱,给氧、保暖、复苏效果不佳者应考虑补充血容量,予以扩容(0.9%氯化钠溶液等)。

(9) 评价:复苏过程中注意评估患儿的呼吸、心率、血氧饱和度,以确定进一步的抢救措施。

4. 复苏后护理　复苏成功的标志:自主呼吸建立,心率>120 次/分,皮肤红润,一般情况稳定。复苏成功是抢救生命的第一步,应继续监护,预防吸入性肺炎、颅内出血、缺氧缺血性脑病等并发症。

(1) 继续保暖,保持安静。窒息的新生儿应延迟哺乳,以静脉补液维持营养。

(2) 继续给氧,直到出现皮肤红润、呼吸平稳为止。

（3）密切观察面色、哭声、呼吸、心率、体温、液体出入量等，发现异常及时报告医生。

（4）保持呼吸道通畅：随时吸出呼吸道液体，保持侧卧位，以防呼吸道再次堵塞引起窒息。

（5）预防感染及颅内出血：应用抗生素预防感染，给予维生素 C 100 mg、维生素 K_1 肌注，每日 1 次，共 3 日。

【健康教育】

指导产妇及家属学会观察新生儿的皮肤颜色、呼吸、对刺激的反应、吸吮力、大小便等，如有异常及时就诊。对于重度窒息儿还应观察其精神状况及远期表现，提防智障的发生。

目标检测

1. 下列哪项不是胎儿窘迫的临床表现？（　　）

A. 胎心率大于 160 次/分或小于 110 次/分　　　B. 头位，羊水胎粪污染

C. 胎动每小时小于 3 次　　　D. 宫缩时胎心为 110 次/分

E. 胎心不规则

2. 抢救新生儿窒息的护理措施不包括（　　）。

A. 清理呼吸道　　　B. 建立自主呼吸　　　C. 改善血循环

D. 预防感染　　　E. 产后半小时母乳喂养

3. 护理评估时发现胎儿窘迫的最早表现是（　　）。

A. 羊水胎粪污染　　　B. 胎动改变　　　C. 胎心改变

D. 羊水 pH 值改变　　　E. 孕妇腹痛

4. 以下关于胎儿宫内窘迫的护理措施哪项是错误的？（　　）

A. 立即吸氧　　　B. 纠正酸中毒

C. 取左侧卧位　　　D. 静脉注射 50％葡萄糖溶液和维生素 C

E. 静脉滴注缩宫素加速产程进展

5. 若要抢救新生儿窒息，下列哪种药物不适用？（　　）

A. 25％葡萄糖溶液和维生素 C　　　B. 1∶10000 肾上腺素

C. 扩容药物　　　D. 5％碳酸氢钠

E. 阿托品

6. 王某，妊娠 40 周，临产，诊断协调性宫缩乏力。产钳结束分娩。新生儿 Apgar 评分 3 分，经复苏后继续监护。以下对该新生儿复苏后的护理措施，错误的是（　　）。

A. 置侧卧位　　　B. 继续给氧　　　C. 及时吸吮母亲乳头

D. 静脉输液维持营养　　　E. 重点观察呼吸、心率、面色

（7～10 题共用题干）

王某，妊娠 32 周，诊断妊娠期高血压疾病，伴慢性胎儿窘迫（胎位 ROA）入院治疗。自诉担心治疗会影响胎儿发育。

7. 向孕妇强调最佳的体位是（　　）。

A. 平卧位　　　B. 左侧卧位　　　C. 右侧卧位　　　D. 坐位　　　E. 仰卧屈膝位

8. 此时首要的护理问题可能是（　　）。

A. 焦虑　与担心胎儿的安危有关

B. 睡眠型态紊乱　与不熟悉病区环境有关

C. 自理能力缺陷 与要求取最佳的卧位有关

D. 营养失调:低于机体需要量 与孕妇食欲差有关

E. 有感染的危险 与可能发生胎膜早破有关

9. 教会王某自我监护胎儿的方法是( )。

A. 分析胎儿监测图形   B. 家属听胎心   C. 胎动记数

D. 观察尿量   E. 记录出入液量

10. 新生儿出生后 1 min 评分,皮肤青紫,心率 80~100 次/分,呼吸浅而不规则,肌张力好,喉反射存在,该新生儿应评( )。

A. 0~2 分   B. 0~3 分   C. 3~5 分   D. 4~7 分   E. 8~10 分

(单 娟)

第十二章　产褥期疾病妇女的护理

第一节　产褥感染

临床病案

　　某产妇,平产分娩一女婴,分娩过程无异常。产后1周持续发热。查体:体温39 ℃,脉搏80次/分,呼吸18次/分,血压105/60 mmHg。双乳软,子宫底脐下一指,压痛明显,恶露近月经量,有臭味。请问:

　　1. 该产妇出现了什么异常情况?

　　2. 有哪些常见护理诊断?

【概述】

　　产褥感染是指产褥期内生殖道受病原体侵袭,引起局部或全身感染。发病率约为6%。产褥病率是指分娩24 h以后的10日内,每日测量体温4次,间隔时间4 h,有2次达到或超过38 ℃(口表)。产褥病率常由产褥感染引起,但也可由生殖道以外的其他部位感染引起,如泌尿系统感染、上呼吸道感染、急性乳腺炎、血栓性静脉炎等。产褥感染、产科出血、妊娠合并心脏病及严重的妊娠期高血压疾病是导致孕产妇死亡的四大原因。

【病因】

　　1. 诱发因素　胎膜早破、羊膜腔感染、产程延长、产前产后出血、产科手术操作或孕母慢性疾病、孕期贫血、营养不良、体质虚弱以及妊娠晚期性生活等。

　　2. 病原体　链球菌、大肠埃希菌、葡萄球菌、梭状芽孢杆菌、衣原体、支原体等。

　　3. 感染途径

　　(1)内源性感染:在正常孕产妇生殖道或其他部位寄生的病原体,多数并不致病,当感染诱因出现时,可由非致病微生物转化为致病微生物而引起感染。

　　(2)外源性感染:外界的病原体侵入生殖道而引起的感染,常由被污染的衣物、用具、各种手术器械及产妇临产前性生活等侵入机体造成感染。

【临床表现】

发热、疼痛、异常恶露为产褥感染三大主要症状。由于感染部位、程度、扩散范围不同，其临床表现也不同。

1. 急性外阴、阴道、宫颈炎 多由分娩时损伤或手术引起。会阴裂伤或会阴切开部位感染，表现为会阴部疼痛，坐位困难。局部伤口有红肿、伤口裂开、压痛明显，脓性分泌物流出，较重时可伴有低热。急性阴道、宫颈炎表现为黏膜充血、水肿、溃疡、分泌物增多甚至呈脓性。

2. 急性子宫内膜炎、子宫肌炎 病原体经胎盘剥离面侵入到子宫蜕膜层称子宫内膜炎；侵入到子宫肌层称子宫肌炎，两者常伴发。若为子宫内膜炎，表现为子宫内膜充血、坏死，恶露量多且有臭味；若为子宫肌炎，则出现下腹疼痛、子宫复旧不良，压痛明显，恶露增多有臭味，可伴有高热、寒战、白细胞增多等全身感染症状。

3. 急性盆腔结缔组织炎、急性输卵管炎 局部感染经淋巴或血液扩散到宫旁组织而引起盆腔结缔组织炎，累及输卵管时可引起输卵管炎。表现为下腹痛伴肛门坠胀，伴有持续高热、寒战、脉速、头痛等全身症状。体征为下腹有明显肌紧张、压痛、反跳痛。

4. 急性盆腔腹膜炎及弥漫性腹膜炎 炎症进一步扩散至子宫浆膜层，可引起盆腔腹膜炎甚至弥漫性腹膜炎。产妇全身中毒症状明显，如高热、恶心、呕吐、腹胀，检查发现腹部有明显压痛、反跳痛。有时在直肠子宫陷凹形成局限性脓肿，如脓肿波及肠管和膀胱，可有腹泻、里急后重和排尿困难。

5. 血栓性静脉炎 来自胎盘剥离处的感染性栓子，经血行播散可引起盆腔血栓性静脉炎，多发生于产后1~2周。继子宫内膜炎后出现反复发作的寒战、高热，持续数周。临床表现随静脉血栓形成的部位不同而不同，病变常为单侧，多在股静脉、腘静脉及大隐静脉处，当髂总静脉或股静脉栓塞时影响下肢静脉回流，出现下肢水肿、皮肤发白和疼痛（称股白肿）。小腿深静脉栓塞时可出现腓肠肌及足底部疼痛和压痛。

6. 脓毒血症及败血症 当感染血栓脱落进入血液循环可引起脓毒血症，随后可并发感染性休克和迁徙性脓肿，可危及生命。

【辅助检查】

1. 实验室检查 白细胞计数增高，尤其是中性粒细胞计数升高明显。血沉加快。

2. 细菌培养 阴道、宫颈分泌物、后穹隆穿刺液培养呈阳性，并行药物敏感试验，确定病原体及敏感的抗生素。

3. 影像学检查 B超、彩色超声多普勒、CT、磁共振等检测手段，对感染形成的炎性包块、脓肿及静脉血栓做出定位和定性诊断。

【治疗要点】

加强营养，增强机体抵抗力，纠正水、电解质紊乱，积极控制感染，正确处理局部病灶。对血栓性静脉炎患者，在遵医嘱应用大量抗生素的同时，可加用肝素。

【护理诊断/问题】

1. 体温过高 与产褥感染有关。

2. 舒适改变 与产褥感染、高热有关。

3. 焦虑 与自身疾病及母婴分离有关。

4. 营养失调：低于机体需要量 与出血、焦虑、热量摄入降低等有关。

【护理措施】

1. 一般护理 保持病室安静、清洁，空气新鲜。保持床单位及衣物、用物清洁。保证产妇获得充足休息,加强营养,给予富含蛋白质、热量、维生素和易消化的食物,以增强抵抗力。注意保暖。鼓励产妇多饮水,保证足够的液体摄入。嘱产妇取半坐卧位或抬高床头,以利于恶露的引流。

2. 病情观察 密切观察产后生命体征的变化,监测体温,每 4 h 监测 1 次。观察是否有恶心、呕吐、全身乏力、腹胀、腹痛等症状。同时观察并记录恶露的颜色、性状与气味,子宫复旧情况及会阴伤口情况。出现高热、疼痛、呕吐时进行症状护理,解除或减轻患者的不适。

3. 治疗配合 根据医嘱进行治疗。配合做好脓肿引流术、清宫术、后穹隆穿刺术等的术前准备及护理。注意抗生素使用的间隔时间,维持血液中的有效浓度。严重病例有感染性休克或肾衰竭者应积极配合抢救。

4. 心理护理 让产妇及家属了解病情和治疗护理情况,增加治疗信心,以解除产妇及家属的疑虑。

【健康教育与出院指导】

教会产妇自我观察,会阴部要保持清洁干净,及时更换会阴垫。治疗期间禁盆浴,加强营养,提高机体抵抗力。定期复查,有情况随诊。

第二节 晚期产后出血

 临床病案

某产妇,剖宫产后 10 日,阴道出血量增多约 500 mL。查体:体温 37.5 ℃,呼吸 16 次/分,血压 90/68 mmHg,脉搏 92 次/分,宫底在脐下一指,宫口有残留组织堵塞。请问:

1. 该产妇出现了哪种异常情况?

2. 造成本病的原因有哪些?

【概述】

分娩 24 h 后,在产褥期内发生子宫大量出血,称晚期产后出血。产后 1～2 周发病最常见,亦有迟至产后 6 周发病者。

【病因】

1. 胎盘、胎膜残留 胎盘、胎膜残留是造成晚期产后出血最常见的原因。

2. 蜕膜残留 蜕膜剥离不全、长时间残留,影响子宫复旧,继发子宫内膜炎症,导致晚期产后出血。

3. 子宫胎盘附着面 子宫胎盘附着面感染、复旧不全。

4. 剖宫产术后子宫伤口裂开 由于切口感染、切口选择不当或缝合不当导致子宫切口裂开，多见于子宫下段剖宫产横切口的两端。

5. 其他　如产后滋养细胞肿瘤、子宫黏膜下肌瘤等。

【临床表现】

1. 胎盘、胎膜残留　临床表现常为红色恶露时间延长，以后反复出血或突然大出血，多见于产后 10 日左右。妇科检查发现子宫复旧不全，宫口松弛，有时可见残留组织堵塞宫口。

2. 胎盘附着部位复旧不全或感染　多发生在产后 2 周左右，表现为突然大量阴道出血。妇科检查可见子宫增大、软，宫口松弛，阴道及宫口有血块堵塞。

3. 蜕膜残留　临床表现与胎盘残留不易鉴别。宫腔刮出物病理检查可见坏死蜕膜，混以纤维素、玻璃样变的蜕膜细胞和红细胞，但不见绒毛。

4. 剖宫产术后子宫伤口裂开　多发生在术后 2～3 周，出现大量阴道流血，甚至引起休克。

【辅助检查】

1. 血常规　了解贫血和感染情况。

2. B 型超声　了解宫腔有无残留物及子宫切口愈合情况。

3. 血 HCG 测定　有助于排除胎盘残留、绒毛膜癌。

【治疗要点】

1. 药物治疗　少量或中等量阴道流血，可给予足量广谱抗生素、缩宫素、中药治疗及支持疗法。

2. 手术治疗　疑有胎盘、胎膜、蜕膜残留或胎盘附着部位复旧不全者，应行刮宫术。疑有剖宫产子宫切口裂开严重者，行剖腹探查，可选择二次缝合以及髂内动脉、子宫动脉结扎术，必要时行子宫切除术。

【护理诊断/问题】

1. 体液不足　与失血有关。

2. 有感染的危险　与失血、贫血、侵入性操作有关。

3. 恐惧　与产妇担心自身健康和婴儿喂养有关。

【护理措施】

1. 一般护理　为产妇提供安静的环境，卧床休息。给予富含蛋白质、热量、维生素的食物，多食富含铁的食物，如瘦肉、动物肝脏等。

2. 治疗配合

（1）防止休克：严密观察有无出血征象，观察皮肤颜色、血压、脉搏、尿量、子宫复旧、是否腹痛等。备好急救物品和药品，注意保暖、给氧，遵医嘱补液、补血治疗，协助医生行抗休克治疗。

（2）预防感染：保持室内清洁；严格无菌操作；及时擦洗会阴，更换会阴垫；遵医嘱给予抗生素。

3. 心理护理　做好心理疏导，耐心倾听产妇及家属的感受。指导新生儿哺喂，帮助照顾新生儿。

【健康教育】

（1）指导产妇观察恶露、子宫复旧的情况。

（2）严格把握剖宫产指征，加强对正常生理分娩方式的宣传，减少社会因素的影响。

（3）注意会阴清洁，禁盆浴、禁性交。

第三节　产褥期抑郁症

　　王某,产后 13 日,在家易怒,夜晚经常哭泣,不爱理小孩,喂奶时烦躁不安,常常一个人发呆,觉得人生没有意义,觉得家里人都只关心小孩,不在乎自己。有轻生倾向,家人送院检查身体恢复良好。请问:

　　1. 该产妇在产褥期间出现了什么情况?

　　2. 应该怎样为患者拟定健康宣教方案?

【概述】

　　产褥期抑郁症(postpartum depression,PPD)是指产妇在产褥期出现抑郁症状,是产褥期非精神病性精神综合征中最常见的一种类型。通常在产后 2 周内出现症状。主要表现为持续和严重的情绪低落以及一系列症候,如动力减低、失眠、悲观等,甚至影响对新生儿的照料能力。

【病因】

　　病因不明,可能与下列因素有关。

　　1. 分娩因素　产时、产后的并发症,难产、滞产、手术产等均使产妇感到紧张与恐惧,神经系统功能状态不佳,内分泌功能状态不稳定。

　　2. 心理因素　最主要的是产妇的个性特征。有敏感(神经质)、以自我为中心、情绪不稳定、社交能力不良、好强求全、固执、内向性格等个性特点的人群容易发生产后心理障碍。

　　3. 内分泌因素　分娩后产妇体内人绒毛膜促性腺激素(HCG)、人胎盘催乳素(HPL)、孕激素、雌激素含量急剧下降,可能在导致产褥期抑郁症和精神疾病方面起重要的作用。

　　4. 社会因素　孕期发生不良生活事件,如失业、夫妻分离、亲人病丧、家庭不和睦、家庭经济条件差、居住环境恶劣、缺少家庭和社会的支持与帮助,特别是缺乏来自丈夫与长辈的理解与支持。

　　5. 遗传因素　有精神病家族史特别是有家族抑郁症病史的产妇发病率高。

【临床表现】

　　产褥期抑郁症多在产后 2 周内发病,产后 4～6 周症状明显,病程可持续 3～6 个月。典型表现:①情绪改变:心情压抑、沮丧、淡漠、焦虑、易怒,夜间加重。②自我评价降低:自暴自弃、对身边的人充满敌意,与家人、丈夫关系不协调。③创造性思维受损,主动性降低。④对生活缺乏信心,觉得生活毫无意义,出现厌食、睡眠障碍、易疲倦、性欲减退。严重者有绝望、自杀或杀婴倾向,有时陷于错乱或昏睡状态。

【诊断】

目前尚无统一的诊断标准,美国精神病学学会在《精神障碍诊断与统计手册》一书中,制定了产褥期抑郁症诊断标准,见表 12-1。

表 12-1　产褥期抑郁症诊断标准

1. 在产后 2 周内出现下列五条或五条以上的症状,其中必须具备①②两条
①情绪抑郁
②对全部或多数活动明显缺乏兴趣或愉悦感
③体重明显下降或增加
④失眠或睡眠过度
⑤精神运动性兴奋或阻滞
⑥疲劳或乏力
⑦遇事皆感毫无意义或自罪感
⑧思维能力减退或注意力不集中
⑨反复出现想死亡的想法
2. 在产后 4 周内发病

【治疗要点】

1. 心理治疗　为重要的治疗手段。包括心理支持、咨询与社会干预等。解除致病的心理因素,为产妇提供更多的情感支持及社会支持,指导产妇对情绪和生活进行自我调节。

2. 药物治疗　尽量选用不进入乳汁的抗抑郁药。常用药物有帕罗西汀、舍曲林和阿米替林。

【护理诊断/问题】

1. 自我贬低　与缺乏护理孩子、自我的知识与技能有关。

2. 有精神困扰的危险　与自我评价降低、丧失生活信心有关。

【护理措施】

1. 一般护理　提供温暖、舒适的环境,合理安排饮食,保证产妇的营养摄入,使产妇有良好的哺乳能力。多休息,保证足够的睡眠。护理人员鼓励或陪伴产妇从事多次短暂的活动,告知产妇入睡前喝热牛奶、洗热水澡等有助于入睡。

2. 心理护理　心理护理对产褥期抑郁症非常重要,它能使产妇感到被支持、尊重、理解,自信心增强,加强自我控制,建立与他人良好交流的能力,激发产妇内在动力去应付自身问题。护理人员要具备温和、接受的态度,鼓励产妇宣泄、抒发自身的感受,耐心倾听产妇诉说的心理问题,做好心理疏通工作。同时,让家人给予更多的关心和爱护,减少或避免不良的精神刺激和压力。

3. 协助并促进产妇适应母亲角色　帮助产妇适应角色的转换,指导产妇与婴儿进行交流、接触,并鼓励产妇多参与照顾婴儿,培养产妇的自信心。

4. 防止不良行为发生　注意安全保护,谨慎地安排产妇的生活和居住环境。产褥期抑郁症产妇的睡眠障碍主要表现为早醒,而自杀、自伤等意外事件就发生在这种时候。

5. 治疗配合　遵医嘱指导产妇正确应用抗抑郁药,并注意观察药物疗效及不良反应。重症患者需要请心理医师或精神科医师给予治疗。

【健康教育】

大部分患者预后较好，症状得到缓解，社会和职业功能恢复，大约70%的患者可在1年内治愈，但再次妊娠时有20%的复发率。应加强围生期保健，发挥丈夫及社会支持系统的重要作用。

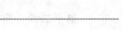 目 标 检 测

1. 产褥感染的主要症状不包括（　　）。

A. 急性外阴炎，会阴切口红、肿、痛

B. 急性子宫内膜炎，恶露多、臭，下腹压痛

C. 急性盆腔结缔组织炎，下腹痛，盆腔包块

D. 急性尿道炎，尿频，尿痛

E. 血栓性静脉炎，下肢皮肤发白、肿痛

2. 关于产褥感染的防治，下述哪项不妥？（　　）

A. 加强孕期保健　　　　　　　　　　　　B. 产时尽量少做肛查

C. 产前、产时常规用抗生素　　　　　　　D. 产褥期保持外阴清洁

E. 掌握阴道检查适应证

3. 产褥病率是指在什么时间内，口表体温有两次达到或超过38℃？（　　）

A. 分娩至产后10日　　　　　　　　　　　B. 分娩24 h至产后3日

C. 分娩24 h至产后3日　　　　　　　　　D. 分娩24 h至产后10日

E. 产后24 h内

4. 某产妇，产后6日，发热至40℃，恶露多而混浊，有臭味，子宫复旧不佳，有压痛。下述哪项护理措施不妥？（　　）

A. 取半坐卧位　　　　　　　B. 床边隔离　　　　　　　C. 物理降温

D. 抗感染治疗　　　　　　　E. 坐浴1~2次/日

（5~7题共用题干）

某初产妇，30岁，妊娠38周，娩出一健康男婴，胎盘正常娩出。产后第3日，出现下腹痛、体温不高，恶露多，有臭味，宫底位于脐上一指，子宫体软。

5. 最有可能的诊断为（　　）。

A. 急性外阴炎　　　　　　　　　　　　　B. 急性子宫内膜炎

C. 急性盆腔结缔组织炎　　　　　　　　　D. 急性尿道炎

E. 血栓性静脉炎

6. 导致该种疾病最可能的诱发因素是（　　）。

A. 妊娠　　　　　　　　　　B. 贫血　　　　　　　　　C. 宫缩乏力

D. 凝血功能障碍　　　　　　E. 情绪波动

7. 以下护理措施中，错误的是（　　）。

A. 做好会阴护理　　　　　　B. 取半坐卧位或抬高床头　　　C. 监测体温变化

D. 做好心理支持　　　　　　E. 红外线照射会阴部，每日3次，每次1 h

（单　娟）

第十三章　妇科病史采集及检查配合

护理工作者接诊患者包括采集病史、体格检查、分析综合、确定护理诊断、制订护理计划、实施护理方案和随访。采集病史和体格检查是为护理对象提供护理的主要依据，也是妇产科护理临床实践的基本技能。妇科病史检查的内容和方法与其他各临床科目相同，但盆腔检查是妇科所特有的检查方法。为了使妇科病史的采集和相关的体格检查能够准确、系统、全面，护士应熟悉妇科患者常见的临床表现和特有的检查方法，以便配合医生诊治并完成各项护理操作。

第一节　妇科病史的采集

一、妇科病史的采集方法

护理评估是护理程序的基础，是指收集有关患者的全面资料，并加以整理、综合、判断的过程。采集妇科病史是护士对患者进行评估的首要步骤，护理人员可以通过交谈、观察、对患者进行体格检查、阅读患者资料等方法，获取护理对象的生理、心理、社会、精神和文化等方面的信息，并加以整理、综合、判断。

（一）交谈

一般通过与患者的交谈来了解其健康状况，促进护患关系的发展，创造一个有利于患者康复的治疗环境，以取得患者的信任与合作。由于女性生殖器官疾病常涉及患者个人或家庭隐私，收集资料时患者可能会加以隐瞒或不如实回答，因此在采集病史的过程中要做到态度和蔼、语言亲切，关心体贴和尊重患者，并给予保守秘密的承诺，消除其紧张情绪和思想顾虑。要尽量避免第三者在场，以便收集到真实的、全面的资料，有利于护理评估。

（二）观察

通过自觉运用感觉系统如视觉、听觉、触觉、嗅觉的观察来获取患者的有关信息和健康资料。

1. 视觉　观察患者的外貌、体位、步态、皮肤、黏膜、毛发、营养状况、精神反应、四肢活动能力、进食情况、服饰着装、清洁卫生及生活自理能力。

2. 听觉 观察患者所发出的各种声音,如呼吸、咳嗽、呕吐的声音。借助听诊器可听到心音、肠鸣音等。

3. 触觉 用触觉感觉呼吸的节律、频率,心尖搏动,脉搏的跳动,皮肤的温度、湿度,肌肉的紧张度,触及女性生殖器官的位置、大小、质地,肿块的大小、软硬度、有无压痛等。

4. 嗅觉 用嗅觉闻及患者所发出的各种气味,如口腔味、汗味、呕吐物及阴道分泌物的气味。

（三）护理体格检查

护士体格检查与医生体格检查的步骤和方法大致相同,通过视、触、叩、听等方法,对护理对象进行全身体格检查和盆腔检查,收集患者的客观资料,获得有价值的资料,从而确定患者存在的健康问题。

（四）阅读

包括医生书写的病历、各种辅助检查资料、护理记录,然后进行资料的整理与分析。

二、妇科病史内容

完整的妇科病史应包括一般项目、主诉、现病史、月经史、婚育史、既往史、个人史和家族史等八个方面。

（一）一般项目

询问患者的姓名、年龄、婚姻状况、籍贯、职业、民族、文化程度、宗教信仰、家庭住址等,并记录入院时间、方式。护理对象年龄、婚姻、信仰、职业等的不同,会影响患者发病后的反应,每一项都必须认真填写。若非本人陈述内容,则应注明陈述者与患者的关系。

（二）主诉

了解促使患者就诊的主要症状及其持续时间和严重程度,就诊的目的与要求。妇科常见的症状有外阴瘙痒、阴道流血、白带异常、闭经、下腹痛、下腹部包块及不孕等。也有本人无任何自觉不适,妇科普查发现妇科问题的患者。

（三）现病史

包括患者从发病到就诊的病情演变过程、治疗经过,采取的护理措施及效果,对有鉴别意义的阴性症状也应提及,应以主诉为中心进行详细描述。此外,对患者的心理反应、饮食、大小便、体重变化、活动能力、睡眠、自我感觉、角色关系及应激能力的变化情况等应询问并详细记录。

（四）月经史

了解初潮年龄,月经周期及经期长短、经量、颜色及性状,有无痛经,经前有无不适,常规询问末次月经日期(last menstrual period,LMP)或绝经年龄,如初潮 12 岁,周期 28～30 天,经期 4～5 天,48 岁绝经,可简写为 $12\dfrac{4～5}{28～30}48$。若月经异常者应了解前次月经日期(past menstrual period,PMP)。

（五）婚育史

包括初婚年龄、婚次、是否近亲结婚（直系血亲及三代旁系）、配偶的年龄、健康状况、同居情况、双方性功能、性病史。生育情况包括初孕和初产年龄，足月产、早产、流产次数及现存子女数（可简写为足-早-流-存或孕 X 产 X），如足月产 1 次，无早产，流产 1 次，现存子女 1 人，可写成"1-0-1-1"或以孕 2 产 1（G_2P_1）表示。同时询问每次妊娠的经过及末次分娩或流产的日期，分娩方式和经过、有无难产史、新生儿出生情况、子女存活情况及死亡原因，有无产后或流产后并发症，以及采用何种避孕措施及效果。

（六）既往史

询问既往健康状况及患病史。重点应了解与妇科和现病史有关的既往史、手术史。还应询问过敏史，并说明对何种食物、药物过敏。

（七）个人史

询问个人生活和居住状况、出生地和曾居住地，有无不良嗜好等。

（八）家族史

了解患者的家庭成员包括父母、兄弟、姊妹及子女的健康状况，询问家庭成员有无遗传性疾病（如血友病、白化病等）、可能与遗传有关的疾病（如糖尿病、高血压、肿瘤等）以及传染病（如结核病等）。

第二节　身体、心理-社会评估

一、身体评估与检查配合

身体评估是进行护理诊断和制订护理措施的重要依据，常常在采集病史后进行。身体评估包括全身检查、腹部检查和盆腔检查。盆腔检查为妇科检查所特有，也称为妇科检查。除病情危急外，应按下列先后顺序进行。

（一）全身检查

测生命体征、身高和体重，注意观察神志、发育、营养、体态、第二性征、毛发分布，检查皮肤、淋巴结、甲状腺、乳房、心、肺、脊柱及四肢。

（二）腹部检查

腹部检查是妇科体格检查的重要组成部分，应在盆腔检查前进行。观察腹部有无隆起，腹壁有无瘢痕、静脉曲张、妊娠纹、腹壁疝、腹直肌分离等。触诊腹壁厚度，肝、脾、肾有无增大及压痛，腹部其他部位有无压痛、反跳痛及肌紧张，腹部能否扪及包块及其部位、大小（以 cm 为单位或用相当于妊娠子宫月份表示）、形状、质地、活动度、表面光滑或高低不平隆起以及有无压痛。叩诊时注意鼓音和浊音分布范围，有无移动性浊音存在。如为合并妊娠妇女，应检查腹围、宫底高度、胎位、胎心率及胎儿大小等。

（三）盆腔检查（妇科检查）

1. 护理配合

（1）护理人员要热情接待患者，做到语言亲切、关心体贴，使其尽量放松。检查前耐心向患者解释，取得其信任和配合，做好屏风遮挡，注意保护患者的隐私。注意保暖。检查时动作轻柔。

（2）准备用物：照明灯、臀垫、无菌手套、阴道窥器、无齿长镊子、无菌持物钳、消毒敷料、0.9％氯化钠溶液、液状石蜡等。

（3）除尿失禁患者外，检查前应排空膀胱，必要时先导尿。大便充盈者应于排便或灌肠后检查。

（4）每检查完一人，及时更换臀垫、无菌手套和检查器械，以防感染或交叉感染。对于检查使用过的物品应及时消毒处理，一人一换，一次性使用。

（5）在检查床上铺消毒臀垫，一般取膀胱截石位（图13-1），患者脱去一侧裤腿，仰卧于检查台上。患者臀部置于台缘，头部略抬高、两手放平，腹部放松。检查者一般面向患者，立在患者两腿间。危重患者可在病床上检查。

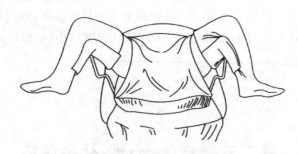

图13-1　盆腔检查体位（膀胱截石位）

2. 检查方法

（1）外阴视诊：观察外阴的发育情况，有无畸形、充血、水肿、溃疡等。然后用左手拇指和示指分开小阴唇，了解前庭、尿道口、阴道口及处女膜情况。必要时嘱患者用力向下屏气，观察有无阴道前后壁膨出、子宫脱垂、尿失禁等。

（2）阴道窥器（窥阴器）检查：右手持窥器将两叶合拢后，前端涂上润滑剂（液状石蜡或肥皂液，若取阴道分泌物做检查时用生理盐水润湿以免影响涂片质量），用左手拇指和示指分开小阴唇，暴露阴道口，斜行沿阴道后壁缓慢插入阴道，边推进边旋转，将窥器两叶转正并逐渐张开两叶，直至完全暴露宫颈、阴道壁及穹隆部并进行观察（图13-2）。冬天气温较低时，可将阴道窥器前端置于40～45 ℃肥皂液中预先加温，防止因阴道窥器的温度影响检查效果。首先观察宫颈外口形状、颜色、大小和有无接触性出血等，注意分泌物的量、颜色、性状，必要时进行宫颈脱落细胞学检查。然后逐步转动阴道窥器，观察阴道壁黏膜色泽、皱襞，有无红肿、溃疡、肿物等。白带异常者行涂片或培养找病原体。检查完毕，旋松阴道窥器侧旁螺丝，将两叶合拢后缓慢退出，以免引起患者不适或损伤阴道及阴唇黏膜。

阴道窥器检查目的：观察宫颈的形状、大小，宫颈外口的形态有无病变；阴道四壁的黏膜色泽，有无充血、溃疡、肿瘤、畸形；阴道分泌物的量、颜色、性状。

（3）双合诊：检查者一手示指和中指涂擦润滑剂后伸入阴道内，另一手放在腹部配合检查，称双合诊检查。为盆腔检查最重要的检查项目，目的是触诊阴道、宫颈、子宫、输卵管、卵

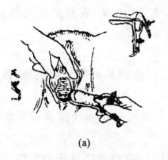 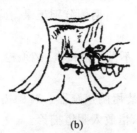 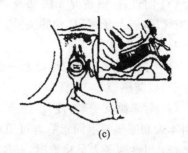

(a)　　　　　　　　　　(b)　　　　　　　　　　(c)

图 13-2　阴道窥器检查

巢、宫旁结缔组织和韧带，以及盆腔内壁情况（图13-3、图13-4）。检查时，检查者一手戴手套，示指和中指涂擦润滑剂后沿阴道后壁轻轻插入，先了解阴道的深度和通畅度，有无畸形、瘢痕、肿块，再触摸穹隆部是否饱满、有无触痛，宫颈的大小、硬度及宫颈外口情况，有无接触性出血及抬举痛等。随后将阴道内两指置于宫颈后方，将宫颈向上推，另一手按压腹壁，自脐下开始，逐步移向耻骨联合，通过内、外两手互相配合进行扪触检查。

①检查子宫：主要了解子宫的位置、大小、硬度、活动度及有无压痛等。

②检查附件及子宫旁组织：检查时将阴道内手指先后移向左、右两侧穹隆，同时与腹部手指相互配合，触摸两侧附件有无肿块、增厚或压痛。正常输卵管不能扪及，卵巢偶可扪及。若扪及包块应仔细检查其位置、大小、形状、硬度、活动度及其与子宫的关系，有无压痛等。

（4）三合诊：经阴道、直肠、腹壁的联合检查。将一手示指放入阴道，中指插入直肠，另一手置于下腹部配合检查（图13-5）。三合诊可弥补双合诊的不足，多用于了解后位子宫的大小、子宫后壁、直肠子宫陷凹及盆壁有无病变。三合诊在生殖器肿瘤、结核病、子宫内膜异位症、炎症的检查时尤为重要。

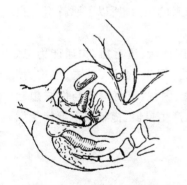 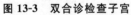 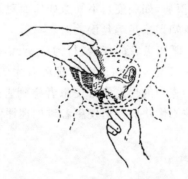 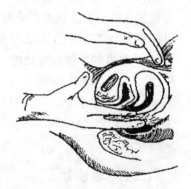

图 13-3　双合诊检查子宫　　　　图 13-4　双合诊检查子宫旁附件　　　　图 13-5　三合诊检查

（5）直肠-腹部诊：经直肠、腹壁联合检查。将一手示指伸入直肠，另一手置于腹壁配合检查。适用于未婚、阴道闭锁及经期不宜做阴道检查者。

3. 检查结果记录　盆腔检查结束后依次记录如下。

（1）外阴：发育情况，如有异常应详细描述。

（2）阴道：是否通畅，黏膜情况，分泌物的量、色、性状及有无异味。

（3）宫颈：位置、大小、色泽、硬度，有无糜烂、撕裂、息肉、囊肿，有无接触性出血、举痛及摇摆痛等。

（4）宫体：位置、大小、硬度、形态、活动度、有无压痛等。

（5）附件：一般情况无法触及，如有扣及应记录其位置、大小、硬度、表面是否光滑、活动度、有无压痛，与子宫、盆壁的关系。左、右两侧分别记录。

4. 注意事项

（1）月经期或有阴道流血者一般不做阴道检查，必须检查时应严格消毒外阴阴道，使用无菌手套，以防感染。

（2）对未婚女子禁行阴道检查，禁用阴道窥器。若确需检查应向患者及家属说明情况并征得本人和家属签字同意后方可用示指放入阴道扣诊。

（3）男性医务人员检查时，必须有其他女性医务人员在场，以避免患者紧张和发生不必要的误会。

（4）检查时采集的标本，如阴道分泌物、宫颈刮片等应及时送检以免影响结果。

（5）对年龄大、体质虚弱者应协助其上下床避免摔伤，遇危重患者检查时应观察其血压、脉搏、呼吸的变化，配合医生积极抢救以免延误诊治。

二、心理-社会评估

妇科疾病是以女性生殖器官病变为主的疾病。由于传统习惯和妇女特有的生理、心理特点，症状出现后给患者带来的压力可能会对夫妻及其性生活带来不良影响，使患者出现羞怯、焦虑紧张、敏感、多疑、恐惧等情绪，因此应注意以下三点。

1. 患者对疾病的认知和反应　了解患者对自己所患疾病的性质和程度的理解（与患者文化程度和病程有关），评估患者患病前后的反应，了解患者面对压力时的解决方法、处理问题的方式及处理过程中遇到的困难。

2. 患者对健康问题及医院环境的感知　了解患者对健康问题的感受，对自己所患疾病的认识和态度，对住院、治疗和护理的期望和感受，对患者角色的接受情况。如有的患者因为担心通过住院检查发现更严重的疾病（如癌症），不知道如何面对未来的压力，所以不愿就医。也可能因为经济问题、工作忙碌或知识不足等延误就医。

3. 患者的精神心理状态　评估患者的仪表、行为举止、语言、情绪、注意力、沟通能力、思维能力、记忆力和判断能力有无变化。评估患者患病后有无焦虑、恐惧、否认、自责、沮丧、愤怒、悲哀等情绪变化。如妇科检查中的暴露常常使患者感到害羞、困扰，或将检查与性联想起来产生罪恶感，也可能因为以往不愉快的经历使患者对护理评估产生畏惧、拖延或拒绝接受妇科检查。

三、护理诊断

现将妇产科常见的护理诊断归纳如下。

（1）自理能力缺陷：进食/沐浴/穿着/修饰/如厕部分自理缺陷。

（2）体温过高。

（3）疼痛。

（4）组织完整性受损。

（5）活动无耐力。

（6）便秘。

（7）尿潴留。

（8）营养改变：低于机体需要量。

（9）营养改变：高于机体需要量。

（10）性生活型态改变。

（11）有感染的危险。

（12）焦虑/恐惧。

（13）组织灌注量改变。

（14）母乳喂养无效。

（15）知识缺乏。

第三节　妇科常用特殊检查与护理配合

妇科疾病的诊断,除依据病史和体格检查外,常需依据特殊检查。护士应了解常用特殊检查的目的、方法,以协助医生完成检查。

一、阴道分泌物悬滴检查

1. 目的　该检查通常用于检查有无滴虫或白假丝酵母菌,以及常见阴道炎的鉴别诊断。

2. 物品准备　阴道窥器、小玻璃试管、清洁玻片、显微镜、0.9％氯化钠溶液、10％氢氧化钾溶液、棉签、吸管等。

3. 操作方法

（1）检查滴虫:用无菌长棉签取阴道后穹隆处白带少许,放在盛有 1 mL 0.9％氯化钠溶液的小玻璃试管内混匀,立即送显微镜下检查,查找活动的滴虫。

（2）检查白假丝酵母菌:将取出的分泌物直接涂片后在玻片上滴 10％氢氧化钾悬液,染色镜检可找到芽孢和假菌丝。

4. 护理要点

（1）告知患者取分泌物前 24～48 h 避免性交、阴道灌洗或局部用药。

（2）协助医师检查,取分泌物时阴道窥器不涂润滑剂,分泌物取出后应及时送检。

二、宫颈黏液检查

1. 目的　可了解宫颈黏液在卵巢激素的影响下,其量、性状及结晶形态的周期性变化,从而间接测定卵巢功能、排卵时间,诊断妊娠和月经失调。

2. 物品准备　阴道窥器、手套、注射器、无齿镊、直血管钳或干燥长镊子、清洁玻片、干棉球等。

3. 操作方法　用阴道窥器暴露宫颈,先观察宫颈口黏液的量与透明度,再用无菌干棉球轻轻拭净宫颈外口,然后用干燥长镊子或直血管钳伸入宫颈管约 1 cm 处,夹取少量宫颈黏液,取出后缓慢张开镊子,观察黏液拉丝度,再将黏液涂于玻片上待干燥后镜下观察其结晶形态。

4. 护理要点

（1）向患者解释检查目的,消除其紧张心理,使之主动配合。

（2）标本及时送检。

三、阴道脱落细胞学检查

1. 目的　阴道脱落细胞指脱落在阴道内的上皮细胞,包括来自阴道上段、宫颈阴道部、内生殖器以及腹腔的上皮细胞,以阴道上段、宫颈阴道部为主。由于阴道脱落细胞受卵巢激素的影响发生周期性变化,因此,此检查适用于群体性防癌普查,尤其对宫颈癌的早期发现、早期诊断有重要价值。

2. 物品准备　阴道窥器1个、宫颈刮片2个、装有固定液的小瓶1个、玻片2块、棉签、棉球、宫颈管等。

3. 操作方法

1）阴道涂片:阴道涂片有以下两种方法。

（1）阴道侧壁刮片法:患者取膀胱截石位,用阴道窥器扩张阴道（阴道窥器上不涂润滑剂）,用刮片在阴道侧壁上1/3处轻轻刮取分泌物少许,然后将分泌物薄而均匀地涂于玻片上,放入装有固定液的小瓶内。

（2）棉签采取法:适用于未婚女性。其方法是将卷紧的无菌棉签蘸少许生理盐水润湿后伸入阴道,在其侧壁的上1/3处轻轻涂抹,然后慢慢取出棉签,横放在玻片上向一个方向滚涂后放于装有固定液的小瓶中。

2）宫颈刮片法:宫颈刮片法主要用于女性生殖道癌细胞筛查,为筛查早期宫颈癌的重要方法,具有简便易行、结果可靠的优点。操作步骤与阴道侧壁刮片法一样,其部位限制在宫颈外口鳞-柱状上皮交界处,以宫颈外口为圆心,用木质刮片,轻轻刮取一周,然后放入装有固定液的小瓶中。

3）宫颈管吸引涂片法:将吸管轻轻伸入宫颈管内,吸取宫颈管分泌物涂片,其他操作同前。

4. 护理要点

（1）取材前向患者说明检查的意义和步骤,消除思想顾虑,取得配合。

（2）告知患者取材前24 h避免阴道冲洗、检查、上药、性交。

（3）协助患者取合适体位,取材时动作应轻巧,避免出血。如白带较多可先用无菌干棉球轻拭后再行取材。

（4）涂片标记后用95％乙醇溶液或10％甲醛溶液固定,及时送检并收集结果。

（5）嘱受检者及时将病理报告结果反馈给医师。

5. 阴道细胞学巴氏分类法诊断标准及临床意义

（1）巴氏Ⅰ级:未见不典型或异常细胞,为正常阴道细胞涂片。

（2）巴氏Ⅱ级:发现不典型细胞,但无恶性特征细胞,属良性改变或炎症。

（3）巴氏Ⅲ级:发现可疑恶性细胞,为可疑癌。

（4）巴氏Ⅳ级:发现不典型癌细胞,待证实,为高度可疑癌。

（5）巴氏Ⅴ级:发现多量典型的癌细胞。

四、宫颈活体组织检查

1. 目的　宫颈活体组织检查（活检）是确诊宫颈及宫颈管病变常用的诊断方法,适用于有异常阴道流血、宫颈脱落细胞学检查巴氏Ⅲ级及以上、慢性非特异性炎症、宫颈溃疡或赘生物等情况的患者。

2. 物品准备 阴道窥器、宫颈活检钳、小刮匙、带线尾无菌纱球、长棉签、复方碘溶液、盛标本的小玻璃瓶数个、10%甲醛或95%乙醇等。

3. 操作方法 用阴道窥器暴露宫颈,消毒后,用宫颈活检钳在宫颈鳞-柱状上皮交界处3、6、9、12点四处钳取小块组织。为提高取材准确性,可用复方碘溶液涂在宫颈阴道部,选择在不着色区取材,或在阴道镜引导下取材。将取出的组织分别放在盛有10%甲醛(或95%乙醇)溶液的标本瓶内,贴上写有患者姓名及取材部位的标签送检。取材时应严格无菌操作。取材后检查局部,如有出血,可用带线尾无菌纱球压迫止血,尾部留于阴道口外。

4. 护理要点

(1) 检查前向患者说明活检的目的、方法,取得患者的配合。

(2) 术中及时为医师传递所需物品,观察患者反应,给患者以心理支持。

(3) 嘱患者24 h后自行取出带线尾无菌纱球,如出血量多应及时就诊。

(4) 嘱患者术后保持会阴清洁,一个月内禁止盆浴及性生活。

(5) 告知患者及时领取病理报告单并及时反馈给医师。

五、基础体温测定

1. 目的 基础体温(basal body temperature,BBT)是机体经过6 h以上的睡眠后醒来,在未进行任何活动之前所测得的体温。它反映机体在静息状态下的能量代谢水平,故又称静息体温。

正常情况下,育龄妇女的基础体温受卵巢激素的影响,呈周期性变化。排卵前期基础体温较低,排卵后因黄体形成,在孕激素的致热作用下,基础体温升高0.3～0.5 ℃。将每天测量的基础体温记录于基础体温单上连成曲线。具有高温相的曲线称为双相曲线,表示有排卵;若无体温的上升改变,称为单相曲线,表示无排卵(图13-6)。

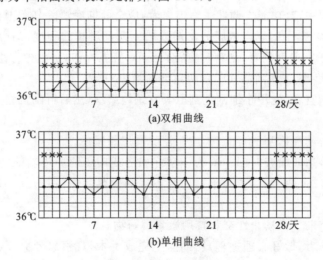

图13-6 基础体温曲线

临床上通过基础体温的测定可了解卵巢有无排卵及黄体功能,常用于不孕症、月经失调及早期妊娠的诊断。

2. 物品准备 体温计、基础体温记录单等。

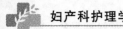

3. 操作方法　每晚临睡前将体温计放在床旁,次晨醒后(如上夜班,可在睡眠 6 h 后测定)不做任何活动(包括说话、翻身等),即测口腔温度 5 min。将每天测得的体温记录在基础体温记录单上,最后连成曲线。一般至少需连续测 3 个月经周期。在测定过程中,应将月经期、性生活、失眠、感冒及治疗等情况一并记录以作参考。

4. 护理要点

(1)向患者说明检查的目的、方法和要求。

(2)指导患者将每天的测量结果及时标记在基础体温记录单上,如遇发热、失眠、身体不适、性生活及药物治疗的起止日期等情况,应如实标记在体温单上,以便分析时参考。

(3)要求患者尽量于每天固定时间测量,测量体温前避免做任何运动。

六、诊断性刮宫

1. 目的　诊断性刮宫简称诊刮,是刮取宫腔内容物(宫腔内膜和其他组织)做病理检查,以明确诊断和指导治疗子宫内膜癌、子宫内膜结核、子宫颈癌等疾病,或了解不孕患者的卵巢功能。诊刮分一般性诊刮术和分段诊刮术两种。

2. 物品准备　刮宫包 1 个,内有阴道窥器 1 个、宫颈钳 1 把、长持物钳 1 把、子宫探针 1 根、有齿卵圆钳 1 把、宫颈扩张器 4～8 号各 1 根、刮匙 1 把、弯盘 1 个、中方纱布 2 块、棉球 2 个、棉签数根等。

3. 操作方法

(1)取膀胱截石位,常规消毒后铺巾,双合诊查清子宫的位置、大小及附件情况。

(2)暴露宫颈,清除阴道分泌物,并消毒宫颈及宫颈管,钳夹固定宫颈,探测宫腔。

(3)按子宫屈向,用宫颈扩张器逐号扩张宫颈管至 8 号扩张条能放入,即可送入中型刮匙。

(4)顺子宫屈向送入刮匙达宫底部,自子宫前壁、侧壁、后壁、宫底部刮取组织。

(5)在刮宫过程中,对功能失调性子宫出血者,应全面彻底清除其肥厚的内膜,既可止血,也可做组织病理学检查,了解子宫内膜分泌期或增生期及增长的程度,结合临床明确诊断;对绝经期患者怀疑有子宫内膜癌者,刮宫时应特别细心,轻柔操作,刮出少许组织送检即可;对怀疑有子宫内膜结核者,须注意刮取其子宫两角部的组织。

(6)对需分段刮宫者,先用小细刮匙刮取其宫颈内组织,然后再刮宫腔内组织。

4. 护理要点

(1)向患者耐心解释诊刮的目的和方法,消除其思想顾虑。

(2)指导选择合适的检查时间。若为不孕症患者或需了解卵巢功能的患者做检查,应在月经前或月经来潮 12 h 内刮宫;若为子宫内膜不规则脱落者做检查,应在月经来潮的第 5 天刮宫。

(3)受检者刮宫前 5 天禁止性交和禁用激素类药物。

(4)术中陪伴患者,做好心理护理,协助医生完成手术,观察患者血压、脉搏、呼吸及腹痛情况,发现异常及时报告医生。

(5)术后观察 1 h,注意有无腹痛和出血征象,确认无异常后方可回家休息。嘱患者术后 1 周复诊,取病理报告。

(6)术后 2 周内禁盆浴及性生活,保持外阴清洁,嘱患者遵医嘱服用抗生素以预防感染。

七、阴道后穹隆穿刺

1. 目的　用于明确直肠子宫陷凹积液的性质,常用于异位妊娠和盆腔积液的辅助诊断。还可用于明确贴近阴道后穹隆肿块的性质,也可用于在超声介导下经阴道后穹隆取卵。

2. 物品准备　阴道窥器1个,宫颈钳1把,后穹隆穿刺包(内有18号腰椎穿刺针针头1个、10 mL注射器、无菌试管、弯盘、无菌纱布、无菌巾),无菌手套等。

3. 操作方法　嘱患者排空膀胱后取膀胱截石位,常规消毒外阴、阴道,铺无菌巾。用阴道窥器暴露宫颈,消毒阴道和宫颈后,用宫颈钳夹持宫颈后唇,充分暴露阴道后穹隆,再次消毒,用18号腰椎穿刺针接10 mL注射器,在与宫颈平行稍向后方向快速刺入2~3 cm,然后试行抽吸。若抽吸无物可改变方向及深度后再抽吸,仍无液体抽出者为阴性;抽出暗红不凝固血,即为阳性,表示有内出血;若抽出液为浅红色稀薄液,多为盆腔炎症渗出液。抽吸完毕拔针,如有渗血可用无菌纱布填塞压迫片刻,血止后取出宫颈钳和阴道窥器。术中注意勿伤子宫和直肠。

4. 护理要点

(1) 向患者解释检查的目的和要求,取得患者配合。协助患者取膀胱截石位。

(2) 穿刺过程中注意观察患者面色、生命体征的变化,了解患者的感受。

(3) 穿刺时应注意进针方向、深度,防止伤及直肠。如误入直肠,应立即拔出针头,重新消毒,更换针头和注射器后再穿刺。

(4) 术毕整理用物,安置患者休息。

(5) 术后24 h取出阴道内填塞纱布,嘱患者保持外阴清洁。

八、输卵管通畅术

1. 目的　测定输卵管是否通畅,适用于不孕症、输卵管复通术后、输卵管轻度粘连的检查、诊断和治疗。常用方法有输卵管通液术、子宫输卵管碘油造影。

2. 物品准备　阴道窥器、宫颈钳、子宫探针、妇科长钳、宫颈导管、血管钳、橡皮管、20 mL注射器、无菌生理盐水、药杯、棉球等。

3. 操作方法　患者排尿后取膀胱截石位,常规消毒铺巾。双合诊了解子宫大小、位置,阴道窥器暴露宫颈,再次消毒宫颈后钳夹宫颈前唇,沿宫腔方向送入宫颈导管使其橡皮塞与宫颈外口紧密相贴。用注射器向宫颈导管缓慢注入无菌0.9％氯化钠溶液20 mL,必要时内加庆大霉素8万IU、α-糜蛋白酶1支、地塞米松5 mg。若注入顺利无阻力且患者无明显不适,提示输卵管通畅;如勉强注入10 mL即感阻力且患者感下腹胀痛,停注后液体又回流到注射器内,提示输卵管闭塞;若再次加压又能推进液体,提示原有粘连已被分离。子宫输卵管碘油造影则是在X射线监测下边推注造影剂边观察其分布情况,了解子宫输卵管充盈程度以寻找病变部位。

4. 护理要点

(1) 做好手术前的准备:检查用物是否完备,各种管道是否通畅。向患者讲解输卵管通畅术的目的、步骤及配合要点,以取得患者的合作。

(2) 指导患者选择在月经干净后3~7天进行检查,术前3天禁止性交。

(3) 通畅过程中随时了解患者的感受,观察患者下腹部疼痛的性质、程度,如有不适应立即处理。

（4）对通气需重复试验者,应先放出气体,休息片刻后再进行,一般重复不超过2次。

（5）通水所用生理盐水应加温至接近体温后应用,以免过冷刺激输卵管而发生痉挛。

（6）对行子宫输卵管碘油造影术者,术前应询问患者有无过敏史,并进行皮试。在造影过程中注意观察患者有无过敏症状。

（7）术后观察30 min,如无异常方可让患者回家休息。嘱患者遵医嘱应用抗生素,注意保持外阴阴道清洁,术后2周内禁止盆浴和性生活。

九、超声检查

目前临床常用的超声检查主要有B超检查（经腹或经阴道）和彩色多普勒超声检查。常用于早孕、胎儿发育情况等产科诊断,以及葡萄胎、子宫肌瘤等妇科疾病的检查。

十、阴道镜检查

1. 目的　阴道镜检查是利用阴道镜将宫颈的阴道部黏膜放大10～40倍,以观察宫颈异常上皮细胞、异型血管及早期癌变,以便准确地选择可疑部位做宫颈活体组织检查。对宫颈癌及癌前病变的早期发现、早期诊断有一定的临床意义。

2. 物品准备　弯盘1个、阴道窥器1个、宫颈钳1把、卵圆钳1把、活检钳1把、阴道镜、尖手术刀1把、标本瓶4～6个、纱布4块、生理盐水、棉球数个及棉签数根等。

3. 操作方法

（1）患者排空膀胱,取膀胱截石位,用阴道窥器充分暴露阴道、阴道后穹隆。

（2）用生理盐水棉球轻轻擦净阴道、宫颈分泌物。

（3）接通阴道镜光源,调整好焦距,一般物镜距宫颈15～20 cm,距外阴5～10 cm。

（4）先将物镜扩大10倍观察,然后再增大倍数循视野观察。

（5）宫颈先涂3%～5%的醋酸,再涂复方碘液,使组织净化、肿胀及确定病变范围,便于观察病变,然后仔细观察。对血管做精密观察时加上绿色滤光镜片,并放大20倍。

（6）在可疑部位取组织,并放入装有固定液的标本瓶内送病理检查。

4. 护理要点

（1）检查前24 h内,患者不应进行或接受阴道活动,如阴道冲洗、检查、性交等,月经期禁止检查。

（2）向患者讲解阴道镜检查的目的及方法,让患者了解所用方法与一般阴道窥器检查相同,无明显痛苦,只是时间较长,以消除患者的顾虑。

（3）禁止将润滑剂涂于阴道窥器上,以免影响观察结果。

（4）若取活体组织,应填好申请单,标本瓶上注明标记后及时送检。

十一、腹腔镜检查

1. 目的　将腹腔镜自腹壁插入腹腔内直接观察子宫及双侧附件病变的部位、形态,必要时可取病变组织行病理检查以明确诊断。目前,临床上已普遍使用腹腔镜对腹部（盆腔）疾病进行检查与治疗。

2. 适应证

（1）适用于临床诊断较困难的盆腔、腹腔疾病,如肿瘤、异位妊娠、子宫内膜异位症等。

（2）在腹腔镜下还可行输卵管通液术、盆腔粘连松解术等。

3. 禁忌证

（1）严重心、肺疾病不能耐受检查者，膈疝、脐疝、脐部感染者，血液病及严重神经官能症者不宜进行此项检查。

（2）结核性腹膜炎等原因造成的腹腔粘连者。

（3）腹部有巨大肿瘤者。

（4）过度肥胖者。

4. 护理要点

1）术前准备：术前应做如下准备。

（1）评估患者的身心状况，向患者讲解腹腔镜检查的目的、操作步骤、术中配合及注意事项等，以取得手术配合。

（2）排空膀胱，取膀胱截石位，进行检查时患者臀部抬高15°。

（3）腹部常规消毒，范围与一般腹部手术相同，皮肤切口局部选用相应的麻醉方式。

2）术中配合：术中配合如下。

（1）随 CO_2 气体进入腹腔，将患者改为臀高头低位，并按医生要求及时更换所需体位。

（2）严密观察患者的生命体征，如有异常及时处理。

（3）陪伴患者，并指导患者与医生配合。

3）术后护理：术后应做如下护理。

（1）卧床休息 30 min，询问患者感受，注意观察生命体征，有无并发症的出现，发现异常及时报告医生。

（2）向患者解释可能因腹腔残留气体而感肩痛及上肢不适等症状，这些症状会逐渐缓解。术后禁止性交 2 周，如有发热、出血、腹痛等应及时到医院就诊。

（3）遵医嘱应用抗生素。

（4）观察脐部伤口的情况，鼓励患者每天下床活动。

（5）嘱其按时复查。

十二、宫腔镜检查

1. 目的　宫腔镜检查可在直视下观察宫颈管、宫颈内膜及输卵管开口，对宫腔内的生理及病理情况进行检查和诊断，并可在直视下取材活检或行宫腔手术治疗。适用于探查异常子宫出血和不孕症的子宫病因，行宫腔异物取出术（包括节育器）、输卵管粘堵术、宫腔息肉及黏膜下肌瘤摘除术等。

2. 适应证

（1）探查异常子宫出血、原发或继发不孕的子宫内病因的诊断。

（2）用于宫内异物取出，节育器的定位与取出，以及输卵管粘连的治疗等。

3. 禁忌证

（1）生殖道有急性或亚急性炎症者。

（2）经期、孕期、活动性子宫出血者。

（3）患严重心、肺或血液疾病者。

（4）近期有子宫手术或损伤史以及患宫颈恶性肿瘤者。

4. 护理要点

（1）术前全面评估患者一般情况，排除有禁忌证的患者。

（2）一般于月经干净后 5 天内进行检查，此时子宫内膜处于增生早期，较薄而不易出血，另一方面因黏液分泌少，宫腔病变易暴露。

（3）术中陪伴患者，关心患者的反应，消除其紧张、恐惧心理。

（4）由于人工流产术可能引起的并发症也可能发生于宫腔镜检查，因此术中、术后应注意观察患者的生命体征、有无腹痛等，如有异常应及时处理。

（5）术后卧床观察 1 h，遵医嘱使用抗生素 3～5 天。告知患者经宫腔镜检查后 2～7 天阴道可能有少量血性分泌物，需保持会阴部清洁。术后 2 周内禁止性交、盆浴。

目标检测

1. 妇科检查前错误的护理是（　　）。

A. 做好解释工作　　　　　　B. 铺好干净的布垫　　　　　C. 协助患者取仰卧位

D. 准备好消毒的检查器械　　E. 嘱患者排尿

2. 以下哪项妇科检查注意事项不妥？（　　）

A. 做好心理护理　　　　　　　　　　　B. 台垫应一人一换

C. 未婚者用直肠-腹部诊　　　　　　　D. 检查前排尿

E. 阴道出血照常检查

3. 有关妇科检查准备和注意事项，下述哪项不妥？（　　）

A. 查时应认真、仔细

B. 防止交叉感染

C. 男医生进行妇科检查，必须有女医务人员在场

D. 检查前应导尿

E. 未婚妇女做外阴视诊和直肠-腹部诊

4. 妇科检查床的台垫更换应（　　）。

A. 按人　　　　B. 每天　　　　C. 隔天　　　　D. 每周　　　　E. 必要时

5. 关于盆腔检查基本要求的描述，错误的是（　　）。

A. 关心体贴、遮挡患者　　　　　　B. 大便充盈者应在排便或灌肠后进行

C. 患者取膀胱截石位　　　　　　　D. 未婚女性可做双合诊

E. 月经期应避免检查

6. 某妇女，曾流产 2 次，早产 1 次，足月产 2 次，现存 3 个子女，她的生育史可简写为（　　）。

A. 1-2-2-3　　　B. 1-2-3-2　　　C. 2-2-1-3　　　D. 2-1-2-3　　　E. 2-3-2-1

7. 患者，女。初潮 13 岁，月经周期 24～28 天，经期 4～5 天，应简写为（　　）。

A. $13\dfrac{4\sim5}{24\sim28}$　　　　B. $13\dfrac{24\sim28}{4\sim5}$　　　　C. $4\sim5\dfrac{13}{24\sim28}$

D. $\dfrac{13}{24\sim28}4\sim5$　　　　E. $\dfrac{24\sim8}{4\sim5}13$

8. 阴道及宫颈细胞学检查的禁忌证是（　　）。

A. 异常闭经　　　　　　B. 宫颈炎症　　　　　　C. 宫颈癌筛选

D. 宫腔占位病变　　　　E. 月经期

9. 阴道脱落细胞的固定液为（　　）。

A.75％乙醇　　　　　　　　B.0.5％碘伏　　　　　　　　C.20％乳酸

D.10％醋酸　　　　　　　　E.95％乙醇

10. 关于宫颈活体组织检查，下列描述正确的是（　　）。

A.在宫颈外口鳞状上皮与柱状上皮交界处取材

B.在可以碘着色区（病灶）取材

C.怀疑有恶变者，在宫腔内刮取组织

D.钳出组织后，用75％乙醇进行固定

E.宫颈局部有出血时，不需止血

11. 患者，女，34岁。近期感到外阴瘙痒，白带增多且呈稀薄泡沫状，伴有腥臭味。为明确诊断，需做的检查为（　　）。

A.阴道分泌物悬滴检查　　　B.宫颈管涂片检查　　　　　C.宫颈刮片检查

D.阴道侧壁涂片检查　　　　E.阴道窥器检查

12. 患者，女，30岁，已婚。近年来，月经周期30～31天，经期10～14天，经量时多时少。基础体温呈双相，为明确诊断需行刮宫术，时间应在（　　）。

A.月经来潮前一周　　　　　B.月经来潮12 h内　　　　　C.月经第3天

D.月经第5天　　　　　　　E.月经来潮24 h内

13. 患者，女，36岁。工作压力大，近2年来未避孕，欲生育，但一直未孕。月经不规则，经期延长。医生建议其行诊断性刮宫以了解黄体功能情况，护士告知刮宫时间应在月经来潮（　　）。

A.后72 h　　　B.前3周　　　C.后24 h　　　D.后12 h　　　E.后48 h

14. 适用于未婚，阴道闭锁或经期者的检查是（　　）。

A.外阴检查　　　　　　　　B.阴道窥器检查　　　　　　　C.双合诊

D.三合诊　　　　　　　　　E.直肠-腹部诊

（徐　娇）

第十四章 女性生殖系统炎症患者护理

第一节 概　　述

一、女性生殖系统的自然防御机能

女性生殖系统在解剖和生理上具有比较完善的自然防御功能,故一般情况下不会发生炎症。

（一）解剖方面

（1）两侧大阴唇自然合拢,遮掩阴道口、尿道口。

（2）盆底肌的作用使阴道口闭合,阴道前、后壁紧贴。但经产妇阴道壁松弛,阴道腔增大,易致感染。

（3）宫颈内口紧闭。

（二）生理方面

（1）阴道自净作用:阴道上皮在卵巢分泌的雌激素作用下,增生变厚,可防止性交损伤及病原菌深层侵入。阴道上皮细胞含有丰富的糖原,在阴道乳杆菌的作用下,分解为乳酸,以维持阴道正常酸性环境(pH 值为 3.8～4.4),使嗜碱性病原菌的活动和繁殖受到抑制,称为阴道自净作用。

（2）宫颈阴道部表面覆以复层鳞状上皮,具有较强的抗感染能力。

（3）宫颈分泌的黏液形成"黏液栓",堵塞宫颈管,病原体不易侵入。

（4）育龄妇女子宫内膜周期性剥脱,及时消除宫腔内感染。

（5）输卵管黏膜上皮细胞的纤毛摆动及输卵管的蠕动,有利于阻止病原菌侵入。

（6）生殖道黏膜聚集有不同数量的淋巴组织及散在的淋巴细胞,通过其免疫功能发挥抗感染作用。

尽管女性生殖系统在解剖、生理方面有较强的自然防御机能,但是妇女在特殊生理时期如月经期、妊娠期、分娩期及产褥期,自然防御机能受到破坏,病原体容易侵入生殖系统造成炎症。外阴阴道与尿道、肛门毗邻,局部潮湿,易受污染。外阴阴道又是性交、分娩及各种宫腔操作、经血排出的必经之道,容易受到损伤及各种外界病原体的感染。

二、病原体

1. 细菌　大多为化脓性细菌,如葡萄球菌、链球菌、大肠埃希菌、厌氧菌、变形杆菌、淋病双球菌等。

2. 原虫　多见阴道毛滴虫,少见阿米巴原虫。

3. 真菌　以白假丝酵母菌(白色念珠菌)为主。

4. 病毒　以疱疹病毒、人乳头瘤病毒常见。

5. 螺旋体　以苍白密螺旋体常见。

6. 衣原体　多为沙眼衣原体,感染症状不明显,但常导致严重的输卵管黏膜结构及功能破坏,并可引起盆腔广泛粘连。

7. 支原体　正常菌群中的一种,在一定条件下可引起生殖道炎症。

三、传播途径

1. 上行蔓延　病原体由外阴侵入阴道,或阴道内的菌群沿黏膜上行,通过宫颈、子宫内膜、输卵管内膜到达卵巢及腹腔。葡萄球菌、淋病奈瑟菌、沙眼衣原体多沿此途径蔓延。

2. 血行播散　病原体先侵入人体其他器官组织,再通过血液循环侵入生殖器官。血行播散是结核杆菌的主要传播途径。

3. 淋巴蔓延　病原体由外阴、阴道、宫颈及宫体等创伤处的淋巴管侵入,后经丰富的淋巴系统扩散至盆腔结缔组织、子宫附件与腹膜,是流产后感染、产褥感染及放置宫内节育器后感染的主要传播途径。链球菌、大肠埃希菌、厌氧菌多沿此途径感染。

4. 直接蔓延　腹腔其他脏器被病原体感染后,感染直接蔓延到内生殖器,如阑尾炎可引起输卵管炎。

第二节　外阴部炎症患者的护理

一、非特异性外阴炎

【概述】

非特异性外阴炎是由物理、化学因素而非病原体所致的外阴部皮肤与黏膜的炎症。

【病因】

过多的炎性白带、经血、产后恶露对外阴部的刺激;尿瘘患者的尿液长期浸渍外阴部;粪瘘患者的粪便及糖尿病患者的糖尿对外阴皮肤的刺激;卫生习惯不良所致的外阴不洁;经期使用卫生巾、着化纤内裤、紧身衣致局部潮湿、透气性差等均可造成非特异性外阴炎。

【临床表现】

1. 症状　外阴皮肤黏膜瘙痒、疼痛、灼热,于性交、活动、排尿、排便时加重。

2. 妇科检查　局部红肿、糜烂,常有抓痕,严重者形成湿疹或溃疡。慢性炎症可使皮肤粗糙、增厚、皲裂甚至苔藓样变。

【辅助检查】

1. 阴道分泌物检查 在分泌物中寻找病原体,必要时做细菌培养。

2. 血糖、尿糖测定 排除糖尿病。

【治疗要点】

1. 病因治疗 积极寻找病因,如因糖尿病尿液刺激引起者应积极治疗糖尿病,因尿瘘、粪瘘引起者应及时行修补术。

2. 局部治疗 保持外阴清洁、干燥,可用 1∶5000 高锰酸钾溶液坐浴,水温 40 ℃左右,每日 2 次,每次 15～30 min,有溃疡者坐浴后可涂抗生素软膏或紫草油。急性期可用微波或红外线物理治疗。

【护理诊断/问题】

1. 皮肤完整性受损 与病原体的侵蚀、炎症分泌物刺激有关。

2. 舒适的改变 与外阴瘙痒、灼痛有关。

3. 焦虑 与疾病影响正常性生活及治疗效果不佳有关。

【护理措施】

指导治疗,教会患者坐浴的方法及注意事项。①局部使用 1∶5000 高锰酸钾溶液坐浴,溶液肉眼观为淡玫瑰红色,水温在 40 ℃左右,每日 2 次,每次 15～30 min,5～10 次为 1 个疗程;坐浴后涂抗生素软膏或紫草油。②注意配制溶液的浓度不宜过浓,以免灼伤皮肤。③坐浴时会阴部全部浸没于药液中。④月经期禁止坐浴。

【健康教育】

指导患者及时就医,积极治疗原发病。指导患者注意个人卫生,保持外阴清洁、干燥,不穿化纤内裤和紧身衣,着纯棉内裤并经常更换,注意月经期、孕期、分娩期及产褥期卫生。勿饮酒,少进食辛辣食物。局部严禁搔抓,勿用刺激性药物或肥皂液擦洗。外阴溃破者要预防继发感染,使用柔软无菌会阴垫,减少摩擦和混合感染的机会。

二、前庭大腺炎

【概述】

病原体侵入前庭大腺引起的炎症,称为前庭大腺炎。前庭大腺位于两侧大阴唇后 1/3 深部,腺管开口位于小阴唇与处女膜之间,在性交、流产、分娩或其他情况污染外阴部时,病原体侵入引起炎症。育龄妇女多见,幼女及绝经后妇女少见。

【病因】

主要病原体为葡萄球菌、链球菌、大肠埃希菌、肠球菌等,随着性传播疾病发病率的增加,淋病奈瑟菌及沙眼衣原体已成为常见病原体。急性炎症发作时,病原体首先侵犯腺管,导致前庭大腺导管炎,腺管开口因炎症而发生肿胀,因渗出物凝聚而阻塞,脓液不能外流,积存而形成前庭大腺脓肿(又称巴氏腺脓肿)。

【临床表现】

炎症多发生于一侧。

1. 症状 急性期局部疼痛、肿胀,有灼热感,行走不便。

2. 妇科检查 局部可见皮肤红肿、发热、压痛明显,患侧前庭大腺开口处有时可见白色小点。脓肿形成时触之有波动感,直径可达 3～6 cm。脓肿可自行破溃。引流良好者,炎症消退而自愈；如引流不畅，炎症持续不退或反复发作。

【辅助检查】

1. 分泌物检查　做分泌物涂片及细菌培养确定病原体。

2. 血常规检查　了解感染的程度。

【治疗要点】

1. 一般治疗　急性期需卧床休息，保持局部清洁。

2. 抗生素治疗　急性期取腺管开口处分泌物做细菌培养和药物敏感试验，根据培养结果使用抗生素。

3. 手术治疗　前庭大腺脓肿形成后可切开引流并行造口术。

【护理诊断/问题】

1. 组织完整性受损　与炎性分泌物刺激、脓肿破溃等有关。

2. 舒适的改变　与炎性分泌物刺激、疼痛有关。

3. 焦虑　与疾病影响正常工作、生活有关。

【护理措施】

1. 积极配合治疗，促进组织修复

（1）急性期嘱患者卧床休息，给予营养丰富、易消化的食物。

（2）保持外阴局部清洁、卫生，减少摩擦和交叉感染的机会。

（3）遵医嘱给予抗生素，教会患者坐浴的方法及注意事项。

（4）对脓肿切开引流或开窗术后的患者，需每日更换引流条，外阴用1∶5000氯己定（洗必泰）或1∶40络合碘棉球擦洗，每日2次。伤口愈合后，改为用1∶8000呋喃西林或1∶5000高锰酸钾溶液坐浴，每日2次。

2. 缓解焦虑　耐心向患者解释疾病发生的原因及防护措施，告知患者及时就诊的重要性，消除其焦虑情绪，力求主动配合治疗。

【健康教育】

加强营养，增强机体抵抗力，注意个人卫生，月经期和产褥期禁止性生活，穿棉质内裤，勤换洗，保持外阴清洁、干燥。

三、前庭大腺囊肿

【概述】

前庭大腺囊肿是因前庭大腺腺管开口部阻塞，分泌物积聚于腺腔而形成。

【病因】

引起前庭大腺管阻塞的原因：①前庭大腺脓肿消退后，腺管阻塞，脓液吸收后由黏液分泌物所代替。②先天性腺管狭窄或腺腔内黏液浓稠，分泌物排出不畅，导致囊肿形成。③前庭大腺腺管损伤，如分娩时会阴与阴道裂伤后瘢痕阻塞腺管口，或会阴后-侧切开术损伤腺管。前庭大腺囊肿可继发感染，形成脓肿并反复发作。

【临床表现】

前庭大腺囊肿多由小逐渐增大，囊肿多为单侧，也可为双侧。若囊肿小且无感染，患者可无自觉症状，往往于妇科检查时方被发现；若囊肿大，患者可有外阴坠胀感或性交不适。检查见囊肿多呈椭圆形，大小不等，位于外阴部后下方，可向大阴唇外侧突起。

【治疗要点】

行前庭大腺囊肿造口术取代以前的囊肿剥出术,造口术方法简单,损伤小,术后还能保留腺体功能。还可采用 CO_2 激光或微波行囊肿造口术。

【护理诊断/问题】

1. 组织完整性受损　与炎性分泌物刺激、脓肿破溃等有关。

2. 舒适的改变　与炎性分泌物刺激、疼痛有关。

3. 焦虑　与疾病影响正常工作、生活有关。

【护理措施】

同前庭大腺炎患者的护理。

第三节　阴道炎症患者的护理

一、滴虫阴道炎

【概述】

滴虫阴道炎是由阴道毛滴虫引起的常见阴道炎症,也是常见的性传播疾病。可经性交直接传播,男性因感染毛滴虫后常无症状,易成为感染源;还可经游泳池、浴盆、衣物等间接传播;也可通过污染的器械及敷料造成医源性感染。

【病因】

活的阴道毛滴虫无色透明,呈水滴状,鞭毛随波动膜的波动而活动。温度为 25~40 ℃,pH 值为 5.2~6.6 的潮湿环境最适宜其生长、繁殖。能在 3~5 ℃ 环境下生存 21 天,在 46 ℃ 环境下生存 20~60 min。

月经前后,阴道 pH 值发生变化,接近中性,隐藏在腺体及阴道皱襞中的毛滴虫在月经前后得以繁殖,造成滴虫阴道炎。毛滴虫还可寄生于尿道、尿道旁腺、膀胱、肾盂以及男性包皮褶皱、尿道、前列腺等处。

【临床表现】

1. 症状　典型症状是阴道分泌物增多,呈稀薄泡沫状,外阴瘙痒,瘙痒部位主要在阴道口和外阴,可伴有烧灼感、疼痛和性交痛。如合并其他细菌混合感染则可出现黄绿色、血性、脓性、有臭味的白带,若合并泌尿系统感染可有尿频、尿痛甚至血尿。阴道毛滴虫能吞噬精子并能阻碍乳酸生成,影响精子在阴道内生存而造成不孕。

2. 体征　检查时可见阴道黏膜充血,严重时有散在的出血点,甚至宫颈有出血斑点,形成"草莓样"宫颈。后穹隆有灰黄色、黄白色稀薄液体或黄绿色脓性分泌物,常呈泡沫状。少数毛滴虫感染者无炎症反应称带虫者。

【辅助检查】

1. 生理盐水悬滴法　在玻片上滴 1 滴温生理盐水,自阴道侧壁取少许典型分泌物混于生理盐水中,用低倍光镜检查,如有毛滴虫可见其呈波动运动而移动位置。

2. 培养法 适于症状典型而悬滴法未见毛滴虫者，可用培养基培养，其准确率可达98%左右。

【治疗要点】

若在阴道分泌物中找到毛滴虫即可确诊。确诊后，治疗原则为杀灭阴道毛滴虫，恢复阴道正常状态，防止复发。

1. 全身治疗 初次治疗可选择甲硝唑2g，单次口服；或替硝唑2g，单次口服；或口服甲硝唑400 mg/次，每天2次，7天为一疗程。妊娠期、哺乳期妇女慎用。

2. 局部治疗 0.5%醋酸或1%乳酸或1∶5000高锰酸钾溶液阴道冲洗或坐浴后，甲硝唑泡腾片阴道深部给药，每天1次，7～10天为一疗程。

有复发症状的病例多数为重复感染。为避免重复感染，内裤及洗涤用的毛巾应煮沸5～10 min以消灭病原体，并应对性伴侣同时治疗，治疗期间禁止性交。

【护理诊断/问题】

1. 皮肤完整性受损 与外阴阴道炎症有关。

2. 焦虑 与治疗效果不佳，反复发作有关。

3. 知识缺乏 与对阴道感染途径的认识及预防知识的缺乏有关。

【护理措施】

1. 指导患者自我护理 保持外阴清洁、干燥，避免搔抓外阴以免皮肤破损，每天更换内裤、清洗外阴，用物应煮沸消毒5～10 min以消灭病原体，保证治疗效果。避免交叉感染。

2. 指导患者配合检查 取分泌物检查前24～48 h避免性交及阴道灌洗、阴道给药。分泌物去除后应及时送检并注意保暖，否则毛滴虫活动力减弱，辨认困难。

3. 全身用药护理

（1）不良反应：口服甲硝唑可见胃肠道反应，如食欲不振、恶心、呕吐。此外，偶见头痛、皮疹、白细胞减少等不良反应，一旦发现应停药。

（2）用药期间禁止饮酒：因抑制乙醇在体内氧化而产生有毒的中间代谢产物，故在甲硝唑用药期间及停药24 h内、替硝唑用药期间及停药72 h内禁止饮酒。

（3）妊娠期及哺乳期用药：甲硝唑能通过乳汁排泄，哺乳期妇女在用药期间及用药后24 h内不宜哺乳。甲硝唑亦可通过胎盘到达胎儿体内，故妊娠20周前禁用。

【健康教育】

指导养成良好的卫生习惯，避免无保护性交，减少疾病的发生。

二、外阴阴道假丝酵母菌病

【概述】

外阴阴道假丝酵母菌病是外阴、阴道常见炎症，也称外阴阴道念珠菌病。发病率较高。传播方式以内源性传播为主，假丝酵母菌作为条件致病菌寄生于阴道黏膜，也可存在于口腔、肠道，当条件适宜时可互相传染。少部分患者通过性交直接传染，极少通过污染的衣物、器具间接传播。

【病因】

病原体多为白假丝酵母菌。白假丝酵母菌呈卵圆形，有芽生孢子及菌丝，酸性环境适于其生长，不耐热，当加热至60 ℃持续1 h即死亡，但对干燥、日光、紫外线及化学试剂等抵抗力较强。

白假丝酵母菌可正常存在于口腔、肠道、阴道黏膜。当阴道内糖原增多、酸度增加、局部免疫力下降时，白假丝酵母菌繁殖，造成炎症。孕妇、糖尿病患者、大量应用雌激素治疗者、长期应用抗生素者、服用类固醇皮质激素或免疫缺陷综合征者易发病。穿紧身化纤内裤、肥胖者也会因局部湿度增加引起白假丝酵母菌繁殖而致阴道炎。

【临床表现】

1. 症状　外阴、阴道奇痒，坐卧不宁，痛苦异常，可伴有尿频、尿痛、性交痛。阴道分泌物增多，典型白带为白色稠厚呈凝乳或豆腐渣样。

2. 妇科检查　外阴可见红斑、水肿，皮肤有抓痕。阴道黏膜红肿，小阴唇内侧及阴道黏膜有白色膜状物附着，擦除后露出红肿黏膜面，急性期可见糜烂及浅表溃疡。

【辅助检查】

1. 悬滴法　玻片上滴10％氢氧化钾溶液与少许阴道分泌物混合，在光镜下检查见到白假丝酵母菌芽孢和菌丝。

2. 革兰染色法　革兰染色法为首选的检查法。

3. 培养法　多用于难治性或复发性外阴阴道假丝酵母菌病的检查。

【治疗要点】

1. 祛除病因　积极治疗糖尿病，及时停用广谱抗生素、雌激素、类固醇皮质激素。

2. 阴道用药　用2％～4％碳酸氢钠溶液行阴道灌洗或坐浴后，将克霉唑栓剂置于阴道内，每晚一粒，连用7～10天。亦可选用制霉菌素栓剂、咪康唑栓剂。

3. 全身用药　未婚者、不能耐受局部用药、不愿采取局部用药及顽固性患者，可选用抗真菌药口服。常用药物：氟康唑150 mg，顿服。

4. 性伴侣治疗　无需对性伴侣进行常规治疗。对有症状男性应进行假丝酵母菌检查及治疗，预防女性重复感染。

【护理诊断/问题】

1. 皮肤完整性受损　与外阴阴道炎症有关。

2. 焦虑　与治疗效果不佳，反复发作有关。

3. 知识缺乏　与对阴道感染途径的认识及预防知识的缺乏有关。

【护理措施】

1. 加强健康教育，养成良好的卫生习惯　积极治疗糖尿病，正确使用抗生素、雌激素及皮质类固醇激素，避免诱发假丝酵母菌阴道炎。每天清洗外阴、更换内裤，切忌搔抓。内裤应煮沸消毒。

2. 用药护理　需要阴道给药者应洗手后戴手套，用示指将栓剂沿阴道后壁推进达阴道深部，为保证药物局部作用时间，宜在晚上睡前放置。为提高用药效果，可用2％～4％碳酸氢钠溶液坐浴或冲洗后给药。

3. 妊娠期治疗护理　妊娠期合并感染者，应局部治疗。禁止口服唑类药物。

三、细菌性阴道病

【概述】

细菌性阴道病为阴道内正常菌群失调所致的一种混合感染，但临床及病理无炎症改变。

【病因】

正常情况下阴道内以产生过氧化氢的乳杆菌占优势，细菌性阴道病时，阴道内乳杆菌减少而其他细菌(如加德纳菌、各种厌氧菌)大量繁殖,其中以厌氧菌居多。促进阴道菌群发生变化的原因仍不清楚,推测可能与频繁性交、多个性伴侣或阴道灌洗使阴道碱化有关。

【临床表现】

1. 症状　10%～40%的细菌性阴道病患者无临床症状,有症状者主要表现为阴道分泌物增多,有鱼腥味,尤其性交后加重,可有轻度外阴瘙痒及烧灼感。分泌物呈鱼腥臭味是由于厌氧菌繁殖的同时产生胺类物质所致。

2. 妇科检查　可见阴道分泌物呈灰白色,稀薄,均匀一致。阴道壁无红肿或充血等炎症表现。

【辅助检查】

1. 胺试验　将阴道分泌物涂抹在玻片上,滴1～2滴10%的氢氧化钾溶液,产生烂鱼肉样腥臭气味即为阳性。

2. 线索细胞检查　将阴道分泌物涂抹在玻片上,滴1滴0.9%氯化钠溶液混合后,高倍镜下寻找线索细胞,当线索细胞大于20%时为阳性。

3. 阴道 pH 值　检查 pH 值大于4.5。

【治疗要点】

抑制致病菌的生长、繁殖,恢复阴道的微生态平衡。

1. 全身用药及局部用药　同滴虫性阴道炎。

2. 性伴侣的治疗　本病虽与多个性伴侣有关,但对性伴侣给予治疗并不会改善治疗效果及降低其复发率,因此,性伴侣不需常规治疗,仅对反复发作或难治性细菌性阴道病患者给予治疗。

3. 妊娠妇女的治疗　不论孕妇有无症状,都应给予治疗。因本病在妊娠期有合并上生殖道感染的可能,多选择口服用药,口服甲硝唑 200 mg/次,每天3次,连服7天。

【护理诊断/问题】

1. 舒适改变　与阴道分泌物增多及外阴瘙痒有关。

2. 焦虑　与疾病反复发作及外阴异常气味有关。

【护理措施】

1. 卫生指导　治疗期间勤换内裤,保持外阴清洁、干燥,避免交叉感染。治疗期间减少性生活。

2. 用药指导　同滴虫性阴道炎。

四、萎缩性阴道炎

【概述】

萎缩性阴道炎常见于绝经后及卵巢去势后的妇女,也可见于产后闭经或药物假绝经治疗的妇女。

【病因及发病机制】

妇女绝经后、手术切除卵巢或行盆腔放射治疗后,雌激素水平降低,阴道上皮萎缩,黏膜变薄,上皮细胞糖原减少,阴道内 pH 值增高,阴道自净作用减弱,易致使病原菌入侵并繁殖,引起炎症。

【临床表现】

1. 症状　主要症状为外阴灼热不适,瘙痒及阴道分泌物增多。分泌物稀薄,呈淡黄色,伴严重感染时白带可呈脓血性。

2. 妇科检查　阴道检查可见阴道皱襞消失,上皮菲薄,黏膜充血,表面可有散在小出血点,严重时可形成表浅溃疡。

【治疗要点】

1. 增加阴道抵抗力　针对病因,补充雌激素是主要的治疗方法。全身用药可口服尼尔雌醇或小剂量雌激素。局部用药可阴道涂抹雌激素软膏。乳腺癌和子宫内膜癌患者慎用雌激素制剂。

2. 抑制细菌生长　1%乳酸或0.5%醋酸溶液冲洗阴道,每天1次,冲洗后应用抗生素,如诺氟沙星100 mg,放于阴道深部,每天1次,7～10天为一疗程。

【护理诊断/问题】

1. 皮肤完整性受损　与外阴阴道炎症有关。

2. 焦虑　与治疗效果不佳,反复发作有关。

3. 知识缺乏　与对阴道感染途径的认识及预防知识的缺乏有关。

【护理措施】

(1) 注意个人卫生,保持外阴清洁,勤换内裤。穿棉质内裤,减少刺激。

(2) 指导老人及家属阴道灌洗和上药的方法,注意操作前先洗净双手、消毒器具。局部治疗时药物应置于阴道深部。治疗期间禁止性生活。

(3) 注意性生活卫生,必要时可用润滑剂以减少对阴道的损伤。

第四节　宫颈炎症患者的护理

【概述】

宫颈炎是妇科常见的疾病之一,分为急性宫颈炎和慢性宫颈炎。临床以慢性宫颈炎多见。

【病因及病理】

1. 急性宫颈炎　常由淋病奈瑟菌和沙眼衣原体感染引起。它们均感染宫颈管柱状上皮,并沿着黏膜表面扩散引起浅层感染。以宫颈病变最为明显,淋病奈瑟菌同时还侵袭尿道变移上皮(移行上皮)、尿道旁腺及前庭大腺。

2. 慢性宫颈炎　病原体主要为葡萄球菌、链球菌、大肠埃希菌及厌氧菌,多由急性宫颈炎转变而来,多见于分娩、流产或手术损伤宫颈后,病原体侵入而引起感染。也有的患者无急性宫颈炎症状,直接发生慢性宫颈炎。卫生不良,雌激素缺乏,局部抗感染能力差,也易引起慢性宫颈炎。常见病理类型如下。

(1) 慢性宫颈管黏膜炎:由于宫颈管黏膜皱襞多,感染后容易形成持续性宫颈黏膜炎,表现为宫颈管有黏液及脓性分泌物,反复发作。

(2) 宫颈息肉:宫颈管腺体和间质局限性增生,并向宫颈外口突出形成息肉。检查见宫颈息肉通常为单个,也可为多个,红色,质软而脆,呈舌型,可有蒂,蒂宽窄不一,根部可附在宫颈外口,也可在宫颈管内。光镜下见间质水肿、血管丰富以及慢性炎性细胞浸润。宫颈息肉极少恶变。

(3) 宫颈肥大：由于慢性炎症的长期刺激，宫颈组织充血、水肿、腺体及间质增生，使宫颈肥大，但表面光滑，结缔组织增生而使宫颈硬度增加。

知识链接

生理性柱状上皮异位

生理性柱状上皮异位即宫颈外口处的宫颈阴道部外观呈细颗粒状的红色区，阴道镜下表现为宽大的转化区、肉眼所见的红色区为柱状上皮覆盖，由于柱状上皮菲薄，其下间质透出而成红色。曾将此种情况称为"宫颈糜烂"，并认为是慢性宫颈炎最常见的病理类型之一。但目前已明确"宫颈糜烂"并不是病理学上的上皮溃疡、缺失所致的真性糜烂，因此，"宫颈糜烂"作为慢性宫颈炎症的诊断术语已不再恰当。宫颈糜烂样改变只是一个临床征象，可为生理性改变，也可为病理性改变。此外，宫颈上皮内瘤变及早期宫颈癌也可使宫颈呈糜烂样改变，因此，对于宫颈糜烂样改变者需进行宫颈细胞学检查和（或）HPV检测，必要时行阴道镜及活体组织检查以除外宫颈上皮内瘤变或宫颈癌。

宫颈腺囊肿

宫颈腺囊肿绝大多数情况下是宫颈的生理性变化。宫颈转化区内鳞状上皮取代柱状上皮过程中，新生的鳞状上皮覆盖宫颈腺管口或伸入腺管，将腺管口阻塞，腺体分泌物引流受阻，潴留而形成囊肿。宫颈局部损伤或宫颈慢性炎症使腺管口狭窄，也可导致宫颈腺囊肿形成。检查见宫颈表面突出有青白色小囊泡，通常不需处理。

【临床表现】

1. 急性宫颈炎

(1) 症状：大部分患者无症状。有症状者主要表现为阴道分泌物增多，呈黏液脓性，阴道分泌物的刺激可引起外阴瘙痒及灼热感。

(2) 妇科检查：宫颈充血水肿，黏膜外翻，有黏液脓性分泌物附着甚至自宫口流出，宫颈管黏膜质脆，容易诱发出血。

2. 慢性宫颈炎

(1) 症状：慢性宫颈炎多无症状，少数患者表现为阴道分泌物增多，呈淡红色或脓性，此外，可有月经间期出血和性交后出血，偶有分泌物刺激引起外阴瘙痒或不适。

(2) 妇科检查：可见宫颈糜烂样改变、黄色分泌物覆盖宫颈口或从宫颈口流出，也可表现为宫颈息肉或宫颈肥大。

【辅助检查】

1. 宫颈脱落细胞学检查　宫颈及宫颈管炎症排除恶变者需做宫颈刮片细胞学检查或超薄细胞学检查（TCT）。

2. 宫颈分泌物涂片检查　行革兰染色查找淋菌，此法女性患者的检出率低。

3. 培养法　阳性率较高，同时可做药敏试验。

【治疗要点】

1. 急性宫颈炎的治疗　针对病原体给予抗生素治疗，若由淋病奈瑟菌和沙眼衣原体感染引起，应对性伴侣进行相应检查及治疗。

2. 慢性宫颈炎   不同病变采用不同治疗方法。若为无症状的生理性柱状上皮异位无须处理。对糜烂样改变伴有分泌物增多、乳头状增生或接触性出血,可给予局部物理治疗,包括激光、冷冻、微波等方法,也可给予中药保妇康栓治疗或将中药作为物理治疗前后的辅助治疗。但治疗前必须经筛查排除宫颈上皮内瘤变和宫颈癌。

(1) 慢性宫颈管黏膜炎:对持续性宫颈管黏膜炎症,需了解有无沙眼衣原体及淋病奈瑟菌的再次感染、性伴侣是否已进行治疗、阴道微生物群失调是否持续存在。针对病因给予治疗。对病原体不清者,尚无有效治疗方法,可试用物理治疗。

(2) 宫颈息肉:行息肉摘除术,术后将切除息肉送病理组织学检查。

(3) 宫颈肥大:一般无须治疗。

【护理诊断/问题】

1. 组织完整性受损   与宫颈糜烂有关。

2. 焦虑   与出现血性白带及性交后出血,担心癌变有关。

3. 知识缺乏   与缺乏相关疾病知识有关。

【护理措施】

1. 急性宫颈炎的护理措施

(1) 分娩及手术时应减少宫颈裂伤,发现裂伤及时缝合。

(2) 加强外阴部护理,保持外阴清洁、干燥。

(3) 针对病原体给予抗生素治疗,遵医嘱及时、足量、规范用药。

2. 慢性宫颈炎的护理措施

(1) 物理治疗注意事项:①治疗前,应常规行宫颈癌筛查;②急性生殖道炎症列为禁忌;③治疗时间选在月经干净后 3～7 天内进行;④物理治疗后有阴道分泌物增多,甚至有大量水样排液,术后 1～2 周脱痂时可有少许出血;⑤术后每天清洗外阴 2 次,在创面尚未完全愈合期间(4～8 周)禁止盆浴、性交和阴道冲洗;⑥物理治疗有引起术后出血、宫颈狭窄、不孕及感染的可能,治疗后应定期复查;⑦两次月经干净后 3～7 天复查,一般可痊愈,效果欠佳者可进行第二次治疗。

(2) 健康教育:向患者传授防病知识,避免不洁及无保护的性生活。注意个人卫生,每天更换内裤、清洗外阴,定期行妇科检查。

3. 心理护理   向患者及家属耐心解释疾病的发病原因及防治措施,解除患者的思想顾虑。

第五节   盆腔炎性疾病患者的护理

【概述】

盆腔炎性疾病是指女性上生殖道的一组感染性疾病,主要包括子宫内膜炎、输卵管炎、输卵管卵巢脓肿、盆腔腹膜炎,其中以输卵管炎及输卵管卵巢脓肿最常见。盆腔炎性疾病多发生在性活跃期、有月经的妇女,初潮前、绝经后、无性生活的女性很少发生盆腔炎性疾病。盆腔炎性疾病若被延误诊断和未能得到有效治疗有可能导致不孕、输卵管妊娠、慢性盆腔痛等。

【病原体】

导致盆腔炎的病原体有两个来源：①来自原寄生在阴道的菌群，包括需氧菌（如金黄色葡萄球菌、溶血性链球菌等）和厌氧菌（如脆弱类杆菌、消化球菌等）。②来自外界的病原体，主要是性传播疾病的病原体，如淋病奈瑟菌、沙眼衣原体、支原体等。当机体抵抗力下降、内分泌失调或组织损伤、性交等因素破坏了阴道正常的生态平衡时，寄生在阴道内的菌群上行，成为致病菌引起感染。

【病理】

1. 急性子宫内膜炎、子宫肌炎 子宫内膜充血、水肿，有炎性分泌物形成，严重者内膜坏死、脱落形成溃疡。

2. 急性输卵管炎、输卵管积脓、输卵管卵巢脓肿 急性输卵管炎因病原体传播途径不同而有不同的病变特点。

（1）炎症经子宫内膜向上蔓延：首先引起输卵管黏膜炎，输卵管黏膜肿胀、间质水肿及充血、大量中性粒细胞浸润，严重者输卵管上皮发生退行性变或成片脱落，引起输卵管黏膜粘连导致输卵管管腔及伞端闭锁，若有脓液积聚于管腔内则形成输卵管积脓。

（2）病原菌通过宫颈的淋巴播散：通过宫旁结缔组织，首先侵及浆膜层，发生输卵管周围炎，然后累及肌层，而输卵管黏膜层可不受累或受累极轻。病变以输卵管间质炎为主，其管腔常可因肌壁增厚受压变窄，但仍能保持通畅。轻者输卵管仅有轻度充血、肿胀、略增粗；严重者明显增粗、弯曲，渗出增多，与周围组织粘连。

卵巢很少单独发炎，白膜是良好的防御屏障，卵巢常与发炎的输卵管伞端粘连而发生卵巢周围炎，称为输卵管卵巢炎，习称附件炎。炎症可通过卵巢排卵的破孔侵入卵巢实质形成卵巢脓肿，脓肿壁与输卵管积脓粘连并穿通，形成输卵管卵巢脓肿。

3. 急性盆腔腹膜炎 盆腔内器官发生严重感染时，往往蔓延到盆腔腹膜，发炎的腹膜充血、水肿，并有少量含纤维素的渗出液，形成盆腔脏器粘连。当有大量脓性渗出液积聚于粘连的间隙内时，则形成脓肿。

4. 急性盆腔结缔组织炎 病原体经淋巴管进入盆腔结缔组织而引起结缔组织充血、水肿及中性粒细胞浸润。以宫旁结缔组织炎最常见，开始时局部增厚，质地较软，边界不清，以后向两侧浸润。

5. 败血症及脓毒血症 当病原体毒性强、数量多、患者抵抗力降低时，常发生败血症。发生盆腔炎性疾病后，若身体其他部位出现多处炎症病灶或脓肿，应考虑有脓毒血症存在，但需经血培养证实。

6. 肝周围炎 肝周围炎是指肝包膜炎症而无肝实质损害。淋病奈瑟菌及衣原体感染均可引起。

【临床表现】

可因炎症轻重及范围大小而有不同的临床表现。轻者无症状或症状轻微。常见症状为下腹痛、阴道分泌物增多。腹痛为持续性，活动或性交后加重。若病情严重可出现发热甚至高热、寒战、头痛、食欲缺乏。月经期发病可出现经量增多、经期延长。若有腹膜炎，可出现消化系统症状，如恶心、呕吐、腹胀、腹泻等。伴有泌尿系统感染可有尿急、尿频、尿痛症状。

患者体征差异较大，轻者无明显异常发现，或妇科检查仅发现宫颈举痛或宫体压痛或附件区压痛。严重病例呈急性病容，体温升高，心率加快，下腹部有压痛、反跳痛及肌紧张，甚至出现腹胀,肠鸣音减弱或消失。盆腔检查:阴道可见脓性臭味分泌物;宫颈充血、水肿,将宫颈表面分泌物拭净,若见脓性分泌物从宫颈口流出,说明宫颈管黏膜或宫腔有急性炎症。穹隆触痛明显,须注意是否饱满;宫颈举痛;宫体稍大,有压痛,活动受限。子宫两侧压痛明显,若为单纯输卵管炎,可触及增粗的输卵管;若为输卵管积脓或输卵管卵巢脓肿,可触及包块且压痛明显,不活动。宫旁结缔组织炎时,可扪及宫旁一侧或两侧片状增厚,或两侧宫骶韧带高度水肿、增粗,压痛明显。若有盆腔脓肿形成且位置较低时,可扪及后穹隆或侧穹隆有肿块且有波动感,三合诊常能协助进一步了解盆腔情况。

【实验室及其他检查】

1. 宫颈分泌物、盆腔脓液培养及药敏试验 寻找病原体,指导抗生素选用。

2. B超检查 探查盆腔炎性包块、囊肿、脓肿的部位及大小。

3. 腹腔镜检查 直视病变组织,必要时活检。有生育要求的患者,同时行输卵管通液术,观察输卵管是否通畅。

【治疗要点】

主要为抗生素药物治疗,必要时手术治疗。抗生素治疗可清除病原体,改善症状及体征,减少后遗症。经恰当的抗生素积极治疗,绝大多数盆腔炎性疾病能彻底治愈。

【护理诊断/问题】

1. 体温过高 与盆腔急性感染有关。

2. 疼痛 与盆腔急性感染、淤血及粘连有关。

3. 焦虑 与病情严重、反复发作或治疗时间长、效果不明显、担心生育功能有关。

4. 知识缺乏 与缺乏相关疾病知识有关。

【护理措施】

1. 一般护理

(1)保证患者充足的休息和睡眠,急性期卧床休息,协助患者取半坐卧位,以利于脓液局限,减少炎症扩散。注意保暖,避免受凉。

(2)给予富含蛋白质、热量、维生素的流质或半流质饮食。

(3)评估生命体征,测体温、脉搏和呼吸,每4h测量1次,尤应注意体温的变化。评估下腹疼痛的程度,有无压痛、反跳痛,观察患者疼痛的改变,及早发现病情恶化的迹象,给予积极处理。腹部拒按者考虑有脓肿破裂,应通知医生。

2. 对症护理

(1)对高热患者给予物理降温。

(2)对腹胀严重者给予胃肠减压,注意保持减压管通畅。

3. 用药护理 遵医嘱静脉给予足量抗生素,纠正水、电解质紊乱和酸碱失衡。注意观察药物的疗效及不良反应。

4. 预防炎症扩散 避免热敷、按摩腹部及不必要的妇科检查,禁止阴道冲洗,以防炎症扩散。

5. 手术护理 为需要手术的患者做好术前准备和术后护理。

6. 心理护理 关心、体贴患者,耐心倾听患者的诉说,及时给予心理疏导,缓解患者的不良情绪。向患者讲解盆腔炎发病的原因及预防复发的相关知识和治疗方案,消除患者的思想顾虑,增强战胜疾病的信心。

【健康教育】

(1)做好孕期、产褥期、经期卫生宣教。妊娠32周后、产褥期、经期禁止盆浴、性交。

（2）注意性生活卫生，节制性生活，避免不洁的性交，减少性传播疾病的发生。

（3）宫腔手术后保持外阴清洁，防止感染。采取有效避孕措施，减少人工流产次数。

（4）生活规律，锻炼身体，增强机体抵抗力。

第六节　性传播疾病患者的护理

一、淋病

【概述】

淋病是由革兰阴性淋病奈瑟菌（简称淋菌）引起的以泌尿生殖系统化脓性感染为主要表现的性传播疾病，近年来其发病率居我国性传播疾病之首。

【病因及传播途径】

淋菌为革兰阴性双球菌，离开人体不易生存，一般消毒剂易将其杀灭。任何年龄均可发病。主要侵袭生殖系统、泌尿系统黏膜的柱状上皮和变移上皮（移行上变），以宫颈管受感染最为常见。

主要是通过性交直接传播，多为男性先感染淋菌后再传播给女性。间接传播比例较小，主要通过含菌衣物、毛巾、床单、浴盆等物品及消毒不彻底的检查器械等传播。此外，还可通过母体产道传染给新生儿。

【临床表现】

潜伏期为1～10日，平均为3～5日。感染初期病变局限于下生殖道、尿道，如病情进一步发展可累及上生殖道。按病理过程分为急性和慢性淋病。

1. 急性淋病　主要症状是尿频、尿急、尿痛、排尿困难，白带多呈黄色脓性，外阴部红肿、有烧灼感。妇科检查见外阴、阴道口及尿道口充血，穹隆及宫颈明显充血，脓性分泌物自宫颈口流出。当病情发展严重时可致急性盆腔炎，甚至中毒性休克。

2. 慢性淋病　急性淋病未经治疗或治疗不彻底可逐渐转为慢性，表现为慢性尿道炎、尿道旁腺炎、前庭大腺炎、慢性宫颈炎、慢性输卵管炎等。淋菌可潜伏在尿道旁腺、前庭大腺或宫颈黏膜深处，引起急性发作。

【对妊娠、胎儿及婴幼儿的影响】

感染淋菌的孕妇占1％～8％，孕期感染可致流产、胎膜早破、早产、胎儿宫内感染（易发生胎儿窘迫、胎儿宫内生长受限、死胎、死产）。约1/3新生儿在通过未治疗产妇软产道分娩时感染，可发生新生儿淋菌性结膜炎、肺炎，甚至淋菌性败血症。

【辅助检查】

1. 分泌物涂片检查　取宫颈或尿道口脓性分泌物涂片行革兰染色见淋菌，可做出淋病初步诊断。

2. 分泌物淋菌培养　对涂片可疑或临床表现可疑但涂片阴性者，应取宫颈分泌物送培养。这是诊断淋病的金标准。

3. 聚合酶链反应(PCR)　取宫颈管分泌物提取 DNA,进行基因检测淋菌 DNA,可确诊。

【治疗要点】

1. 急性淋病　以药物治疗为主。应尽早、彻底治疗,遵循及时、足量、规范用药的原则。目前首选药物以第三代头孢菌素为主,可选用头孢曲松钠加红霉素、阿奇霉素或多西环素。孕妇禁用喹诺酮类及四环素类药物。性伴侣应同时治疗。

2. 慢性淋病　需综合治疗,包括药物治疗、支持疗法、对症处理、物理疗法及手术治疗等。

【护理诊断/问题】

1. 皮肤完整性受损　与病原体感染引起皮肤黏膜破损有关。

2. 自尊紊乱　与不洁性行为和社会歧视有关。

3. 焦虑　与治疗效果不佳或无法治愈,担心胎儿、新生儿健康有关。

4. 知识缺乏　与缺乏淋病的防治知识有关。

【护理措施】

1. 心理护理　尊重患者,给予适当的关心、安慰,解除患者求医的顾虑。向患者强调急性期及时、彻底治疗的重要性和必要性,解释头孢曲松钠治疗的作用和效果,以防疾病转为慢性,帮助患者树立治愈的信心。

2. 健康教育　治疗期间禁止性交。因为淋病患者有同时感染滴虫和梅毒的可能,所以应同时监测阴道滴虫、梅毒血清反应。此外,教会患者自行消毒隔离的方法,患者的内裤、浴盆、毛巾应煮沸消毒 5～10 min,患者所接触的物品及器具用 1% 苯酚溶液浸泡。

3. 指导随访　指导患者随访,判断疗效。患者于治疗结束后 2 周内,在无性接触史情况下符合下列标准为治愈:①临床症状和体征全部消失;②治疗结束后 4～7 日取宫颈管分泌物做涂片及细菌培养,连续 3 次均为阴性。

4. 急性淋病患者护理　嘱患者卧床休息,做好严密的床边隔离。将患者接触过的生活用品进行严格的消毒灭菌,污染的手需经消毒液浸泡消毒,防止交叉感染等。

5. 孕妇护理　在淋病高发地区,孕妇应做产前常规筛查,最好在妊娠早、中、晚期各做 1 次宫颈分泌物涂片镜检淋菌,进行淋菌培养,以便及早确诊并得到彻底治疗。

6. 新生儿护理　淋病产妇娩出的新生儿,均用 1% 硝酸银液滴眼,预防淋菌性眼炎,预防用头孢曲松钠 25～50 mg/kg(最大剂量不超过 125 mg)肌注或静脉注射,单次给药。新生儿可发生播散性淋病,于生后不久出现淋菌关节炎、脑膜炎、败血症等,治疗不及时可致新生儿死亡。淋病新生儿双亲必须同时治疗。

二、尖锐湿疣

【概述】

尖锐湿疣是由人乳头瘤病毒(human papilloma virus,HPV)感染引起的鳞状上皮疣状增生的病变。发病率仅次于淋病,居第二位。常与多种性传播性疾病同时存在。

【病因及传播途径】

尖锐湿疣与低危型 HPV6、HPV11 感染相关。早年性交、多个性伴侣、免疫力低下、吸烟及高性激素水平等是发病高危因素。温暖、潮湿的外阴皮肤有利于 HPV 的生长。

主要的传播途径是经性交直接传播,患者性伴侣中约 60% 发生 HPV 感染,其次是通过污染的衣物、器械间接传播。

【临床表现】

潜伏期为 3 周至 8 个月，平均为 3 个月，以 20～29 岁年轻女性居多。临床症状常不明显，部分患者有外阴瘙痒、烧灼痛或性交后疼痛不适。典型体征是初起为微小散在或呈簇状增生的粉色或白色小乳头状疣，柔软，其上有细小的指样突起，或为小而尖的丘疹，质地稍硬。病灶逐渐增大、增多，互相融合成鸡冠状、桑葚状或菜花状，顶端可有角化或感染溃烂。病变多发生在外阴性交易受损的部位，如阴唇后联合、小阴唇内侧、阴道前庭、尿道口等部位。

【对妊娠、胎儿及婴幼儿的影响】

妊娠期尖锐湿疣生长迅速，巨大尖锐湿疣可阻塞产道。此外，妊娠期尖锐湿疣组织脆弱，阴道分娩时容易导致大出血。孕妇患尖锐湿疣，有垂直传播的危险。胎儿宫内感染极罕见，有报道个别胎儿出现畸胎或死胎。在幼儿期有发生喉乳头瘤的可能。其传播途径是经宫内感染、产道感染还是出生后感染尚无定论，一般认为是通过软产道感染。

【辅助检查】

1. 醋酸白试验 HPV 感染区皮肤变白。

2. 组织病理学检查 取病变处赘生物病检，见挖空细胞可确诊。

3. 核酸检测 采用 PCR 技术及 DNA 探针杂交检测 HPV-DNA 并确定其分型。

【治疗要点】

1. 未孕或妊娠 36 周前 以局部用药为主，常用药物为 50％三氯醋酸、5％氟尿嘧啶等，也可用冷冻治疗、激光治疗，巨大尖锐湿疣可行手术切除，痊愈后再采用药物局部治疗。

2. 妊娠近足月或足月 病灶局限于外阴，仍可行冷冻或手术切除病灶，再经阴道分娩。若病灶位于外阴、阴道、宫颈，阴道分娩易造成软产道裂伤、出血，则应行剖宫产术结束分娩。

【护理诊断/问题】

1. 舒适的改变 与瘙痒、烧灼痛有关。

2. 自尊紊乱 与不洁性行为和社会歧视有关。

3. 知识缺乏 与缺乏尖锐湿疣的防治知识有关。

【护理措施】

1. 尊重患者 以耐心、热情、诚恳的态度对待患者，了解并解除其思想顾虑、负担，使患者做到患病后及早到医院接受正规诊断和治疗。

2. 加强健康教育 保持外阴清洁、卫生，避免混乱的性关系，强调预防为主的重要性。被污染的衣裤、生活用品要及时消毒。WHO 推荐性伴侣应进行尖锐湿疣的检查并告知患者尖锐湿疣具有传染性，推荐使用避孕套阻断传播途径，强调性伴侣同时治疗。

3. 患病孕妇护理 妊娠期做好外阴护理，足月或近足月孕妇病灶大，影响阴道分娩者应选择剖宫产术，并为其提供相应的手术护理。

4. 随访指导 目前尚无根除 HPV 的方法。尖锐湿疣患者的治愈标准是疣体消失，治愈率高，但有复发可能，患者需要遵医嘱随访接受指导。对反复发作的顽固病例应及时做活检排除恶变。

5. 新生儿护理 出生后需彻底洗澡，如无窒息，则不用吸痰管清理呼吸道，以免损伤喉黏膜，导致日后婴幼儿喉乳头瘤的发生。

三、梅毒

【概述】

梅毒是由苍白密螺旋体引起的慢性全身性性传播疾病。

【病因及传播途径】

苍白密螺旋体在体外干燥条件下不易生存,一般消毒剂及肥皂水均可将其杀灭。传染源是梅毒患者,最主要的传播途径是通过性交传播,占 95%。此外,可通过接吻、哺乳、输血、衣裤、被褥、浴具等间接传播,但机会极少。

【临床表现】

根据其病程分为早期梅毒与晚期梅毒。早期梅毒指病程在 2 年以内,包括:①一期梅毒(硬下疳);②二期梅毒(全身皮疹);③早期潜伏梅毒(感染 1 年内)。晚期梅毒指病程在 2 年以上,包括:①皮肤、黏膜、骨、眼等梅毒;②心血管梅毒;③神经梅毒;④内脏梅毒;⑤晚期潜伏梅毒。根据其传播途径不同分为后天梅毒与先天梅毒。

早期主要表现为硬下疳、硬化性淋巴结炎、全身皮肤黏膜损害,晚期表现为永久性皮肤黏膜损害,可侵犯心血管、神经系统等重要脏器,导致劳动力丧失甚至死亡。

【辅助检查】

1. 分泌物涂片检查　一期梅毒在硬下疳部位取少许血清渗出液或淋巴穿刺液放于玻片上,加 0.9%氯化钠溶液后查到梅毒螺旋体即可以确诊。

2. 梅毒血清学检查　①非螺旋体试验:是常规筛查梅毒的方法。②螺旋体试验:测定血清特异性抗体。

3. 脑脊液检查　淋巴细胞$\geqslant 10 \times 10^6$/L,蛋白量> 50 mg/L。性病研究实验室试验(VDRL)阳性为神经梅毒。

【治疗要点】

梅毒的治疗原则是早期明确诊断,及时治疗,用药足量,疗程规范。首选青霉素疗法。青霉素过敏者,首选脱敏和脱敏后青霉素治疗。妊娠期患者禁用四环素和多西环素。性伴侣应同时接受检查及治疗。

【护理诊断/问题】

1. 自尊紊乱　与不洁性行为和社会歧视有关。

2. 知识缺乏　与缺乏梅毒的防治知识有关。

【护理措施】

1. 心理护理　正确对待患者,尊重患者,帮助其树立治愈的信心和生活的勇气。

2. 健康教育　治疗期间禁止性交,性伴侣应同时进行检查及治疗。经充分治疗后,应随访 2~3 年。

3. 孕妇及新生儿护理　建议所有孕妇在初次产科检查时做梅毒血清学筛查,必要时在妊娠末期或分娩期重复检查,以明确诊断及时治疗。对用药的孕妇提供相应护理,使患有梅毒的孕妇了解治疗方案、用药目的、原则及注意事项,取得其配合。所有已确诊为先天梅毒的新生儿均需要按医嘱接受治疗,若青霉素过敏,可改用红霉素。

目标检测

1. 患者,女,35 岁。5 天前于游泳池游泳后出现白带增多及外阴瘙痒,医生诊断为滴虫阴道炎。护士告知患者滴虫阴道炎白带的典型特征是(　　　)。

A. 黄色水样　　　　　　　　B. 豆渣样　　　　　　　　C. 稀薄泡沫状

D. 均匀一致、稀薄　　　　　E. 烂鱼肉样腥臭味

2. 患者,女,45岁。近日感外阴瘙痒,白带增多,呈稀薄状且有腥臭味来就诊。医生应该建议她做下列哪一项检查?(　　)

A. 宫颈刮片　　　　　　　　B. 阴道分泌物悬滴检查　　　　　C. 宫颈管涂片

D. 阴道窥器检查　　　　　　E. 阴道侧壁涂片

3. 患者,女,65岁。因患老年性阴道炎,向护士询问发病原因,护士告知她是因为直接影响阴道自净作用的激素水平下降,这个激素是(　　)。

A. 促性腺激素　　　　　　　B. 雌激素　　　　　　　　　　　C. 促卵泡激素

D. 孕激素　　　　　　　　　E. 促性腺激素释放激素

4. 患者,女,34岁。因外阴不适就诊。辅助检查:胺试验有烂鱼肉样腥臭味。线索细胞检查:线索细胞>20%(+)。阴道pH值:4.7~5.7。此患者所患疾病最可能是(　　)。

A. 非特异性阴道炎　　　　　B. 细菌性阴道病　　　　　　　　C. 外阴瘙痒症

D. 滴虫阴道炎　　　　　　　E. 外阴阴道假丝酵母菌病

5. 患者,女,25岁,已婚。尖锐湿疣患者。下列针对该尖锐湿疣患者不合适的处理措施是(　　)。

A. 大的尖锐湿疣可行手术切除

B. 局部用药为主

C. 治疗期间禁止性生活

D. 孕妇无须治疗,选择剖宫产终止妊娠即可

E. 可用冷冻治疗、CO_2激光治疗

6. 患者,女,32岁。医生诊断为淋病。关于淋病的治疗,下列各项中不正确的是(　　)。

A. 治疗原则是尽早、彻底、及时、足量、规范用药

B. 治疗结束后检查淋菌阴性即可确定为治愈

C. 性伴侣需同时治疗

D. 首选药物以第三代头孢菌素为主

E. 淋病产妇所娩新生儿眼部应及时用红霉素眼膏,预防淋菌性结膜炎

7. 患者,女,52岁。外阴瘙痒5年,双侧大、小阴唇及其外周皮肤充血肿胀,局部呈点片状湿疹样变。阴道分泌物无异常。医嘱高锰酸钾坐浴,其浓度应是(　　)。

A. 1:20　　　B. 1:100　　　C. 1:500　　　D. 1:1000　　　E. 1:5000

(邬远林)

第十五章 月经失调患者的护理

第一节 功能失调性子宫出血患者的护理

临床病案

患者,女,15岁。13岁初潮,近3个月月经紊乱,经量较多。肛查:子宫正常大小,双侧附件区软,未触及包块。请问:

1. 该患者最可能的诊断是什么?
2. 拟给该患者调整月经周期,宜采用哪种方法,具体如何应用?

功能失调性子宫出血(dysfunctional uterine bleeding,DUB,简称功血)是由于生殖内分泌轴功能紊乱造成的异常子宫出血,分为无排卵性和有排卵性两大类。

一、无排卵性功能失调性子宫出血

【病因】

机体在精神紧张,环境、气候骤变,过度劳累等因素影响下,下丘脑-垂体-卵巢轴的功能调节紊乱,引起月经失调。此外,营养不良,严重贫血及代谢紊乱也可影响激素的合成、转运和代谢,而导致月经异常。

【病理】

无排卵性功血多发生于青春期与围绝经期妇女,但也可发生于生育年龄。

1. 青春期 下丘脑-垂体-卵巢轴间的调节功能尚未发育成熟,大脑中枢对雌激素的正反馈作用存在缺陷,FSH呈持续低水平,无促排卵性LH高峰形成而不能排卵。

2. 围绝经期 因卵巢功能衰退,卵巢对垂体促性腺激素反应低下,卵泡发育受阻而不能排卵。生育年龄妇女有时因应激等因素干扰,也可发生无排卵。

【临床表现】

无排卵性功血最常见症状是不规则子宫出血。月经周期紊乱,经期长短不一,出血量多少不定,量可少至点滴淋漓不尽,或可多至大量出血。有时数周、数月停经,然后出现不规则出血,出血量往往较大,持续 2～3 周甚至更长时间不能自止,可能导致贫血甚至休克,出血期间不伴有下腹疼痛或其他不适。

根据出血特点,异常子宫出血分为:①月经过多:周期规则,经期延长(超过 7 日)或经量多于 80 mL。②子宫不规则过多出血:周期不规则,经期延长,经量过多。③子宫不规则出血:周期不规则,经期可延长而经量不太多。④月经过频:月经频发,周期缩短,月经周期小于 21 日。

妇科检查生殖器官无器质性病变。

【辅助检查】

1. 诊断性刮宫　简称诊刮。目的是止血及明确子宫内膜病变。为确定卵巢有无排卵和黄体功能,应在月经来潮 6 h(不超过 12 h)内或预计即将来潮时刮宫。若为无排卵性功血,则表现为子宫内膜呈增生期改变,无分泌现象。

2. 基础体温测定　基础体温测定是测定排卵简单易行的方法。将每日清晨醒后静息状态下的基础体温绘成曲线图,无排卵者基础体温始终处于较低水平,呈单相型,见图 15-1。有排卵者基础体温曲线呈双相型。

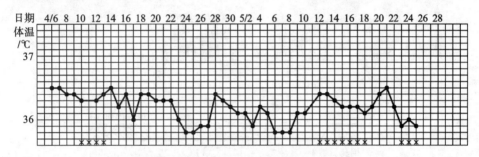

图 15-1　基础体温单相型(无排卵性功血)

3. 激素测定　经前 1 周测定血清孕酮值,若在卵泡期水平则为无排卵。

4. 宫颈黏液结晶检查　经前检查出现羊齿植物叶状结晶提示无排卵。

【治疗要点】

青春期及生育期患者以止血、调整月经周期、促排卵为主;围绝经期以止血、调整月经周期、减少经量、防止子宫内膜病变为原则。

1. 止血　对大量出血患者,要求性激素治疗 6～8 h 内见效,24～48 h 内出血基本停止。96 h 以上仍未止血,应考虑有器质性病变的可能。

(1) 性激素:有以下三种性激素治疗方法。

①联合用药:性激素联合用药的止血效果优于单一药物。急性大出血,病情稳定,可用复方单相口服避孕药。目前使用的是第三代短效口服避孕药,如去氧孕烯炔雌醇片、复方孕二烯酮片,用法为每次 1～2 片,每 8～12 h 口服 1 次,血止后每 3 日递减 1/3 量,至每日 1 片,维持至出血停止后 21 日周期结束。

②雌激素:应用大剂量雌激素可迅速促使子宫内膜生长,短期内修复创面而止血,也称"子宫内膜修复法"。适用于急性大量出血患者。常用药物有苯甲酸雌二醇、结合雌激素(倍美力)等,血止 3 日后按每 3 日递减 1/3 量调整。所有雌激素疗法在血红蛋白计数增加至 90 g/L 以上后均必须加用孕激素,利于停药后子宫内膜的完全脱落。大剂量雌激素止血对有血液高凝或有血栓性疾病史的患者禁用。

③孕激素:孕激素治疗也称"子宫内膜脱落法"或"药物刮宫"。止血作用机制是使雌激素作用下持续增生的子宫内膜转化为分泌期,而达到止血效果。适用于体内已有一定雌激素水平、血红蛋白计数>80 g/L,生命体征稳定的患者。以炔诺酮为例,治疗出血量较多的功血时,首剂量5 mg,每8 h口服1次,血止2~3日后每隔3日递减1/3量,直至维持量为每日2.5~5.0 mg,持续用至血止后21日停药,停药后3~7日发生撤药性出血。

(2)刮宫术:刮宫可以迅速止血。围绝经期及病程长的育龄期妇女应先考虑使用刮宫术。

(3)辅助治疗:①一般止血药:氨甲环酸、维生素K等。②丙酸睾酮:对抗雌激素,减少盆腔充血和增加子宫血管张力,协助止血。③纠正凝血功能、贫血等。

2. 调整月经周期

(1)雌、孕激素序贯法:即人工周期。模拟自然月经周期中卵巢的内分泌变化,将雌、孕激素序贯应用,使子宫内膜发生相应变化。适用于青春期或生育期功血内源性雌激素较低者。雌激素自血止周期撤退性月经第5日起用药,妊马雌酮1.25 mg,每晚1次,连服21日,服雌激素11日起加用醋酸甲羟孕酮10 mg,每日1次,连用10日,连续3个周期为一疗程。见图15-2。

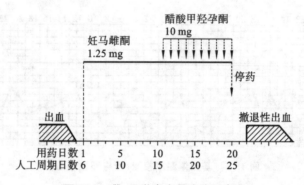

图15-2　雌、孕激素序贯疗法示意图

(2)雌、孕激素联合疗法:此法开始即用孕激素。常用口服避孕药。一般自血止周期第5日起,每日1片,连服21日,1周为撤药出血间隔,连续3个周期为一疗程。

(3)后半周期疗法:适用于青春期或活检为增殖期内膜功血。可于月经周期后半期(撤退性出血的第16~25日)每日服用醋酸甲羟孕酮10 mg,或每日肌注孕酮20 mg,连用10日为1周期,共3个周期为一疗程。

3. 促排卵　功血患者经上述调整周期治疗几个疗程后,部分患者可恢复自发排卵。对有生育要求的无排卵不孕患者,可针对病因促排卵。常用促排卵药物有氯米芬、人绒毛膜促性腺激素。

【护理诊断/问题】

1. 潜在并发症　贫血、休克。

2. 有感染的危险　与子宫不规则出血、出血量多导致严重贫血,机体抵抗力下降有关。

3. 焦虑　与反复不规则阴道出血、担心疾病性质或治疗效果不佳有关。

4. 知识缺乏　与缺乏如何正确使用性激素相关知识有关。

【护理措施】

1. 一般护理　加强营养,纠正贫血,注意休息,补充铁剂、维生素C和蛋白质。

2. 预防感染　严格无菌操作,保持会阴清洁。严密监测生命体征,遵医嘱合理应用抗生素。

3. 遵医嘱指导患者正确使用性激素

（1）遵医嘱正确用药，正确使用性激素，不得随意停服和漏服。雌激素减量必须在血止后开始，每 3 日减量 1 次，每次减量不能超过原剂量的 1/3，直至维持量，持续用至血止后 20 日停药。如出现不规则阴道出血，应及时就诊。

（2）大剂量雌激素口服治疗时可能引起恶心、呕吐等胃肠道反应，应选择饭后服用。应用雄激素治疗时，月总量不能超过 300 mg，避免女性男性化。

4. 心理护理　缓解焦虑，建立良好的护患关系，鼓励患者表达内心感受，解除思想顾虑，缓解焦虑。

【健康教育】

保持良好的卫生习惯，勤换会阴垫和内裤，月经期禁止盆浴及性生活，防止感染。

二、排卵性月经失调

排卵性月经失调多发生于生育年龄妇女，较无排卵性功血少见。患者有周期性排卵，因此临床上仍有可辨认的月经周期。有以下几种类型。

（一）月经过多

月经过多指月经周期规则、经期正常，但经量增多。

【临床表现】

一般表现为月经周期规则、经期正常，但经量增多超过 80 mL。妇科检查无引起异常子宫出血的生殖器官器质性病变。

【治疗】

1. 止血药　如氨甲环酸 1 g，2～3 次／日，可减少 54％的经量。

2. 宫内孕激素释放系统　宫腔每日释放左炔诺孕酮 20 μg，有效期 5 年。经量会减少，20％～30％会出现闭经。副作用少。

3. 孕激素内膜萎缩法　详见无排卵性功血治疗。

4. 复方短效口服避孕药　抑制内膜增生，使内膜变薄，减少出血量。

（二）月经周期间出血

月经周期间出血又分为黄体功能异常和围排卵期出血。

1. 黄体功能异常　黄体功能异常分黄体功能不全和子宫内膜不规则脱落两类。

1）黄体功能不全（luteal phase defect，LPD）：月经周期中有卵泡发育及排卵，但黄体期孕激素分泌不足或黄体过早衰退，导致子宫内膜分泌反应不良和黄体期缩短。

【病理】

子宫内膜形态一般表现为分泌期内膜腺体分泌不良，间质水肿不明显或腺体与间质不同步。内膜活检显示分泌反应落后 2 日。

【临床表现】

一般表现为月经周期缩短。有时月经周期虽在正常范围内，但卵泡期延长、黄体期缩短，以致患者不易受孕或在妊娠早期流产。排卵后基础体温上升缓慢，高温相仅维持 9～10 日（小于 11 日）（图 15-3）。

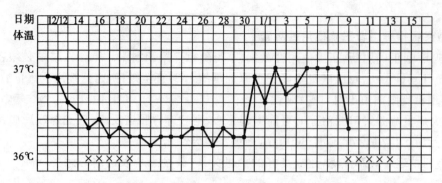

图 15-3　基础体温双相型(黄体功能不全)

【治疗】

(1) 促进卵泡发育:针对其发生原因,促使卵泡发育和排卵。①卵泡期使用低剂量雌激素:低剂量雌激素能协同 FSH 促进卵泡发育,月经第 5 日起每日口服妊马雌酮 0.625 mg 或戊酸雌二醇 1 mg,连续 5～7 日。②氯米芬:氯米芬通过与内源性雌激素受体竞争性结合,促使垂体释放 FSH 和 LH,达到促进卵泡发育的目的。月经第 3～5 日开始每日口服氯米芬 50 mg,连服 5 日。

(2) 促进月经中期 LH 峰形成:当卵泡成熟后,给予绒促性素 5000～10000 IU 一次或分两次肌内注射,以加强月经中期 LH 排卵峰,达到不使黄体过早衰退和提高其分泌孕酮的目的。

(3) 黄体功能刺激疗法:于基础体温上升后开始,隔日肌内注射绒促性素 1000～2000 IU,共 5 次,可使血浆孕酮明显上升,延长黄体期。

(4) 黄体功能补充疗法:一般选用天然孕酮制剂,自排卵后开始每日肌内注射孕酮 10 mg,共 10～14 日,以补充黄体孕酮分泌不足。

(5) 黄体功能不全合并高催乳素血症的治疗:使用溴隐亭,每日 2.5～5.0 mg,可使催乳素水平下降,并促进垂体分泌促性腺激素及增加卵巢雌、孕激素分泌,从而改善黄体功能。

(6) 口服避孕药:尤其适用于有避孕需求的患者。一般周期性使用口服避孕药 3 个周期,病情反复者酌情延至 6 个周期。

2) 子宫内膜不规则脱落:月经周期有排卵,黄体发育良好,但萎缩过程延长,导致子宫内膜不规则脱落。

【病理】

正常月经第 3～4 日时,分泌期子宫内膜已全部脱落。黄体萎缩不全时,月经期第 5～6 日仍能见到呈分泌反应的子宫内膜。常表现为混合型子宫内膜,即残留的分泌期内膜与出血坏死组织及新增生的内膜混合共存。

【临床表现】

表现为月经周期正常,但经期延长,长达 9～10 日,且出血量多。基础体温下降缓慢,高温相持续时间长(图 15-4)。

【治疗】

(1) 孕激素:孕激素通过调节下丘脑-垂体-卵巢轴的反馈功能,使黄体及时萎缩,内膜按时完整脱落。方法:自排卵后第 1～2 日或下次月经前 10～14 日开始,每日口服甲羟孕酮 10 mg,连服 10 日。有生育要求者肌内注射孕酮注射液。无生育要求者也可口服单相口服避孕药,自月经周期第 5 日开始,每日 1 片,连续 21 日为 1 个周期。

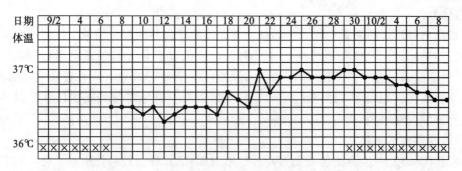

图 15-4　基础体温双相型（子宫内膜不规则脱落）

（2）绒促性素：用法同黄体功能不全，有促进黄体功能的作用。

（3）复方短效口服避孕药：抑制排卵，控制周期。

2. 围排卵期出血　在 2 次月经中间，即排卵期，由于雌激素水平短暂下降，使子宫内膜失去激素的支持而出现部分子宫内膜脱落，引起有规律性的阴道流血，称围排卵期出血。

【发病机制】

原因不明，可能与排卵前、后激素水平的波动有关。出血期不超过 7 日，多数持续 1～3 日，血停数日后又出血，量少，时有时无。

【治疗】

可用复方短效口服避孕药，抑制排卵，控制周期。

【护理诊断/问题】

1. 潜在并发症　贫血、休克。

2. 有感染的危险　与子宫不规则出血、出血量多导致严重贫血，机体抵抗力下降有关。

3. 焦虑　与反复不规则阴道出血、担心疾病性质或治疗效果不佳有关。

4. 知识缺乏　与缺乏如何正确使用性激素相关知识有关。

【护理措施】

同无排卵性功血。

第二节　闭经患者的护理

 临床病案

　　患者，女，16 岁。14 岁初潮，LMP：8 个月前。追问病史，不食肉，每日饭量 2～3 两及少量蔬菜。请问：

　　1. 该患者的疾病诊断是什么？

　　2. 怎样对该患者进行护理指导？

【概述】

闭经是妇科疾病的常见症状。根据既往有无月经来潮将闭经分为原发性闭经和继发性闭经两类。年龄超过 15 岁(有地域性差异),第二性征已发育且无月经来潮者,或年龄超过 13 岁,第二性征尚未发育,且无月经来潮者称为原发性闭经,约占 5%。以往曾建立正常月经,但以后因某种病理性原因而月经停止 6 个月以上者,或按自身原来月经周期计算停经 3 个周期以上者称为继发性闭经,约占 95%。

【病因及发病机制】

原发性闭经较少见,由遗传或先天发育缺陷引起;继发性闭经与性腺轴及靶器官有关。以下丘脑性闭经最常见。

1. 下丘脑性闭经 常见原因有精神、神经因素引起神经内分泌障碍导致闭经;严重营养不良或长期消耗性疾病导致闭经;剧烈运动致机体肌肉与脂肪比例增加或总体脂肪减少导致闭经,因为脂肪是合成甾体激素的原料。另外运动加剧后 GnRH 释放受到抑制可引起闭经。长期应用某些药物如吩噻嗪及其衍生物(奋乃静、氯丙嗪)以及甾体类避孕药,抑制下丘脑分泌 GnRH 或使垂体分泌催乳素增加,可出现闭经和异常乳汁分泌。一般在停药后 3～6 个月,月经自然恢复。

2. 垂体性闭经 主要病变在垂体。由于垂体促性腺激素分泌失调或垂体器质性病变,影响了卵巢功能而导致闭经。常见的原因有垂体肿瘤、席汉综合征、原发性垂体促性腺功能低下等。

3. 卵巢性闭经 闭经的原因在卵巢。因卵巢分泌激素水平低下,不能引起子宫内膜的周期性变化所致。常见的原因有先天性卵巢发育不全或缺如、卵巢功能早衰、卵巢功能性肿瘤或多囊卵巢综合征。

4. 子宫性闭经 闭经的原因在子宫。月经的调节功能正常,第二性征发育也正常,但子宫内膜对卵巢激素不能产生正常的反应,从而引起闭经。常见的原因有子宫发育不全或缺如、因刮宫过度造成子宫内膜损伤或粘连、子宫内膜炎、宫腔放射性治疗等。

【辅助检查】

1. 子宫功能检查 包括诊断性刮宫、药物撤退试验(包括孕激素试验和雌激素试验)等。

2. 卵巢功能检查 包括基础体温测定、阴道脱落细胞检查、宫颈黏液结晶检查、血甾体激素测定、B 超检查及卵巢兴奋试验。

3. 垂体功能检查 包括血 PRL(催乳素)、FSH、LH 放射免疫测定,垂体兴奋试验、影像学检查、甲状腺功能及肾上腺功能等检查。

4. 其他检查 染色体核型分析等。

【治疗要点】

1. 全身治疗 首先要排除精神和环境因素的影响,改善全身健康情况及心理状态。

2. 积极治疗 积极治疗诱发闭经的原发疾病。

3. 激素治疗 补充激素不足及拮抗激素过多。

4. 手术治疗 适用于生殖器畸形、粘连、垂体及生殖器官肿瘤。

【护理诊断/问题】

1. 焦虑 与担心身心健康有关。

2. 功能障碍性悲哀 与担心失去女性生育能力有关。

【护理措施】

1. 心理护理 加强心理护理,鼓励患者表达自己的感受,向患者提供诊疗信息。

2. 疾病护理　指导合理用药。注意患者体重增减与闭经的关系,对肥胖引起的闭经应告知患者及时治疗内分泌疾病。对运动性闭经者,应适当减少运动量。

第三节　痛经患者的护理

　临床病案

　　范某,女,18岁,学生。患者近2年来,每遇经期第2日便开始出现下腹剧烈疼痛,经色暗红,有血块,排出血块及腐肉片样物后腹痛减轻,伴面色苍白,汗出肢冷,恶心、呕吐。请问:

　　1. 对该患者的诊断是什么?

　　2. 该病的治疗原则是什么?

【概述】

　　凡在行经前、后或月经期出现下腹痉挛性疼痛、坠胀、腰酸或合并头痛、头晕、乏力、恶心等其他不适,症状严重以致影响生活和工作者称为痛经。

【病因及发病机制】

　　原发性痛经的发生主要与月经时子宫内膜合成和释放前列腺素增加有关。原发性痛经者子宫内膜和月经血中前列腺素 F_{2a} 和前列腺素 E_2 明显高于正常妇女。前列腺素具有刺激子宫平滑肌收缩,使子宫张力增加、过度痉挛,从而导致痛经。精神紧张、恐惧、焦虑、过度敏感、寒冷刺激、经期剧烈运动以及生化代谢产物均可通过中枢神经系统刺激盆腔疼痛纤维。无排卵性子宫内膜因无孕酮刺激,前列腺素浓度很低,一般不发生痛经。

【临床表现】

　　原发性痛经常见于青少年期,多在月经初潮的1~2年内发病。下腹疼痛是痛经的主要症状。疼痛最早出现于经前12 h,月经第1日最剧烈,常呈阵发性痉挛性疼痛,持续时间长短不一,多于2~3日后缓解。严重者疼痛可放射到外阴、肛门、腰骶部、大腿内侧。并伴有恶心、呕吐、腹痛、腹泻、头晕、乏力等症状,甚至可有四肢厥冷、面色苍白、出冷汗等。妇科检查时无异常发现。

【治疗要点】

1. 一般治疗　避免精神刺激或过度疲劳。重视心理治疗。阐明月经时出现轻度不适是生理反应,消除紧张和顾虑可缓解疼痛。充足的休息和睡眠、规律和适当的锻炼、戒烟均对缓解疼痛有一定的帮助。

2. 药物治疗

（1）前列腺素合成酶抑制剂:可减少前列腺素的释放,减轻疼痛。如布洛芬200~400

mg,每日 3～4 次；或酮洛芬 50 mg,每日 3 次。

（2）口服避孕药：通过抑制排卵减少月经血前列腺素含量。适用于有避孕要求的女性。

【护理诊断/问题】

1. 疼痛　与经期子宫收缩、痉挛有关。

2. 睡眠型态紊乱　与痛经有关。

【护理措施】

1. 心理护理　关心并理解患者的不适,为患者提供心理支持,给予安慰与理解。

2. 疼痛护理　热敷腹部和进食热的饮料有助于缓解疼痛。症状严重者按医嘱给予止痛药、镇静剂。如经期经常服用止痛剂,需观察药物依赖症状是否出现,并及时报告医生。

【健康教育】

（1）向患者介绍有关月经的生理卫生知识。

（2）进行经期保健的教育,告知患者注意经期清洁、卫生,经期避免性生活等。

（3）提醒患者注意合理休息,保证充足睡眠,鼓励患者摄取足够的营养。

第四节　绝经综合征患者的护理

 临床病案

　　患者,女,47 岁。近一年月经周期逐渐延长,目前 2～3 个月行经 1 次,经量较少。伴潮热,出汗明显,有全身骨关节肌肉疼痛。既往月经规律。1 周前查性激素：FSH 79 IU/L,LH 35 IU/L,E₂ 15.7 pg/mL。请问：

　　1. 对该患者的诊断是什么？

　　2. 该病的治疗原则是什么？

【概述】

绝经综合征指妇女绝经前、后出现性激素波动或减少所致的一系列躯体及精神心理症状。月经永久性停止,称绝经。绝经分为自然绝经和人工绝经。自然绝经指卵巢内卵泡生理性耗竭所致的绝经；人工绝经指两侧卵巢经手术切除或放射线照射等所致的绝经。人工绝经者更易发生绝经综合征。

【临床表现】

1. 月经紊乱　月经紊乱是常见症状。可表现为月经周期不规则、经期持续时间长、经量增多或减少。

2. 血管舒缩症状　表现为潮热、出汗,是血管舒缩功能不稳定的表现,是围绝经期综合征最突出的特征性症状之一。夜间或应激状态易促发该症状。此种血管功能不稳定可历时 1

年,有时长达 5 年或更长。

3. 心血管疾病　雌激素对女性心血管系统具有保护作用。绝经后妇女易发生动脉粥样硬化、心肌梗死、高血压和脑出血。

4. 泌尿生殖道症状　表现为泌尿生殖道萎缩症状。常有尿失禁,排尿困难,反复发作的泌尿系统感染,阴道发干,性交困难,反复发作的阴道炎。

5. 骨质疏松　雌激素是维持妇女骨钙含量的关键激素。围绝经期过程中约 25％的妇女有骨质疏松症,其发生与雌激素下降有关。骨质疏松可能引起骨骼压缩使体格变小,严重者可致骨折。

6. 精神、神经症状　表现为忧郁、多疑、激动易怒、情绪低落,不能自我控制。同时还出现注意力不集中、记忆力减退、行动迟缓、失眠等症状。

【治疗原则】

(1) 重视精神心理治疗,对情绪不稳定者适当选用镇静剂、谷维素、更年安等。

(2) 激素替代治疗:主要用于缓解绝经症状(血管舒缩症状及泌尿生殖道萎缩症状),也是预防骨质疏松的有效方法。其禁忌证有不明原因的子宫出血、已证实或可疑患有乳腺癌、与性激素相关的恶性肿瘤等。激素替代治疗的副作用除有服用性激素引起的乳房胀痛、水肿、色素沉着以外,还增加了患子宫内膜癌的危险性。

(3) 为预防骨质疏松,可补充钙剂、维生素 D、降钙素等,都有助于防止钙丢失造成的机体缺钙问题。

【护理诊断/问题】

1. 焦虑　与内分泌紊乱、精神因素有关。

2. 舒适的改变　与全身各系统出现的症状有关。

3. 知识缺乏　与缺乏性激素的使用和围绝经期的相关知识有关。

【护理措施】

1. 心理护理　向患者及家属介绍围绝经期相关知识,使患者理解这是一个正常的生理阶段。鼓励患者表达心理感受,理解患者的身体不适,提供精神、心理支持,协助患者度过此时期。

2. 指导正确用药　护士要让患者了解激素治疗的用药目的、剂量、用药方法及可能出现的副作用。

3. 饮食指导　围绝经期妇女易出现骨质疏松症,应多食钙含量丰富的食物,另外要注意补充足够的蛋白质,鼓励患者多晒太阳。

【健康教育】

定期进行体格检查,注意劳逸结合,积极参加社区娱乐活动。正确对待性生活。

目标检测

1. 功能失调性子宫出血最常见的类型为(　　)。

A. 无排卵性功血　　　　　　B. 排卵性功血　　　　　　C. 排卵期出血

D. 黄体功能不全　　　　　　E. 子宫内膜不规则脱落

2. 绝经过渡期功血治疗原则不包括(　　)。

A. 大量雌激素止血　　　　　B. 调整周期　　　　　　　C. 孕激素"药物刮宫"

D. 大量孕激素止血　　　　　E. 刮宫

3. 疑为子宫内膜不规则脱落者,取子宫内膜活检的理想时间是( )。

A. 月经第 1 日　　　　　　B. 月经第 5 日　　　　　　C. 月经干净后 3 日

D. 月经周期中间　　　　　　E. 月经来潮前 12 h

4. 不属于无排卵性功血者特点的是( )。

A. 基础体温单相

B. 好发于围绝经期和青春期

C. 阴道涂片示中、高度雌激素影响

D. 内分泌测定示 FSH 持续低水平,LH 无高峰形成,雌激素水平不稳定,无孕激素

E. 内膜病理示分泌不良

5. 为鉴别患者是排卵性或无排卵性功血,下述辅助检查无意义的项目是( )。

A. 基础体温测定　　　　　　　　　　B. 周期性孕激素测定

C. 月经前半周期做诊断性刮宫　　　　D. 周期性阴道脱落细胞涂片检查

E. 经前做宫颈黏液结晶检查

6. 患者,女,28 岁。14 岁来潮,周期正常。现停经 15 日,阴道出血持续 20 日,时多时少,无腹痛。妇科检查:宫颈光滑,颈管内有透明分泌物,做涂片见羊齿植物叶状结晶,子宫前位,大小正常,附件未扪及。可能的诊断是( )。

A. 异位妊娠　　　　　　　　　　B. 流产

C. 子宫内膜不规则脱落　　　　　　D. 无排卵性功血

E. 黄体功能不足

7. 患者,女,16 岁。月经初潮后一直紊乱 1 年半,本次月经持续 1 周不止,量多。检查:面色苍白,阴道口可见暗红色血块,子宫稍小于正常,双侧附件正常,为止血首选的处理是( )。

A. 雌激素止血　　　　　　B. 孕激素止血　　　　　　C. 雌激素、雄激素止血

D. 缩宫素止血　　　　　　E. 诊刮止血

8. 患者,女,21 岁,未婚。18 岁初潮,经量少,周期为 3～6 个月 1 次,LMP:8 个月前。追问病史,不食肉,每日饭量 2～3 两及少量蔬菜。检查:形体消瘦,乳房发育不良,阴毛稀少,外阴未婚型,子宫稍小,双侧附件正常,对此患者的首选治疗为( )。

A. 雌激素周期治疗　　　　B. 补充多种维生素　　　　C. 用 HCG 诱发排卵

D. 纠正全身健康状况　　　E. 孕激素周期治疗

9. 患者,女,34 岁。G_1P_0,既往月经规律,但近 1 年来月经周期紊乱,经期持续时间延长,经量不多,伴经期腹痛,行经 19 日至今未净,以下可排除的诊断是( )。

A. 子宫肌瘤　　　　　　　B. 无排卵性功血　　　　　　C. 排卵性功血

D. 异位妊娠　　　　　　　E. 子宫内膜炎

10. 患者,女,29 岁。结婚 3 年不孕,月经周期为 24～25 日,经期为 3～5 日,盆腔检查正常,连测 3 个周期基础体温双相,高温相持续 9～10 日,诊断为( )。

A. 正常月经　　　　　　　B. 无排卵性功血　　　　　　C. 黄体发育不全

D. 黄体萎缩不全　　　　　E. 子宫内膜炎

11. 下列可诊断为子宫性闭经的项目是( )。

A. 雌激素试验阳性　　　　B. 孕激素试验阳性　　　　　C. 垂体兴奋试验阴性

D. 雌激素试验阴性　　　　E. 孕激素试验阴性

12. 下列与排卵无关的项目是（　　）。

A. 基础体温呈双相曲线

B. 阴道涂片多为中层细胞和角化前细胞

C. 宫颈黏液涂片见羊齿植物叶状结晶

D. 子宫内膜呈分泌反应

E. 卵巢内膜黄体形成

13. 因闭经行卵巢功能检查,下列无关的项目是（　　）。

A. 测基础体温　　　　　　　B. 阴道脱落细胞学检查　　　　　C. 宫颈黏液结晶检查

D. 行子宫输卵管碘油造影　　　E. 测血中雌、孕激素

14. 卵巢性闭经不包括（　　）。

A. 卵巢早衰　　　　　　　　B. 卵巢切除　　　　　　　　　　C. 卵巢功能性肿瘤

D. 低促性腺激素性闭经　　　　E. 多囊卵巢综合征

15. 下列可能引起闭经的疾病应排除（　　）。

A. 甲亢　　　　　　　　　　B. 肾上腺皮质功能亢进　　　　　C. 胰岛素抵抗综合征

D. 垂体泌乳素瘤　　　　　　E. 甲状旁腺功能亢进

16. 鉴别下丘脑、垂体性闭经的方法是（　　）。

A. 测基础体温　　　　　　　　　　　　　　B. 经期诊刮

C. 垂体兴奋试验(GnRH 刺激试验)　　　　　D. 卵巢兴奋试验

E. 染色体检查

17. 下列关于基础体温的临床应用描述,错误的是（　　）。

A. 双相型提示有排卵

B. 单相型提示无排卵

C. 高温相持续 3 周以上,提示有可能妊娠

D. 高温相持续时间短于 11 日,提示黄体萎缩不全

E. 可以明确排卵日

18. 原发性闭经是指（　　）。

A. 年龄超过 13 岁,第二性征已发育或未发育,而无月经来潮者

B. 年龄超过 16 岁,第二性征已发育;或年龄超过 14 岁,第二性征未发育,而无月经来潮者

C. 年龄超过 14 岁,第二性征已发育,而无月经来潮者

D. 年龄超过 15 岁,第二性征已发育,而无月经来潮者

E. 年龄超过 18 岁,第二性征已发育或未发育,而无月经来潮者

19. 下列症状可能与绝经有关,但应排除（　　）。

A. 易于激动　　　　　　　　B. 肢体疼痛　　　　　　　　　　C. 尿频、尿急

D. 严重抑郁,多次自杀倾向　　E. 外阴灼热感,分泌物减少

20. 绝经后补充雌激素可以预防骨质疏松是因为（　　）。

A. 减少骨吸收　　　　　　　　　　　　　　B. 刺激骨形成增加

C. 使体重增加,从而增加骨密度　　　　　　D. 改善睡眠,促进钙的吸收

E. 增加食欲,促进钙的吸收

（吴小燕）

第十六章 女性生殖系统肿瘤患者的护理

第一节 子宫肌瘤患者的护理

临床病案

患者,女,40岁。近2年来月经量增多,经期延长,无腹痛。妇科检查:子宫3个月妊娠大小,表面结节感,无明显压痛。请问:

1. 该病例最可能的医疗诊断是什么?
2. 患者出现月经量增多的主要相关因素是什么?

【概述】

子宫肌瘤是女性生殖系统最常见的良性肿瘤,由子宫平滑肌及结缔组织组成。多见于30～50岁妇女,20岁以下少见。

【分类】

1. 按肌瘤生长部位分类 分为宫体肌瘤(90％)和宫颈肌瘤(10％),以宫体肌瘤多见。

2. 按肌瘤与子宫肌壁的位置关系分类 分为三种类型(图16-1)。

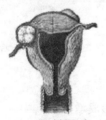 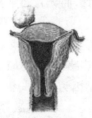 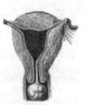 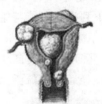

(a)肌壁间肌瘤　　(b)浆膜下肌瘤　　(c)黏膜下肌瘤　　(d)多发性子宫肌瘤

图 16-1　子宫肌瘤分类

(1) 肌壁间肌瘤:肌瘤位于子宫肌壁间,周围被肌层包围,占总数的60％～70％,最为常见。

（2）浆膜下肌瘤：肌瘤向子宫浆膜面生长，突向子宫表面，仅由浆膜层覆盖。有时肌瘤与子宫仅由一蒂相连，称带蒂浆膜下肌瘤。约占总数的 20%。

（3）黏膜下肌瘤：肌瘤向子宫黏膜方向生长，突出于宫腔，由黏膜层覆盖，占总数的 10%～15%。

各种类型的肌瘤可发生在同一子宫，称为多发性子宫肌瘤。

【病因】

确切病因尚未明确。一般认为其发生和生长可能与女性性激素长期刺激有关。雌激素使子宫肌细胞增生肥大，促进肌瘤生长。近年发现，孕激素也可以刺激子宫肌瘤细胞核分裂，促进肌瘤生长。

【病理】

1. 巨检 子宫肌瘤为实性球形包块，表面光滑，质地较硬，肌瘤压迫周围肌壁纤维形成假包膜，易剥出。切面常呈灰白色，可见漩涡状或编织状结构。

2. 镜检 可见肌瘤由梭形平滑肌细胞和不等量的纤维结缔组织构成。肌细胞大小均匀，排列成漩涡状或棚状，细胞核呈杆状。

【肌瘤变性】

肌瘤变性是指肌瘤失去原有的典型结构。当肌瘤生长较快，供血不足时，可以发生不同的变性。常见变性有以下五种。

1. 玻璃样变 又称透明变性，最为常见。肌瘤剖面漩涡状结构消失，由均匀透明样物质取代。

2. 囊性变 肌瘤玻璃样变继续发展，肌细胞坏死液化即可发生囊性变，此时子宫肌瘤变软，很难与妊娠子宫区别。

3. 红色样变 多见于妊娠期或产褥期，为肌瘤的一种特殊类型坏死。可能与肌瘤内小血管退行性变引起血栓及溶血、血红蛋白渗入肌瘤内有关。患者可有急性腹痛伴恶心、呕吐、发热，白细胞计数升高，检查发现肌瘤迅速增大、压痛。

4. 肉瘤样变 肌瘤恶变为肉瘤，少见。多见于绝经后伴疼痛和出血的患者。

5. 钙化 多见于蒂部细小、血供不足的浆膜下肌瘤及绝经后妇女的肌瘤。

【临床表现】

多数患者无自觉症状，仅在体检时发现。症状与肌瘤部位、大小、数目及有无变性有关。其中与部位关系最密切。

1. 月经改变 多见于黏膜下肌瘤及较大的肌壁间肌瘤。肌瘤使宫腔增大，子宫内膜面积增加并影响子宫收缩，从而引起经量增多、经期延长。黏膜下肌瘤一旦发生坏死、溃疡、感染则可出现持续阴道流血或脓性排液等。浆膜下肌瘤、肌壁间小肌瘤的患者常无明显月经改变。

2. 白带增多 多见于肌壁间肌瘤。肌瘤使宫腔面积增大、内膜腺体分泌增多。

3. 下腹部包块 当肌瘤逐渐增大使子宫超过 3 个月妊娠大小时，可从腹部触及包块。

4. 压迫症状 子宫前壁肌瘤，如压迫膀胱可引起患者尿频、尿急；宫颈肌瘤可引起排尿困难、尿潴留；子宫后壁肌瘤可引起下腹坠胀不适、便秘等症状。

5. 其他症状 常见的有轻微下腹坠胀、腰酸背痛等，经期可加重。可引起不孕或流产。

6. 体征 其体征与肌瘤的大小、位置、数目及有无变性有关。肌瘤较大者在腹部可扪及实质性肿块。妇科检查时，肌壁间肌瘤，子宫增大，表面结节状突起，质硬，无压痛；浆膜下肌瘤可扪及单个实质性球形包块，与子宫有蒂相连；黏膜下肌瘤位于宫腔内者子宫多均匀增大，有时可在宫颈口或阴道内见到红色、表面光滑的肌瘤。

【辅助检查】

1. B超检查 最常用。可确定肌瘤大小、生长部位、数量及有无变性。

2. 宫腔镜检查 主要用于观察黏膜下肌瘤的大小、位置。

【治疗要点】

应根据肌瘤大小、部位，有无症状，患者年龄及生育要求等全面考虑。

1. 保守治疗

（1）随访观察：适用于肌瘤小、无症状或已近绝经期患者，可每3～6个月定期检查。

（2）药物治疗：适用于子宫增大在妊娠8周以内，肌瘤小而月经量多，已近绝经期或某些暂不能手术者。常用药物有促性腺激素释放激素类似物（GnRH-a）、米非司酮等。

2. 手术治疗 手术仍是子宫肌瘤最常用的治疗手段。手术指征：①月经过多继发贫血，药物治疗无效者。②严重腹痛、性交痛或慢性腹痛、有蒂肌瘤扭转引起急性腹痛者。③体积大或引起膀胱、直肠等压迫症状者。④能确定肌瘤是不孕或反复流产的唯一原因者。⑤肌瘤生长较快，怀疑有恶变。手术方式主要分为子宫切除术和肌瘤剔除术。

3. 其他治疗 随着医学科学的发展，目前出现了许多新的微创治疗手段，有保留子宫、恢复快等优点，如子宫动脉栓塞术等。

【护理诊断/问题】

1. 有感染的危险 与贫血、机体抵抗力下降有关。

2. 焦虑 与担心恶变或影响生育有关。

3. 活动无耐力 与贫血有关。

【护理措施】

1. 心理护理 向患者讲解有关疾病的知识，告知患者子宫肌瘤属于良性肿瘤，消除不必要的顾虑，增强康复的信心。同时协助患者选择治疗方法。

2. 饮食护理 鼓励患者摄入富含蛋白质、维生素和铁的食物。患者应忌烟、酒，忌食辛辣食物。

3. 疾病护理

（1）阴道出血量多的患者的护理：阴道出血量多者应住院观察和治疗，避免发生危险。严密观察生命体征，观察有无面色苍白、脉搏细速等症状。保留会阴垫以准确估计阴道流血量和性质。大出血时，应及时与医师联系，及时处理。

（2）接受保守治疗的患者的护理：护士要努力使患者明确随访的时间、目的，留下患者的联系方式，嘱患者主动配合按时随访指导。

（3）接受药物治疗的患者的护理：向患者讲明药物名称、用药目的、剂量、方法、可能出现的不良反应及应对措施。并注意观察用药后的反应。如米非司酮不宜长期使用，因其拮抗孕激素，使子宫内膜长期受雌激素刺激，增加了子宫内膜增生的风险。

（4）需接受手术治疗的患者的护理：按腹部及阴道手术常规对患者进行护理。如患者出现急性腹痛、体温升高，应立即住院观察处理，并做好术前准备。若肌瘤脱出阴道内，应保持局部清洁，防止感染。

（5）术后患者的护理：按妇科手术常规对患者进行术后护理。注意观察手术后患者的体温、腹痛、手术切口及血常规的变化，有无感染征象，遵医嘱应用抗生素。行全子宫切除术的患者术后可有少量暗红色阴道流血，血量逐渐减少。若术后7～8日出现阴道流血，多为阴道残端肠线吸收所致,出血量不多者暂观察;出血较多者用压迫止血法。术后 1 个月应到医院随访,检查切口的愈合情况。

【健康教育】

告知患者应注意营养,适当活动,注意劳逸结合,月经期间应多休息,避免疲劳。

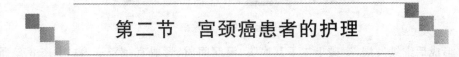

第二节 宫颈癌患者的护理

【概述】

宫颈癌是最常见的妇科恶性肿瘤之一,宫颈上皮内瘤变(CIN)的高发年龄为 25～35 岁,浸润癌为 50～55 岁,严重威胁妇女生命。近 40 年来,由于国内外普遍采用宫颈细胞学筛查方法,对患病妇女基本上做到了早发现、早诊断、早治疗,有效地控制了宫颈癌的发生和发展,使宫颈癌的发病率和死亡率有明显下降,但目前国内外仍有相当高的年死亡率。

【病因】

宫颈癌的发病因素目前尚不清楚。多种迹象表明,宫颈癌的发病可能是多种因素综合引起的。国内外大量临床和流行病学资料表明与以下因素有关。

1. 不良性行为及婚育史 多个性伴侣、初次性生活年龄未满 16 岁、早年分娩、多产等均与宫颈癌的发生有关。初次性生活年龄未满 16 岁者发病的危险性是初次性生活为 20 岁以上的两倍,可能与青春期宫颈发育尚未成熟对致癌物比较敏感有关。分娩次数增多,致使宫颈创伤概率增加。妊娠及分娩期的内分泌及营养变化使患宫颈癌的危险性增加。与有阴茎癌、前列腺癌或其性伴侣曾患宫颈癌的高危男子有性接触的女性也易患宫颈癌。

2. 病毒感染 人乳头瘤病毒(human papilloma virus,HPV)感染是宫颈癌的主要危险因素。其中以 HPV-16 及 HPV-18 型最常见。此外,单纯疱疹病毒Ⅱ型及人巨细胞病毒等也可能与宫颈癌的发生有关系。

3. 其他 吸烟可抑制机体的免疫功能,增加感染效应。宫颈癌发病率还与经济状况、种族和地理因素等有关。近年来还发现,应用屏障避孕法可降低宫颈癌发病的危险性。

【病理】

1. 镜检 宫颈癌好发于宫颈外口的鳞-柱上皮移行带。

(1)按组织学来源可分为:鳞状细胞癌(占 80%～85%)、腺癌(约占 15%)、鳞腺癌(占 3%～5%)。

(2)按宫颈病变的发生和发展过程分类:CIN 和宫颈浸润癌。CIN 分为以下三级(图 16-2)。

①Ⅰ级:即轻度不典型增生。上皮下 1/3 层细胞核明显增大,核染色稍加深,核分裂象少,细胞极性正常。

②Ⅱ级:即中度不典型增生。上皮下 1/3～2/3 层细胞核明显增大,核质比例增大,核深染,核分裂象较多,细胞极性尚存在。

③Ⅲ级:即重度不典型增生和原位癌。病变细胞几乎或全部占据上皮全层,细胞核异常增

大,核形不规则,核比例显著增大,染色较深,核分裂象增多,细胞排列紊乱,极性消失。

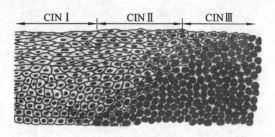

图 16-2　CIN 分级

CIN 形成后继续发展,突破上皮下基底膜,浸润间质,形成宫颈浸润癌(图 16-3)。原位癌的基本特点是癌细胞仅限于上皮内,基底膜完整,无间质浸润。

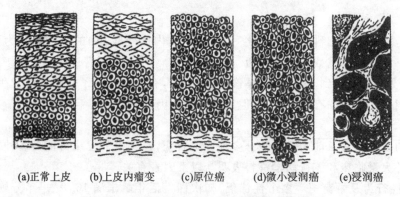

(a)正常上皮　(b)上皮内瘤变　(c)原位癌　(d)微小浸润癌　(e)浸润癌

图 16-3　宫颈正常上皮—上皮内瘤变—浸润癌

2. 巨检　病变早期宫颈外观正常或类似宫颈糜烂。随着病变发展表现为外生型(菜花型)、内生型(浸润型)、溃疡型和颈管型四种类型。

(1)外生型:最常见,病灶向外生长,呈乳头状或菜花样,组织脆,触之易出血。

(2)内生型:病灶向宫颈深部组织浸润,宫颈表面光滑或仅有柱状上皮异位,宫颈肥大变硬,呈桶状。

(3)溃疡型:外生型或内生型癌组织继续发展,合并感染并坏死脱落后形成溃疡或空洞,似火山口。

(4)颈管型:病灶发生于宫颈管内。

3. 转移途径　直接蔓延最常见,其次是淋巴转移,血行转移极少见。

【临床表现】

1. 症状

(1)阴道流血:常表现为接触性出血,即性生活或妇科检查后阴道流血。也可表现为不规则阴道流血,或经期延长、经量增多。老年患者常表现为绝经后不规则阴道流血。

(2)阴道排液:阴道排液增多,多发生在阴道流血后,为白色或血性,稀薄如水或米汤样,有腥臭味。晚期因癌组织坏死伴感染,可有大量米泔水样或脓性恶臭白带。

(3)晚期癌的症状:癌症晚期病变累及骨盆壁、闭孔神经、腰骶神经,可出现腰骶部或坐骨神经疼痛。病灶压迫输尿管或直肠,可出现尿频、尿急、肛门坠胀等。因长期疾病消耗而出现恶病质表现。

2. 体征　微小浸润癌可无明显病灶,宫颈光滑或呈糜烂样改变。随病情发展,局部出现不同体征。外生型癌可见向外突出的赘生物,触之易出血;内生型癌则表现为宫颈肥大、质硬、宫颈管膨大;晚期癌组织坏死脱落,形成溃疡或空洞伴恶臭。阴道壁受累时,可见到阴道壁有赘生物生长或阴道壁变硬。浸润宫旁时,宫旁组织增厚、质硬甚至形成"冰冻骨盆"。

【临床分期】

采用国际妇产科联盟(FIGO,2009 年)的临床分期标准(表 16-1、图 16-4)。临床分期在治疗前进行,治疗后不再更改。

表 16-1 宫颈癌的临床分期(FIGO,2009 年)

分期	肿瘤累及范围
Ⅰ期	肿瘤局限在宫颈(扩展至宫体将被忽略)
Ⅰ A	镜下浸润癌(所有肉眼可见的病灶,包括表浅浸润,均为Ⅰ B 期),间质浸润深度<5 mm,间质浸润宽度≤7 mm
Ⅰ A1	间质浸润深度≤3 mm,间质浸润宽度≤7 mm
Ⅰ A2	间质浸润深度>3 mm 且间质浸润深度<5 mm,间质浸润宽度≤7 mm
Ⅰ B	临床癌灶局限于宫颈,或者镜下癌灶>Ⅰ A
Ⅰ B1	临床癌灶≤4 cm
Ⅰ B2	临床癌灶>4 cm
Ⅱ期	肿瘤超越子宫,但未达骨盆壁或未达阴道下 1/3
Ⅱ A	肿瘤侵犯阴道上 2/3,无明显宫旁浸润
Ⅱ B	有明显宫旁浸润,但未达到盆壁
Ⅲ期	肿瘤已扩展到骨盆壁,在进行直肠指诊时,在肿瘤和盆壁之间无间隙。肿瘤累及阴道下 1/3,由肿瘤引起的肾盂积水或肾无功能的所有病例,除非已知道由其他原因引起
Ⅲ A	肿瘤累及阴道下 1/3,没有扩展到骨盆壁
Ⅲ B	肿瘤扩展到骨盆壁,或引起肾盂积水或肾无功能
Ⅳ期	肿瘤超出了真骨盆范围,或侵犯膀胱和(或)直肠黏膜
Ⅳ A	肿瘤侵犯邻近的盆腔器官
Ⅳ B	远处转移

【实验室及其他检查】

1. 宫颈刮片细胞学检查 用于宫颈癌普查,是早期筛查宫颈癌的主要方法。

2. 液基超薄细胞学检测技术(TCT)和计算机细胞扫描(CCT) 用于宫颈癌的细胞学检查,大大提高了早期宫颈癌的诊断率。

3. 高危型 HPV-DNA 检测 与细胞学检查联合用于宫颈癌筛查。

4. 阴道镜检查 宫颈刮片细胞学检查巴氏Ⅲ级或以上,TBS 分类为鳞状上皮内瘤样变,可在阴道镜指导下选择病变部位进行取材活检,提高诊断率。

5. 宫颈及宫颈管活体组织检查(宫颈活检) 宫颈活检是确诊宫颈癌前病变和宫颈癌的最可靠的方法。若无明显病变,可将碘溶液涂在宫颈和阴道上,在不着色区取材活检,提高诊断率。

6. 宫颈锥形切除术 适用于宫颈刮片细胞学检查阳性而宫颈活检阴性者,或已确诊为原位癌不能排除浸润癌者。

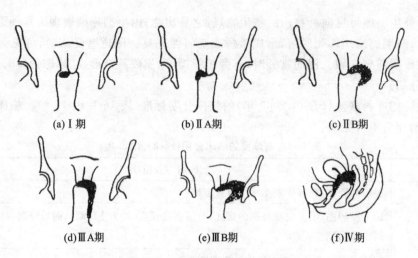

| (a) Ⅰ期 | (b) ⅡA期 | (c) ⅡB期 |

| (d) ⅢA期 | (e) ⅢB期 | (f) Ⅳ期 |

图 16-4　宫颈癌临床分期示意图

【治疗要点】

根据患者的临床分期、年龄和全身情况等综合分析后确定治疗方案,常用的治疗方法有手术、放射治疗及化疗。

1. 手术治疗　适于早期宫颈癌(Ⅰ—ⅡA期)患者。

2. 放射治疗　适于各期患者,尤其是不能耐受手术者或晚期患者。常用的方法有腔内照射和体外照射两种。

3. 化疗　用于晚期或复发转移者。

【护理诊断/问题】

1. 焦虑/恐惧　与恶性肿瘤有关。

2. 疼痛　与腹部手术切口有关。

3. 潜在并发症　感染、排尿障碍、失血性休克。

【护理措施】

1. 心理护理　向患者及家属耐心讲解相关知识,减轻患者的心理压力,让患者做好充分的心理准备。

2. 鼓励患者摄入足够的营养　评估患者对摄入足够营养的认知水平、目前的营养状况及患者的饮食习惯。注意纠正患者不良的饮食习惯,兼顾患者的嗜好,必要时与营养师联系,以多样化食谱满足患者的营养需要。鼓励患者摄入足够营养,维持良好状态。

3. 密切观察病情　注意阴道流血、阴道排液及全身情况。如发生阴道大出血应及时报告医生,备好急救用物,协助医生用无菌纱布压迫止血。有大量米汤样或恶臭脓样阴道排液者,可用 1∶5000 高锰酸钾溶液擦洗阴道。擦洗时动作应轻柔,以免引起大出血。持续性腰骶部痛或腰腿痛患者可适当选用止痛剂。

4. 术后留置管的护理　术后保持导尿管、腹腔引流管的通畅,认真观察引流液的性状及引流量。腹腔引流管通常遵医嘱于手术后 48～72 h 取出。术后 7～14 天拔除导尿管。拔管后 1～2 h 排尿 1 次。如不能自行排尿应及时处理,必要时导尿。

5. 放疗、化疗　按相应护理措施护理。

6. 术后随访　宫颈癌治疗后 50% 的复发在 1 年内,75%～80% 的复发在 2 年内。第 1 年内,出院后 1 个月首次随访,以后每 2～3 个月复查 1 次;第 2 年每 3～6 个月复查 1 次;第 3～5

年,每半年复查 1 次;第 6 年开始,每年复查 1 次。如有不适随时就诊。

【健康教育】

(1) 注意保持外生殖器卫生,告知患者宫颈癌发病的相关因素,积极防治宫颈炎。提倡晚婚、晚育及少育,开展性卫生教育。

(2) 已婚妇女定期进行防癌普查(一级预防),30 岁以上妇女应接受宫颈刮片细胞学检查,每 1～2 年复查 1 次。

(3) 术后应根据疾病恢复情况及复查结果,并在医生的指导下逐渐恢复性生活,一般禁止性生活 3 个月。

(4) 自 HPV 疫苗上市以来,大量临床试验显示 HPV 疫苗能有效防止 HPV 相关 CIN 的发生。因此,条件成熟可推广 HPV 疫苗注射(一级预防),阻断 HPV 感染,预防宫颈癌的发生。

第三节　子宫内膜癌患者的护理

临床病案

患者,女,60 岁。绝经 8 年出现不规则阴道流血 2 个月。妇科检查:宫颈表面光滑,阴道黏膜菲薄,宫体稍大、软,活动,附件阴性。请问:

1. 患者最可能的医疗诊断是什么?

2. 为进一步确诊,首要做的检查项目是什么?

3. 经检查确诊为子宫内膜癌Ⅰ期,首选的治疗方法是什么?

4. 试述护士为患者做术前准备的内容。

【概述】

子宫内膜癌是发生于子宫内膜的一组上皮性恶性肿瘤,以来源于子宫内膜腺体的腺癌最常见。平均发病年龄为 60 岁,为女性生殖器官常见三大恶性肿瘤之一,占女性生殖道恶性肿瘤的 20％～30％,近年来发病率有上升趋势。

【发病相关因素】

病因不十分清楚。目前认为子宫内膜癌有两种发病类型。Ⅰ型是雌激素依赖型,其发生可能是在无孕激素拮抗的雌激素长期作用下,发生子宫内膜增生症,继而癌变;Ⅱ型是非雌激素依赖型,其发病与雌激素无明确关系,这种子宫内膜癌的病理形态属少见类型,如子宫内膜浆液性癌,恶性度高,预后不良。

【病理】

1. 巨检　不同组织学类型内膜癌的肉眼观无明显区别,大体可分为弥散型和局灶型。

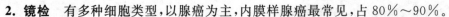

2. 镜检 有多种细胞类型,以腺癌为主,内膜样腺癌最常见,占 80%~90%。

【转移途径】

多数子宫内膜癌生长缓慢,局限于内膜或在宫腔内时间较长,部分特殊病理类型(浆液性腺癌、鳞腺癌)和低分化腺癌可发展很快,短期内出现转移。其主要转移途径为淋巴转移和直接蔓延,晚期可有血行转移。

【临床分期】

目前,临床广泛采用国际妇产科联盟(FIGO,2009)制订的手术-病理分期(表16-2)。

表16-2 子宫内膜癌手术-病理分期(FIGO,2009)

分期	肿瘤累及范围
Ⅰ期	肿瘤局限于宫体
ⅠA	肿瘤浸润深度＜1/2肌层
ⅠB	肿瘤浸润深度≥1/2肌层
Ⅱ期	肿瘤侵犯宫颈间质,但无宫体外延伸
Ⅲ期	肿瘤局部和(或)区域扩散
ⅢA	肿瘤累及浆膜层和(或)附件
ⅢB	阴道和(或)宫旁受累
ⅢC	盆腔淋巴结和(或)腹主动脉旁淋巴结转移
ⅢC1	盆腔淋巴结阳性
ⅢC2	腹主动脉旁淋巴结阳性伴(或不伴)盆腔淋巴结阳性
Ⅳ期	肿瘤侵及膀胱和(或)直肠黏膜,和(或)远处转移
ⅣA	肿瘤侵及膀胱和(或)直肠黏膜
ⅣB	远处转移,包括腹腔内和(或)腹股沟淋巴结转移

【临床表现】

早期患者无明显症状,随着病情发展出现以下临床表现。

1. 阴道流血 最主要症状,多表现为绝经后不规则阴道流血,量一般不多。尚未绝经者表现为经量增多、经期延长或月经紊乱。

2. 阴道排液 多为血性或浆液性分泌物,晚期合并感染则有脓性或脓血性排液,有恶臭味。

3. 疼痛 晚期癌浸润周围组织或压迫神经时可引起下腹及腰骶部疼痛,并向下肢及足部放射。当癌灶侵犯宫颈、堵塞宫颈管致宫腔积脓时,可出现下腹胀痛。晚期患者表现为恶病质。

4. 妇科检查 早期患者妇科检查无明显异常。随着病情发展,子宫逐渐增大,质稍软,晚期癌组织可自宫颈口脱出,质脆,触之易出血。向周围组织浸润时,子宫固定,宫旁可扪及不规则结节状肿块。

【实验室及其他检查】

1. 阴道B超检查 了解子宫大小、宫腔形状、宫腔内有无赘生物、内膜厚度及肌层有无浸润等,为临床诊断及治疗提供参考。

2. 细胞学检查 可筛查子宫内膜癌。采用特制的宫腔吸管及宫腔刷放入宫腔,吸取分泌物做细胞学检查,查找癌细胞。

3. 分段诊断性刮宫　分段诊断性刮宫是目前早期诊断子宫内膜癌最常用的方法。通常要求先环刮宫颈管,后探宫腔,再行宫腔搔刮子宫内膜。标本分瓶做好标记,送病理检查。

4. 宫腔镜检查　可直接观察病灶的生长情况,并在直视下取可疑病灶活组织送病理检查。

【治疗要点】

根据患者年龄、子宫内膜癌分期、细胞分化程度、全身状况等选择治疗方法。

1. 手术治疗　为首选的治疗方法。根据病情选择全子宫切除术、双侧附件切除术、广泛性子宫切除术(子宫根治术)和盆腔淋巴结清扫术。

2. 放射治疗或手术加放射治疗　目前子宫内膜癌患者行单纯放射治疗 5 年生存率已达 50%～70%。

3. 药物治疗　用于晚期或复发癌可获得一定效果。常用药物有大剂量孕激素、抗雌激素制剂(三苯氧胺)或化学药物治疗。

【护理诊断】

1. 焦虑　与住院、需接受的诊治方案有关。

2. 知识缺乏　与缺乏术前准备、术后康复知识有关。

3. 有感染的危险　与阴道流血、手术和化学药物治疗有关。

【护理措施】

1. 心理护理　关心、陪伴患者,向患者及家属介绍子宫内膜癌的诊疗方法、可能出现的不适及应对措施,使患者相信肿瘤生长缓慢,预后较好,能积极配合治疗。鼓励家属关心体贴患者,协助患者选择舒适体位,缓解疼痛。对于术后腹部切口疼痛或晚期癌转移引起的疼痛,遵医嘱应用镇痛药。

2. 疾病护理　手术治疗者按照腹部手术患者的护理常规进行护理;放射治疗或化学药物治疗按相应护理措施执行;孕激素治疗用药剂量大,应注意评价疗效和药物的副作用。

【健康教育】

1. 随访指导　术后 2 年内,每 3～6 个月复查 1 次;第 3～5 年,每 6～12 个月复查 1 次。因卵巢切除,术后患者可能出现阴道分泌物减少或围绝经期综合征等症状,可随时就诊并给予指导。

2. 普及防癌知识　定期行防癌检查,注意高危人群,特别是围绝经期月经紊乱及绝经后不规则阴道流血者,需行诊断性刮宫,必须在医生指导下正确应用激素,并加强用药期间的监护和随访。

第四节　卵巢肿瘤患者的护理

【概述】

卵巢肿瘤是妇科常见的三大恶性肿瘤之一,卵巢肿瘤可发生于任何年龄。幼女和老年妇女的卵巢肿瘤多为恶性。卵巢恶性肿瘤恶性程度居妇科恶性肿瘤之首,死亡率最高。卵巢恶性肿瘤的转移途径主要是直接蔓延及腹腔种植,其次是淋巴转移,血行转移较少见。

【病因】

卵巢肿瘤的发病原因目前尚不明确,可能与年龄、生育史、高胆固醇饮食、持续排卵和内分泌因素及家族遗传等因素有关。

【病理】

1. 卵巢上皮性肿瘤　最常见,有良性、交界性及恶性之分,占原发性卵巢肿瘤的50%～70%,发病年龄多为30～60岁。

(1)浆液性:浆液性囊腺瘤多为单侧,表面光滑,囊性,壁薄,充满淡黄色清澈液体。浆液性囊腺癌在卵巢恶性肿瘤中最常见,占40%～50%,多为双侧,半实质性,多房,腔内充满乳头,质脆、出血、坏死。交界性浆液性囊腺瘤与浆液性囊腺癌的预后不同,5年存活率前者达90%以上,而后者仅为20%～30%。

(2)黏液性:黏液性囊腺瘤占卵巢良性肿瘤的20%,多为单侧,体积较大或巨大,多房,充满胶冻样黏液,少有乳头生长。黏液性囊腺癌占恶性肿瘤的10%,单侧多见,预后较浆液性囊腺癌好。

2. 卵巢生殖细胞肿瘤　占卵巢肿瘤的20%～40%。好发于年轻妇女及幼女,青春期前的发生率占60%～90%,以畸胎瘤多见。

(1)畸胎瘤:①成熟畸胎瘤又称皮样囊肿,属良性肿瘤,多为单侧,中等大小,表面光滑,瘤内可见内、中、外三个胚层的组织,如油脂、毛发、牙齿、骨质等。可发生于任何年龄,以20～40岁居多。成熟囊性畸胎瘤恶变率为2%～4%,多发生于绝经后妇女。②未成熟畸胎瘤,为恶性肿瘤。由分化程度不同的未成熟胚胎组织组成,好发于年轻患者。其复发及转移率均高。

(2)无性细胞瘤:为中度恶性肿瘤,好发于青春期及生育期妇女。常为单侧,右侧多于左侧。肿瘤为圆形或椭圆形,中等大,实性,触之如橡皮样。对放疗特别敏感。5年存活率可达90%。

(3)内胚窦瘤:又名卵黄囊瘤。属高度恶性肿瘤,多见于儿童及年轻妇女。多数为单侧,以右侧卵巢多见,体积较大,圆形或卵圆形,质脆,易破裂。瘤细胞能产生甲胎蛋白(AFP)。预后差,但对化疗敏感。

3. 卵巢性索间质肿瘤　占卵巢肿瘤的4.3～6%,性索间质来源于原始体腔的间叶组织,可向男、女两性分化。此类肿瘤常有内分泌功能,故又称卵巢功能性肿瘤。

(1)颗粒细胞瘤:为低度恶性肿瘤,能分泌雌激素。青春期前患者可出现假性性早熟;生育年龄患者出现月经紊乱;绝经后患者则有不规则阴道流血,常合并子宫内膜增生过长,可发生腺癌。多数为单侧,中等大小,肿瘤呈圆形、卵圆形,呈分叶状,表面光滑,包膜完整。

(2)卵泡膜细胞瘤:常与颗粒细胞瘤同时存在。多为良性肿瘤,多为单侧,大小不一,质硬,表面光滑。常合并子宫内膜增生过长,甚至子宫内膜癌。

(3)纤维瘤:占卵巢肿瘤的2%～5%,多见于中年女性,单侧居多,中等大小,实性、坚硬,表面光滑或结节状。纤维瘤伴有腹腔积液或胸腔积液者称为梅格斯综合征,手术切除肿瘤后,腹腔积液、胸腔积液自行消失。

4. 卵巢转移性肿瘤　占卵巢肿瘤的5%～10%。体内任何部位的原发性癌均可能转移到卵巢。库肯勃瘤即印戒细胞癌,是一种特殊的卵巢转移性腺癌,原发部位在胃肠道,为双侧性,中等大小,多保持卵巢原状或呈肾形。一般无粘连,实性,胶质样。镜下见典型的印戒细胞,能产生黏液,预后差。

5. 卵巢瘤样病变　属卵巢非赘生性囊肿,如滤泡囊肿、黄体囊肿、黄素囊肿、巧克力囊肿,常为单侧,直径不超过 5 cm,可自行消失。

【卵巢恶性肿瘤的转移途径】

直接蔓延及腹腔种植、淋巴转移是卵巢恶性肿瘤主要的转移途径,因此其转移特点是盆腹腔内有广泛转移灶,即使外观肿上瘤局限在原发部位,也可存在广泛微转移,其中以上皮性癌表现最为典型。血行转移少见。

【卵巢恶性肿瘤的分期】

FIGO 制订的恶性肿瘤的手术-病理分期见表 16-3。

表 16-3　恶性肿瘤的手术-病理分期(FIGO,2006)

分期	肿瘤累及范围
Ⅰ 期	肿瘤局限于卵巢
Ⅱ 期	肿瘤累及一侧或双侧卵巢,伴盆腔内扩散
Ⅲ 期	肿瘤侵犯一侧或双侧卵巢,伴组织学证实的盆腔外腹膜种植和(或)局部淋巴结转移;肝表面转移;肿瘤局限于真骨盆,但组织学证实肿瘤细胞已扩散至小肠或大网膜
Ⅳ 期	肿瘤侵犯一侧或双侧卵巢,伴有远处转移。有胸腔积液且胸腔肿瘤细胞阳性为Ⅳ期;肝实质转移为Ⅳ期

【临床表现】

1. 卵巢良性肿瘤　早期肿瘤较小、多无症状,常在妇科检查时发现。肿瘤生长到中等大小时,患者可感觉腹胀或腹部可扪及肿块。肿瘤继续长大时可出现压迫症状,如尿频、便秘等。

2. 卵巢恶性肿瘤　早期常无自觉症状。晚期症状轻重取决于肿瘤的大小、位置、侵犯邻近器官程度,有无并发症及组织学类型。例如生长迅速的肿瘤,短期内可有腹胀、腹部出现肿块及腹腔积液。若肿瘤向周围组织浸润或压迫,可引起腹痛、腰痛或下肢疼痛。压迫盆腔静脉可出现下肢水肿,晚期患者有明显消瘦、贫血等恶病质现象。

3. 卵巢良、恶性肿瘤的鉴别　见表 16-4。

表 16-4　卵巢良、恶性肿瘤的鉴别

鉴别内容	良 性 肿 瘤	恶 性 肿 瘤
病史	生长缓慢、病程长	生长迅速、病程短
好发年龄	幼女、青春期或绝经后妇女多见	生育期妇女多见
一般情况	良好	恶病质
体征	多为单侧,活动,囊性,表面光滑,常无腹腔积液	多为双侧,固定;实性或囊实性,表面不平,结节状;常有腹腔积液,多为血性,可查到癌细胞
B 型超声	为液性暗区,可有间隔光带,边缘清晰	液性暗区内有杂乱光团、光点,肿块边界不清

4. 并发症

(1) 蒂扭转:最常见的并发症,也是妇科常见的急腹症,约有 10% 的卵巢肿瘤会发生蒂扭转。蒂扭转好发于瘤蒂较长、中等大、活动度良好、重心偏于一侧的肿瘤,如成熟畸胎瘤。常在体位突然改变时发生蒂扭转(图 16-5)。典型症状是突然发生下腹一侧剧烈疼痛,伴有恶心、呕

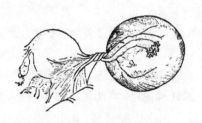

图 16-5　卵巢肿瘤蒂扭转

吐、甚至休克。双合诊可扪及张力较大、有压痛的肿块，以蒂部压痛最明显。一经确诊，应尽快手术。

（2）破裂：可分为自发性破裂和外伤性破裂两种。主要表现为发生破裂后，大量内容物进入腹腔，引起剧烈腹痛、恶心、呕吐和不同程度的腹膜刺激症状，有时可导致腹膜炎及休克。妇科检查发现原有肿块缩小或消失。应立即手术，吸尽囊液，并做涂片细胞学检查，彻底清洗盆、腹腔。

（3）感染：较少见，多因肿瘤扭转或破裂后引起。主要表现为发热、腹痛、肿块及腹部压痛、腹肌紧张及白细胞计数升高等。治疗原则为抗感染治疗后手术切除肿瘤。

（4）恶变：双侧性肿瘤迅速长大，尤其出现腹腔积液应考虑恶变，尽早手术。

【实验室及其他检查】

1. B 超检查　最常用，有助于确定肿瘤的大小、部位，并可与腹腔积液等鉴别。

2. 腹腔镜　可直视肿物的大体情况，必要时在可疑部位进行多点活检，抽吸腹腔积液进行细胞学检查。

3. 肿瘤标志物　如 AFP、CA_{125}、HCG 和性激素等测定。

4. 病理学检查　腹腔积液细胞学检查、肿瘤针吸细胞学检查及手术活检是确诊良、恶性卵巢肿瘤的主要依据。

5. 腹部 X 线摄片　卵巢畸胎瘤行腹部平片检查，可显示牙齿及骨质等。

6. 其他　根据病情选择 CT、MRI、淋巴造影等检查。

【治疗要点】

卵巢肿瘤一经确诊，首选手术治疗。结合病变累及范围、患者年龄、生育要求、对侧卵巢情况以及对手术的耐受力及术中做病理切片检查区别肿瘤的良、恶性等，以确定手术范围。

【护理诊断/问题】

1. 焦虑　与发现盆腔包块有关。

2. 疼痛　与手术有关。

3. 营养失调：低于机体需要量　与化疗及恶病质有关。

4. 有感染的危险　与手术和化疗有关。

【护理措施】

1. 心理护理　关心患者，耐心讲解卵巢肿瘤的相关知识，缓解患者压力，嘱患者积极配合检查和治疗，增强治愈的信心。

2. 一般护理　协助医师完成各项检查。需手术治疗者按腹部手术护理常规执行。对需化疗、放疗者实施相应的护理。

3. 疾病护理　鼓励多进食富含蛋白质、维生素 A 的食物，避免高胆固醇饮食。不能进食者静脉补充营养，辅以全身支持治疗。

4. 手术护理

（1）良性肿瘤：确诊后肿瘤直径大于 5 cm 者应尽早手术。较小的卵巢良性肿瘤常采用腹腔镜。年轻有生育要求者行卵巢肿瘤剔除术；蒂扭转或瘤体大者行患侧附件切除术；绝经后妇女则行全子宫及附件切除术。

（2）恶性肿瘤：手术为主，辅以化疗及放疗，给予相应护理。

（3）并发症处理：卵巢肿瘤如并发蒂扭转和破裂者应立即手术。

【健康教育】

（1）术后随访：卵巢癌易复发，应长期随访和监测。术后第 1 年，每 3 个月随访 1 次；第 2 年后，每 4～6 个月随访 1 次；第 5 年后，每年随访 1 次。良性肿瘤者，术后 1 个月常规复查。对接受化疗、放疗的患者，护士应鼓励患者克服困难，协助患者完成治疗计划，以提高疗效，防止复发。

（2）大力宣传卵巢癌的高危因素，定期普查：育龄妇女应每年行妇科检查 1 次，高危人群不论年龄大小最好每半年接受 1 次检查。怀疑卵巢瘤样病变、囊肿直径小于 5 cm 者，3～6 个月复查 1 次；卵巢实质性肿瘤或囊肿直径大于 5 cm 者，应及时手术治疗；盆腔肿块诊断不清，宜及早行腹腔镜检查或剖腹探查。

第五节　妇科腹部手术的配合与护理

【妇科手术分类】

1. 按急缓程度　可分为择期手术、限期手术、急诊手术。

2. 按手术范围　腹式手术包括剖腹探查术、子宫切除术、附件切除术、子宫切除加附件切除术、剖宫产术、子宫根治术、次全子宫切除术等。

【手术适应证】

子宫及附件病变不必要保留子宫者，性质不明的下腹部肿块，诊断不清的急腹症以及阴道分娩困难者等。

【手术前护理】

1. 术前指导　采用通俗易懂的语言与患者沟通，消除其恐惧心理，树立对手术治疗的信心。指导患者术后床上使用便器，术后的呼吸、咳嗽、翻身、收缩和放松四肢肌肉的运动可防止术后并发症。

2. 手术前准备　①一般准备：完善相关检查及做好交叉配血、皮试等。术前 1 天晚遵医嘱睡前给予镇静药物。②皮肤准备：术前 1 天进行皮肤准备，经腹手术备皮，备皮范围上自剑突下，两侧至腋中线，下至阴阜和大腿上 1/3 处；会阴部手术备皮范围上至耻骨联合以上 10 cm，下至肛门以下 10 cm，包括腹股沟、外阴及大腿上 1/3。③含阴道准备：做经腹全子宫切除术者，需清洗阴道，术前 3 天每天用 0.5% 高锰酸钾溶液、0.5% 碘伏溶液或 0.1% 苯扎溴铵溶液阴道冲洗，每天 1 次，共 3 次。④肠道准备：手术前每天灌肠 1～2 次或口服缓泻剂，使患者排便 3 次以上。术前 8 h 禁食，4 h 禁饮。涉及肠道的手术或会阴部手术，术前 3 天进无渣半流质饮食并遵医嘱给予肠道抗生素。⑤膀胱准备：手术当天留置导尿管。

3. 手术当天准备　①测生命体征，询问患者身心状况。②术前常规放置导尿管，排空膀胱。③用消毒液进行阴道、宫颈、穹隆部的消毒并用大棉球拭干，经腹全子宫切除者再用 1% 甲紫溶液涂宫颈及阴道穹隆部。④遵医嘱术前 30 min 给予基础麻醉药物，如肌内注射苯巴比妥、阿托品等。⑤携带病历、药物送受术者进手术室，与手术室护士当面点清，核实无误后签

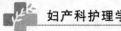

字。⑥病房护士根据受术者的手术类型及麻醉方式,备好麻醉床、术后监护用具及急救用品。

【手术后护理】

1. 体位　一般术后去枕平卧 6～8 h,头偏向一侧,遵医嘱安置患者体位。

2. 密切观察病情　严密监测生命体征及切口情况。

3. 留置管的护理　注意引流管是否通畅,引流物的量、颜色及性状。留置导尿管一般保留 2～48 h,术后按留置导尿护理。

4. 肠道功能恢复的观察　一般 2～3 天恢复肠道功能。排气是肠道功能恢复的重要标志。术后应注意观察患者腹胀的程度、肛门排气的时间。

5. 疼痛的护理　在麻醉作用消失至术后 24 h 内,患者因疼痛而拒绝翻身、检查,甚至产生焦虑、恐惧、失眠等症状。护士应掌握止痛的方法和技巧,术后 6 h 后用腹带固定切口,协助患者取半坐卧位缓解疼痛,必要时遵医嘱给予止痛剂。

6. 营养及饮食　腹部手术当天禁食,术后 1～2 天进流质饮食;肛门排气后,进半流质饮食,再逐步过渡到普通饮食。注意在排气前忌进食牛奶、含糖的饮料及豆浆等产气食物,以防胀气的发生。

7. 休息与活动　保证患者有足够的睡眠,鼓励患者尽早下床活动。

【出院指导】

制订出院计划,进行健康指导。全子宫切除术后 7～14 天,阴道可有少量粉红色分泌物,不需处理,适当休息即可。如阴道出血量多如月经量,应及时就诊。全子宫切除术后 3 个月内禁止性生活及盆浴。子宫肌瘤剔除术、卵巢囊肿剔除术及异位妊娠手术后 1 个月内禁止性生活及盆浴。妇科手术患者出院后应在 1 个月到一个半月来医院复查。

目标检测

1. 女性生殖器官恶性肿瘤发生率最高的是(　　)。

A. 外阴癌　　　　　　　　B. 阴道癌　　　　　　　　C. 宫颈癌

D. 子宫内膜癌　　　　　　E. 卵巢癌

2. 用于普查宫颈癌最好的方法是(　　)。

A. 碘试验　　　　　　　　B. 阴道镜检查　　　　　　C. 宫颈活检

D. 宫颈刮片细胞学检查　　E. 阴道窥器盆腔检查

3. 卵巢肿瘤最常见的并发症是(　　)。

A. 恶性变　　B. 破裂　　C. 感染　　D. 蒂扭转　　E. 与组织粘连

4. 患者,女,55 岁。因绝经 5 年后出现阴道不规则流血入院,经检查诊断为子宫内膜癌。患者咨询本病最常用的治疗方案,护士正确的回答是(　　)。

A. 化疗　　B. 手术治疗　　C. 中药治疗　　D. 放疗　　E. 放、化疗结合

5. 关于宫颈癌的叙述正确的是(　　)。

A. 多为鳞癌和腺癌,以腺癌为主

B. 转移途径以直接蔓延和淋巴转移为主,血性转移极少见

C. 病变多发生在宫颈外口处

D. 宫颈原位癌不属于宫颈上皮内瘤样变

E. 可表现为菜花型、浸润型、溃疡型三种类型

（6～7题共用题干）

某患者,55岁。绝经6年。阴道不规则流血1个月收入院。体形肥胖,尿糖(＋)。妇科检查:外阴、阴道萎缩不明显,宫体稍大、软,活动良,附件(－)。

6. 此病例最可能的诊断是(　　)。

A. 子宫内膜增生　　　　　　B. 宫颈癌　　　　　　　　C. 子宫肌瘤

D. 输卵管癌　　　　　　　　E. 子宫内膜癌

7. 为进一步确诊,需做的检查是(　　)。

A. 细致的双合诊　　　　　　B. 三合诊　　　　　　　　C. 分段诊断性刮宫

D. 宫颈刮片　　　　　　　　E. 宫颈细胞学检查

8. 患者,女,30岁。有滴虫性阴道炎。近3个月来月经周期紊乱,前来咨询避孕措施。最佳的选择是(　　)。

A. 口服避孕药　　　　　　　B. 长效避孕药　　　　　　C. 自然避孕法

D. 避孕套　　　　　　　　　E. 紧急避孕药

9. 某患者入院行卵巢癌根治术。术前1天,护士为其做的准备工作中不包括(　　)。

A. 灌肠　　　　B. 导尿　　　　C. 备血　　　　D. 备皮　　　　E. 皮试

10. 患者,女,45岁。因患子宫肌瘤住院治疗。护士在收集资料时提出若干提问,正确的提问方式是(　　)。

A. "您出现过括约肌痉挛的现象吗?"

B. "您服药后感觉好多了吧?"

C. "您怎么还躺在床上?"

D. "您1天喝1000 mL水还是1500 mL?"

E. "您用过青霉素吗?"

（邬远林）

第十七章　妊娠滋养细胞疾病患者的护理

妊娠滋养细胞疾病是由于胎盘绒毛滋养细胞异常增生而引起的一组疾病。根据组织学特点将其分为葡萄胎、侵蚀性葡萄胎、绒毛膜癌及极少见的胎盘部位滋养细胞肿瘤。葡萄胎是一种良性滋养细胞疾病。侵蚀性葡萄胎和绒毛膜癌具有恶性肿瘤的特征,在临床表现、诊断和处理原则等方面基本相同且对化疗极敏感。滋养细胞疾病绝大部分继发于妊娠,本章也主要讨论妊娠滋养细胞疾病。

第一节　葡萄胎患者的护理

临床病案

患者,女,32 岁。停经 3 个月,不规则阴道流血 10 天,近日感恶心、呕吐,宫底高度平脐,未闻及胎心音。请问:

1. 本病可能的诊断是什么? 需进一步做什么检查?
2. 首选处理原则是什么?
3. 患者术后应随访多久? 随访时应注意什么?

【概述】

葡萄胎是指妊娠后胎盘绒毛滋养细胞增生、间质水肿而形成大小不一的水泡,水泡间有细蒂相连成串,形似葡萄而得名,亦称水泡状胎块。葡萄胎是一种滋养细胞的良性病变,可分为完全性葡萄胎(图 17-1)和部分性葡萄胎(图 17-2)两类,大多数为完全性葡萄胎。完全性葡萄胎指水泡状物占满整个宫腔,胎儿及附属物缺如。部分性葡萄胎仅部分绒毛呈水泡状,合并胚胎或胎儿组织,胎儿多死亡,且常伴发育迟缓或多发性畸形,合并足月儿少见。

【病因】

葡萄胎的发病原因尚不完全清楚,分析表明葡萄胎的发生可能与年龄、营养状况、遗传、地域差异、种族、社会经济因素等有关。

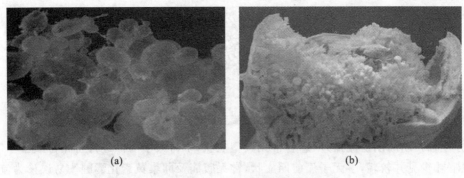

(a)　　　　　　　　　　　　(b)

图 17-1　完全性葡萄胎

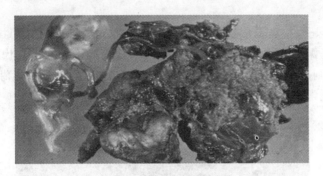

图 17-2　部分性葡萄胎

【病理】

镜检：①滋养细胞呈不同程度的增生。②绒毛间质高度水肿。③间质内血管稀少或消失。

【临床表现】

由于诊断技术的进展，越来越多的患者在未出现症状或仅有少量阴道流血时已能做出诊断并治疗，因此症状典型的葡萄胎患者已少见，常见症状有如下七种。

1. 停经后阴道流血　最常见的症状。多数在停经 8～12 周后发生不规则阴道流血，量多少不定。若葡萄胎组织从蜕膜剥离，可发生大量阴道流血（有时可见水泡状物），导致休克，甚至死亡。反复阴道流血若不及时治疗，可继发贫血和感染。

2. 子宫异常增大、变软　由于葡萄胎的迅速增长及宫腔内出血，子宫体积一般增长较快，约有 50% 以上患者子宫大于停经月份，质地极软，但也有患者的子宫大小与停经月份相符，甚至小于停经月份，可能与水泡退行性变、停止发育有关。

3. 妊娠呕吐　出现时间较正常妊娠早，持续时间长，且症状严重。

4. 子痫前期征象　多发生于子宫异常增大者，可在妊娠 24 周前出现高血压、蛋白尿和水肿，但子痫罕见。

5. 甲状腺功能亢进症　约 7% 患者出现轻度甲状腺功能亢进症表现，如心动过速、皮肤潮湿等，但突眼少见。

6. 腹痛　因葡萄胎增长迅速和子宫过度快速扩张所致，表现为阵发性下腹痛，一般不剧烈。若卵巢黄素化囊肿发生扭转或破裂可出现急性腹痛。

7. 卵巢黄素化囊肿　大量的人绒毛膜促性腺激素（HCG）刺激卵巢卵泡内膜细胞发生黄素化而形成囊肿，称为卵巢黄素化囊肿（图 17-3）。双侧多见，囊肿大小不等，表面光滑，活动度好，切面为多房，囊壁薄，囊液清。黄素化囊肿在葡萄胎清宫后 2～4 个月自行消退。

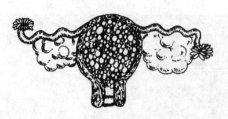

图 17-3　卵巢黄素化囊肿

部分性葡萄胎除阴道流血外,患者常无典型症状,子宫大小与停经月份相符或小于停经月份,妊娠呕吐少见并较轻,多无子痫前期症状,常无腹痛及卵巢黄素化囊肿。易误诊为流产,需对流产组织进行病理学检查方能确诊。

【辅助检查】

1. 超声检查　超声检查是诊断葡萄胎的重要检查方法。完全性葡萄胎的典型影像学表现:子宫明显大于妊娠周数,宫腔内见不到正常胎体,而充满不均质密集状或条状回声,呈"落雪状",若水泡较大则呈"蜂窝状"(图 17-4)。可测到卵巢囊肿。部分性葡萄胎宫腔内可见水泡状胎块及胎儿,胎儿常合并畸形。

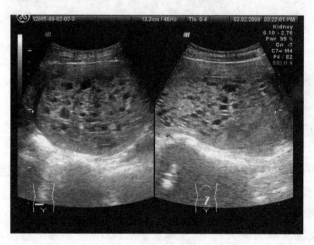

图 17-4　完全性葡萄胎超声影像

2. HCG 测定　患者血、尿 HCG 浓度处于高值范围且持续不降或超出正常妊娠相应月份值。正常妊娠时,HCG 在妊娠 8～10 周时达高峰,高峰值为 50000～100000 IU/L,妊娠 12 周时下降。葡萄胎因滋养细胞过度增生,产生大量 HCG,血清 HCG 常超过 100000 IU/L,甚至超过 1000000 IU/ L,且持续不降。但也有少数葡萄胎因绒毛退行性变,HCG 升高不明显。

【治疗要点】

1. 清除宫腔内容物　葡萄胎一经确诊后,应立即给予清除。常选用负压吸宫术。充分扩张宫颈,选用大号吸管,负压不宜太大。术中应防止大出血及穿孔,且不贪求一次吸净,1 周后二次吸宫。

2. 卵巢黄素化囊肿　葡萄胎清宫后可自行消退,一般不需做特殊处理。

3. 预防性化疗　不常规推荐。仅适用于有高危因素的完全性葡萄胎患者,但存在争议。不能替代随访。

4. 子宫切除术　年龄较大、无生育要求者,可考虑行全子宫切除术,保留双侧卵巢。术后仍需定期随访。一般不作为常规治疗方法。

【护理诊断/问题】

1. 恐惧/焦虑 与担心疾病预后不良及影响以后妊娠有关。

2. 有感染的危险 与长期阴道出血、贫血造成免疫力下降有关。

3. 潜在并发症 肺转移、阴道转移、脑转移等。

4. 营养失调：低于机体需要量 与使用化疗药物有关。

5. 活动无耐力 与化疗副作用有关。

【护理措施】

1. 心理护理 对患者做好病室环境、病友及医护人员的介绍，减轻患者的陌生、恐惧感。讲解疾病的相关知识，帮助患者和家属增强信心。告诉患者 2 年后可正常生育，让患者以平静的心理接受治疗。

2. 清宫术的护理

（1）术前准备：①做好输血、输液的准备，建立静脉通路。②备好清宫术所需物品及抢救药品。

（2）术中配合：①严密观察生命体征，注意有无面色苍白、出冷汗、口唇发绀等休克表现。②必要时遵医嘱静脉点滴缩宫素，于充分扩张宫颈、开始吸宫后应用（避免羊水栓塞、避免将水泡挤入血管导致肺栓塞或转移），加强宫缩防止大出血。

（3）术后护理：①严密观察阴道出血及腹痛情况。②将刮出物送病理检查，注意挑选水泡较小及靠近宫壁的组织。③术后遵医嘱予以抗生素预防感染，禁止性生活和盆浴 1 个月，保持外阴清洁、干燥。

3. 随访指导 患者在相当长的时间内有恶变的可能，恶变率为 $10\% \sim 25\%$。

（1）随访时间：葡萄胎排空后每周 1 次定量测 HCG，直至连续 3 次阴性，以后每个月 1 次共 6 个月，然后再每 2 个月 1 次共 6 个月，自第 1 次阴性后共计 1 年。

（2）随访内容：①测血、尿 HCG：为最主要内容。②询问病史：了解有无异常阴道流血、咳嗽、咯血及其他转移灶症状。③妇科检查：注意阴道壁有无紫蓝色结节，子宫大小、质地及卵巢黄素化囊肿是否缩小或消失。④必要时做盆腔 B 超、X 线胸片及 CT 检查。

4. 指导避孕 随访期间应严格避孕 1 年，首选避孕套避孕。不宜使用宫内节育器，以免子宫穿孔或混淆子宫出血原因。

第二节 侵蚀性葡萄胎与绒毛膜癌患者的护理

 临床病案

患者，女，42 岁。末次妊娠人流后 8 年，现停经 3 个月，阴道流血 3 天，子宫增大，但小于停经月份，血 HCG>100000 IU/L。请问：

1. 患者最可能的诊断是什么？
2. 应该与哪种疾病相鉴别？如何鉴别？
3. 处理原则是什么？

【概述】

侵蚀性葡萄胎是指葡萄胎组织侵入子宫肌层或转移至子宫以外。多继发于葡萄胎清除术后 6 个月以内,其恶性程度不高,多数仅造成局部侵犯,仅 4% 的患者并发远处转移,预后较好。绒毛膜癌是一种继发于各种妊娠后的高度恶性肿瘤,50% 继发于葡萄胎,50% 发生于流产、早产、足月产或异位妊娠之后。

【病理】

1. 侵蚀性葡萄胎　镜检可见侵入子宫肌层的水泡状组织的形态与葡萄胎相似,可见绒毛结构及滋养细胞增生和分化不良。

2. 绒毛膜癌　镜检见滋养细胞不形成绒毛或水泡状结构,极度不规则增生,排列紊乱,并广泛侵入子宫肌层或血管,周围大片坏死、出血。应与葡萄胎、侵蚀性葡萄胎相鉴别(表 17-1)。

表 17-1　葡萄胎、侵蚀性葡萄胎、绒毛膜癌特点比较

内容	葡萄胎	侵蚀性葡萄胎	绒 毛 膜 癌
病史	无	只发生于葡萄胎后	发生于葡萄胎或者流产、足月产和异位妊娠后
病程	无	只在葡萄胎排出 6 个月以内	葡萄胎排出 1 年以后
病理	有绒毛结构	有绒毛结构	失去绒毛结构
转移	无	有	有,易发生转移
性质	良性	低度恶性	高度恶性

【临床表现】

滋养细胞的生长特点之一是破坏血管,各转移部位症状的共同特点是局部出血。侵蚀性葡萄胎与绒毛膜癌的临床表现相似,症状如下。

1. 原发灶表现

(1)阴道出血:为最常见的症状,表现为葡萄胎清宫术后、产后、流产后,出现阴道不规则流血,时间长短不一,量多少不定。出血量多时可导致出血性休克。

(2)子宫复旧不全或不均匀增大:葡萄胎排空后 4~6 周子宫仍未恢复正常大小、质软,也可表现为子宫不均匀性增大。

(3)卵巢黄素化囊肿:由于 HCG 的持续作用,葡萄胎清除后、流产或足月产后,卵巢黄素化囊肿持续存在。

(4)腹痛:因癌组织侵蚀子宫壁或子宫腔积血所致;也可因癌组织穿破子宫或脏器转移灶破裂而致急性腹痛。

2. 转移灶表现　主要经血行播散,最常见的转移部位是肺,其次是阴道。

(1)肺转移:最多见,患者出现咳嗽、血痰或反复咯血、胸痛及呼吸困难。

(2)阴道转移:转移灶常位于阴道前壁,呈紫蓝色结节,质软,破溃后可引起大出血。

(3)脑转移:为死亡的主要原因,常继发于肺转移后。按病情进展可分为三期:①瘤栓期:

表现为一过性脑缺血症状,如突然跌倒、暂时性失语、失明等。②脑瘤期:瘤组织继续增生,侵入脑组织形成脑瘤,表现为头痛、喷射性呕吐、偏瘫、抽搐,甚至昏迷。③脑疝期:因脑瘤增大及周围组织出血、水肿,造成颅内压进一步增高,脑疝形成,压迫呼吸中枢导致死亡。

(4)其他转移:包括肝、脾、肾、膀胱、消化道、骨等,症状视转移部位而异。

【辅助检查】

1. HCG测定　HCG测定是诊断妊娠滋养细胞肿瘤的最重要手段。葡萄胎术后9周以上,或流产、异位妊娠、足月产后4周以上,血HCG或尿HCG仍未降至正常水平或一段阴性后又转为阳性,排除妊娠物残留或再次妊娠,结合临床应考虑为恶变。

2. B超检查　B超检查是诊断子宫原发病灶最常用的方法。子宫为正常大小或有不同程度增大,肌层内可见高回声团,边界清但无包膜;或肌层内有回声不均区域或团块,边界不清但无包膜。

3. 胸部X线摄片　胸部X线摄片是诊断肺转移的重要检查方法。棉球状或团块状阴影是肺部转移的典型X线表现。

4. CT和磁共振检查　CT对发现肺部较小病灶和脑等部位的转移灶有较高的诊断价值。MRI主要用于脑、肝和盆腔病灶的诊断。

5. 组织学诊断　在子宫肌层或子宫外转移灶中若见到绒毛结构或退化的绒毛阴影,则诊断为侵蚀性葡萄胎;若仅见大量的滋养细胞浸润和坏死出血,未见绒毛结构者诊断为绒癌。若原发灶和转移灶诊断不一致,只要在任一组织切片中见有绒毛结构均可诊断为侵蚀性葡萄胎。

【治疗要点】

以化疗为主,手术治疗和放疗为辅。

1. 化疗　目前常用化疗药物有5-氟尿嘧啶(5-FU)、更生毒素(KSM)、氨甲蝶呤(MTX)、环磷酰胺(CTX)等。给药途径以静脉为主。停药指征:用药需持续到症状体征消失,HCG每周测定1次,连续3次正常,再巩固二至三个疗程方可停药。随访5年无复发者为治愈。

2. 手术治疗　作为辅助治疗手段,需要行手术治疗者一般主张先化疗。病灶在子宫,化疗无效者可行全子宫切除术及卵巢动、静脉高位结扎术。视情况决定保留卵巢与否。

3. 放疗　应用较少,主要用于肝、脑转移和肺部耐药病灶的治疗。

【护理诊断/问题】

1. 活动无耐力　与化疗副作用有关。

2. 自我形象紊乱　与化疗引起脱发、消瘦有关。

3. 恐惧　与对疾病认识不足、担心预后有关。

4. 潜在并发症　肺转移、阴道转移、脑转移。

【护理措施】

1. 心理护理　评估患者及家属对疾病的心理反应,提供有关化学药物治疗及其护理的信息,告知滋养细胞肿瘤是目前化疗效果最好的疾病,以减少恐惧及无助感。减轻患者的心理压力,帮助其树立战胜疾病的信心,使患者配合治疗。

2. 严密观察病情　观察患者腹痛、阴道流血及转移灶症状。记录出血量,出血量多时除密切观察患者生命体征外,还应配合医生做好抢救的各种准备。认真观察转移灶症状,发现异常,立即通知医生。

3. 转移灶护理

(1)肺转移:①卧床休息,呼吸困难者取半坐卧位并吸氧。②遵医嘱给予镇静剂及化疗药。③出现大咯血时有窒息、休克甚至死亡的危险,立即让患者取头低患侧卧位,并保持呼吸道通畅,轻拍背部排出积血。

（2）阴道转移:①阴道转移患者应尽早开始化疗,使结节尽快消失以控制病情。②以卧床休息为主,活动时勿用力过猛过重,以免因摩擦引起结节破裂出血。③减少一切增加腹压的因素,如恶心、呕吐、咳嗽时,应及时给予有效的处理,同时保持大便通畅。④禁止不必要的阴道检查及盆腔检查。如必须检查时,动作要轻柔。严禁阴道冲洗。

（3）脑转移:①卧床休息,起床时应有人陪伴。②观察颅内压增高症状,记录出入液量。严格控制补液总量和速度,以防颅内压增高。③遵医嘱给予止血剂、脱水剂、吸氧等,并采取必要的措施,预防抽搐及昏迷状态下的坠地损伤、咬伤及吸入性肺炎等。④做好腰穿及脑脊液HCG测定等项目的检查配合工作。

【健康教育】

（1）鼓励患者进富含蛋白质、维生素和易消化的食物,以增强机体的抵抗力。

（2）恢复期节制性生活,严格避孕,应于化疗停止不少于 12 个月方可妊娠。

（3）出院后严密随访,警惕复发。第 1 次在出院后 3 个月,以后每 6 个月随访 1 次至 3 年,此后每年 1 次至 5 年,以后每 2 年 1 次。随访内容同葡萄胎。

第三节　化疗患者的护理

【概述】

化疗是目前治疗恶性肿瘤的主要手段之一。滋养细胞疾病是所有肿瘤中对化疗最为敏感的一种。随着化疗的方法学和药物学的快速进展,绒毛膜癌患者的死亡率已大为下降。

【常用化疗药及给药方法】

1. 化疗常用药物　5-氟尿嘧啶(5-FU)、放线菌素 D、氨甲蝶呤(MTX)、长春新碱等。

2. 常用的给药方法　静脉滴注、肌内注射、口服给药,目前还有腹腔内给药、动脉插管局部灌注化疗、靶向治疗等方法。

【化疗药物的常见毒副反应】

1. 造血系统功能障碍(骨髓抑制)　最常见,主要表现为外周血白细胞和血小板计数减少。停药后多可自然恢复。

2. 消化系统损害　主要表现为厌食、恶心、呕吐,多数在用药后 2～3 天开始出现,5～6 天后达到高峰,停药后逐步好转,一般不影响继续治疗。此外,还能引起口腔溃疡、食管炎、结肠炎等。以口腔溃疡多见。

3. 神经系统损害　长春新碱对神经系统有毒性作用,表现为指、趾端麻木,复视等。

4. 药物性中毒性肝炎　主要表现为用药后血转氨酶值升高,偶见黄疸。一般在停药后一定时期恢复正常,但未恢复时不能继续化疗。

5. 泌尿系统损伤　环磷酰胺对膀胱有损害,顺铂、氨甲蝶呤对肾脏有一定的毒性。肾功能正常者才能使用。

6. 皮肤反应 表现为脱发、皮疹等症状,脱发最常见于应用放线菌素 D 者,一个疗程即可出现,但停药后均可生长。皮疹最常见于应用氨甲蝶呤后,严重者可引起剥脱性皮炎。

【化疗护理】

1. 化疗前准备

(1)护士应熟练掌握化疗的基础知识,针对患者的具体情况,对其讲解本病的主要治疗和护理计划,介绍化疗期间可能出现的一些反应、处理方法及结果。通过卫生宣教做好心理护理,尽可能消除焦虑和恐惧。

(2)密切注意患者的全身状态,鼓励患者多进富含热量、蛋白质、维生素和低脂易消化的食物,必要时可输血或输能量合剂,以改善营养状况、增强抵抗力,做好接受化疗的准备。

2. 化疗期间的护理

(1)准确测量并记录体重:在每个疗程用药前及用药中各测 1 次体重,通常选择清晨空腹排空大小便后。由护士核磅秤后,酌情减去衣服重量。根据体重正确计算和调整药物剂量。

(2)根据医嘱正确溶解和稀释药物:做到现配现用,一般常温下放置不超过 1 h,避免日光照射。遵医嘱控制用药速度,按计算剂量保证药物全部输入。如果为联合用药,应根据药物的性质排出先后顺序。

(3)合理使用并注意保护静脉血管:从远端小静脉开始有计划地穿刺,用药前先注入少量 0.9%氯化钠溶液。如有药物外渗需立即停药,并用 0.9%氯化钠溶液皮下注射加以稀释,并用冰袋冷敷。化疗结束前再用 0.9%氯化钠溶液冲管,以降低穿刺部位拔针后的药物残留浓度,保护血管。

3. 化疗不良反应的护理

(1)造血系统反应:隔日检查白细胞及血小板计数,如白细胞计数降至 $3.0 \times 10^{12}/L$ 以下,血小板降至 $50 \times 10^9/L$ 以下,应提醒医生停药。①对白细胞减少的患者,要采取预防感染的措施,严格无菌操作,保持环境的清洁,病室每日定时通风。密切观察患者生命体征,注意有无感染征象。必要时给予抗生素、升白细胞药。②对血小板减少的患者,应适当限制患者的活动,有颅内或其他内脏器官出血者,需绝对卧床休息。用软毛牙刷刷牙,忌食辛辣、坚硬、粗糙的食物。尽量避免肌内、静脉注射。

(2)消化道反应:指导患者进食,遵医嘱给予镇静、止吐药物及静脉补液。加强化疗患者的口腔护理,嘱患者饭后、睡前用软毛牙刷刷牙或用温盐水漱口,溃疡处涂甲紫或冰硼散。详细记录患者每日的大便次数,并观察其量、性质及颜色。对疑似假膜性肠炎的患者,要及时进行床边隔离。

(3)皮肤反应:帮助患者正确面对自身形象的改变。协助患者选择假发、围巾、帽子等装饰物。出现皮疹应积极治疗,防止剥脱性皮炎。

(4)肝、肾功能损害:在化疗过程中应通过静脉给予大量液体,保证尿量。详细记录 24 h 出入液量。定期监测肝、肾功能,注意观察患者有无泌尿系统症状,发现问题及时通知医生。

(5)动脉化疗并发症的护理:应密切观察穿刺点有无渗血,是否有皮下淤血或大出血。用沙袋压迫穿刺部位 6 h,穿刺肢体制动 8 h,卧床休息 24 h。如有渗血应及时更换敷料,出现血肿或大出血者立即对症处理。

(6)神经系统反应:注意观察有无肢体麻木、肌肉软弱、偏瘫等现象,一旦出现及时向医生报告并处理。

【健康教育】

(1) 讲解药物可能发生的毒副作用,即使出现口腔溃疡或恶心、呕吐等消化道不适,仍需坚持进食。为减少恶心、呕吐等症状,避免吃油腻食物及甜食。

(2) 教会患者化疗时的自我护理技能。

(3) 指导擦浴、更衣,保持皮肤干燥和清洁。

(4) 指导患者进行适当户外活动,避免去公共场所,外出时应戴口罩,加强保暖。

目标检测

1. 绒毛膜癌最常见的转移部位是(   )。

A. 肺转移   B. 脑转移   C. 阴道转移

D. 盆腔转移   E. 肝转移

2. 葡萄胎清宫术前备用物品中,下述哪项是不需要的?(   )

A. 配血备用   B. 缩宫素   C. 雌激素制剂

D. 抢救药品   E. 大号吸管

3. 滋养细胞疾病共同的病理变化特点是(   )。

A. 以血行转移为主   B. 病变局限在宫腔内

C. 滋养细胞呈不同程度增生   D. 保持完整的绒毛结构

E. 侵蚀子宫肌层

4. 葡萄胎确诊后的治疗原则是(   )。

A. 钳刮术   B. 及时清除宫腔内容物   C. 预防性化疗

D. 子宫切除术   E. 缩宫素静滴引产

5. 葡萄胎患者术后避孕的最佳方法是(   )。

A. 宫内节育器避孕   B. 口服避孕药避孕   C. 针剂避孕药

D. 工具避孕如避孕套   E. 埋入法避孕

6. 处理葡萄胎患者时,下述哪项是不正确的?(   )

A. 一旦确诊,即行吸宫术

B. 吸宫术中预防子宫穿孔

C. 40 岁以上怀疑恶变者可考虑行全子宫切除术

D. 应取小水泡送病检

E. 均做预防性化疗

7. 侵蚀性葡萄胎患者的治疗原则中首选(   )。

A. 放疗   B. 同位素治疗   C. 子宫切除

D. 化疗   E. 子宫及附件切除

8. 患者,女,40 岁。被诊断为侵蚀性葡萄胎。给予 5-氟尿嘧啶和放线菌素 D 联合化疗 8 个月。该患者可能出现的最严重不良反应是(   )。

A. 恶心、呕吐   B. 脱发   C. 骨髓抑制

D. 出血性膀胱炎   E. 口腔溃疡

9. 患者,女,26 岁。停经 3 个月,不规则阴道流血 1 个月。查体:阴道排出血液中查见水泡状组织,子宫增大如妊娠 5 个月大小,首先考虑的诊断是(   )。

A. 不全流产　　　　　　　　　B. 葡萄胎　　　　　　　　　　C. 子宫内膜癌

D. 子宫肌瘤　　　　　　　　　E. 双胎妊娠流产

10. 在子宫切除的标本病检中,发现在肌层及输卵管中有滋养细胞并显著增生成团块,细胞大小、形态均不一致,有出血及坏死,但绒毛结构完整。最可能的诊断是(　　　)。

A. 葡萄胎　　　　　　　　　　B. 侵蚀性葡萄胎　　　　　　　C. 绒毛膜癌

D. 子宫体癌　　　　　　　　　E. 卵巢肿瘤

11. 患者,女,27岁。停经3个月,阴道淋漓流血2个月。妇科检查:阴道前壁有胡桃大蓝紫色结节,子宫软,如妊娠四个半月大小。尿妊娠试验(＋)。应考虑为(　　　)。

A. 葡萄胎　　　　　　　　　　B. 侵蚀性葡萄胎　　　　　　　C. 双胎妊娠

D. 妊娠合并子宫肌瘤　　　　　E. 先兆流产

12. 患者,女,30岁。因"绒毛膜癌"入院行化疗。为确保化疗药物剂量准确,护士应该在什么时候为其测体重?(　　　)

A. 每疗程用药前　　　　　　　　　　　　B. 每疗程用药中

C. 每疗程用药后　　　　　　　　　　　　D. 每疗程用药前和用药中

E. 每疗程用药前、用药中和用药后

13. 确诊葡萄胎最重要的辅助检查是(　　　)。

A. 血、尿 HCG 测定　　　　　　　　　　B. B超检查

C. 多普勒胎心听诊检查　　　　　　　　　D. 腹部 CT 检查

E. 腹部 X 线检查

14. 关于侵蚀性葡萄胎的叙述,正确的是(　　　)。

A. 多继发于人工流产术后　　　　　　　　B. 转移灶最常见的部位是肺部

C. 肺部转移灶表现为紫蓝色结节　　　　　D. 最主要的症状是停经后阴道出血

E. 侵蚀性葡萄胎是一种良性滋养细胞疾病

(15～16 题共用题干)

患者,女,31岁。葡萄胎清宫术后4个月,阴道流血不净,时多时少,伴咳嗽、咯血,血 HCG 水平明显高于正常水平。

15. 该患者首先考虑为何病?(　　　)

A. 再次葡萄胎　　　　　　　　B. 宫外孕　　　　　　　　　　C. 侵蚀性葡萄胎

D. 肺结核　　　　　　　　　　E. 绒毛膜癌

16. 该患者首选治疗方案为(　　　)。

A. 清宫术　　　　　　　　　　B. 放疗　　　　　　　　　　　C. 化疗

D. 子宫切除＋化疗　　　　　　E. 子宫切除

(17～19 题共用题干)

患者,女,42岁。3个月前因葡萄胎行清宫术,随访 HCG 持续阳性。

17. 目前最可能的诊断是(　　　)。

A. 宫外孕　　　　　　　　　　B. 卵巢黄素化囊肿　　　　　　C. 宫内妊娠

D. 葡萄胎　　　　　　　　　　E. 侵蚀性葡萄胎

18. 鉴别诊断首选的辅助检查是(　　　)。

A. 血 HCG 测定　　　　　　　B. 分段诊刮　　　　　　　　　C. 组织学病检

D. 子宫输卵管碘油造影术　　　E. B超检查

19. 目前最恰当的处理措施是（　　　）。

A. 联合化疗　　　　　　　B. 手术治疗　　　　　　　C. 放射治疗

D. 继续随访观察　　　　　E. 切除子宫

（邬远林）

第十八章　妇科其他疾病患者的护理

第一节　子宫内膜异位症患者的护理

临床病案

患者，女，20岁，未婚。渐进性痛经5年，月经第1天腹痛明显，严重影响学习、生活，月经结束后缓解。1个月前B超检查发现右卵巢肿物，直径7 cm，入院手术。

请问：

1. 此患者最可能的医疗诊断是什么？
2. 应该怎样对该患者进行健康指导？

【概述】

子宫内膜异位症是指子宫内膜组织出现在子宫体以外部位时所引起的病变，简称内异症。子宫内膜异位症是良性病变，好发于生育年龄妇女，异位内膜可出现在身体不同部位，其中以侵犯卵巢者最多见。

【病因及发病机制】

子宫内膜异位症发病机制尚不清楚。目前有以下三种学说：种植学说、体腔上皮化生学说、诱导学说。

1. 种植学说　Sampson于1921年首次提出该学说。这一理论认为，异位的内膜来源于子宫内膜组织，这些组织转移到宫腔以外的部位，并种植和生长。常见的转移途径有经血逆流、医源性种植、淋巴传播和血管播散等。

2. 体腔上皮化生学说　19世纪著名的病理学家Robert Meyer认为，异位内膜细胞来源于盆腔腹膜的体腔上皮化生，其基础是苗勒管、生殖上皮和盆腔腹膜具有相同的来源，即均是由具有高度化生潜能的体腔上皮分化而来，在受到卵巢激素、经血及慢性炎症刺激后，被激活而转化成内膜组织。

3. 诱导学说　种植的内膜释放某种未知物质，诱导未分化的间充质形成子宫内膜异位组织。

子宫内膜发生异位后,能否形成子宫内膜异位症可能还与下列因素有关。

1. 遗传因素　子宫内膜异位症具有一定的遗传倾向和家族聚集性,子宫内膜异位症患者一级亲属的发病风险是无家族史者的 7 倍,可能是受多基因和多因素遗传的影响。

2. 免疫因素　经血逆流的普遍存在和子宫内膜异位症的相对少见,使研究者考虑到某些女性的腹腔内环境可能与本病的发生有关。

3. 炎症　有证据表明子宫内膜异位症与亚临床腹膜炎症有关,表现在患者的腹腔液中白细胞特别是巨噬细胞、细胞分裂活动、生长因子和促血管生成物质均增加。子宫内膜异位症和非子宫内膜异位症患者的局部炎症和前列腺素(PG)的分泌有很大差异。

4. 在位内膜的特性　北京协和医院郎景和教授等的研究结果发现,在位子宫内膜的特性与子宫内膜异位症的发生密切相关,并提出"在位内膜决定论",即不同人(子宫内膜异位症患者与非患者)经血逆流或经血中的内膜碎片能否在"异地"黏附、侵袭、生长,在位内膜是关键,是发生子宫内膜异位症的决定因素。

【病理】

子宫内膜异位症主要的病理变化为异位的内膜与子宫内膜一样,随卵巢激素的变化而发生周期性出血,由于其血液不能像经血一样经阴道排出,而是积聚在局部,从而引起其周围组织纤维化。生长在卵巢部位的子宫内膜形成含有褐色黏稠陈旧血液的囊肿,根据其生长特点又称其为"巧克力囊肿"。生长在卵巢以外部位的子宫内膜则形成大小不等的紫褐色小结节。

【临床表现】

1. 症状

(1)下腹痛和痛经:育龄妇女继发性、进行性加重的痛经是最主要的症状。疼痛多位于下腹、腰骶及盆腔中部,常于月经期开始出现,并持续至整个月经期。

(2)不孕:子宫内膜异位症患者不孕率高达 40%。引起不孕的原因复杂,可能与盆腔环境改变,输卵管、卵巢等粘连影响受精卵或胚胎的输送有关。

(3)月经失调:15%~30%的患者有经量增多、经期延长。月经异常可能与卵巢无排卵、黄体功能不全等有关。

(4)其他特殊症状:肠道内膜异位症患者可出现腹痛、腹泻或便秘;异位内膜侵犯膀胱可在经期出现尿痛和尿频;盆腔外组织有异位内膜种植和生长时,可在病变部位出现周期性疼痛、出血或块物增大。

2. 体征　妇科检查:子宫多后倾固定,直肠子宫陷凹、宫骶韧带或子宫后壁下段等部位可扪及触痛性结节,在子宫的一侧或双侧附件处扪及与子宫相连的囊性偏实不活动包块,有轻压痛。

【辅助检查】

1. B 超检查　可明确结节、肿块的大小和部位。

2. 腹腔镜检查　腹腔镜检查是目前诊断子宫内膜异位症的最佳方法,可直接看到子宫内膜异位的病灶部位、范围及程度。

3. CA_{125} 测定　中、重度子宫内膜异位症患者的血清 CA_{125} 值可升高。

【治疗要点】

治疗子宫内膜异位的根本目的在于减灭病灶、缓解疼痛、改善生育功能、减少和避免复发,因此选择以手术为主,药物为辅的综合治疗手段。原则上症状轻微者采用非手术治疗,可定期随访。症状和病变严重且无生育要求者可考虑行根治性手术。具体的治疗方法如下。

1. 期待疗法　适用于盆腔病变较轻,无明显症状者。一般可每 3～6 个月随访并做盆腔检查 1 次。对希望生育的患者,需要做有关不孕的各项检查,帮助患者尽早受孕。随访期间,如发现症状加剧应及时改用其他治疗方法。

2. 药物治疗　性激素治疗的主要目的是抑制雌激素合成,使异位种植的子宫内膜萎缩或阻断下丘脑-垂体-卵巢轴的刺激和出血周期。

(1) 口服避孕药:适用于轻度子宫内膜异位症的患者。目前临床上常用低剂量、高效的孕激素和雌激素的复合片,患者长期连续服用避孕药 6～12 个月造成类似妊娠的人工闭经称假孕疗法。

(2) 孕激素类药物:其作用机制是通过抑制垂体分泌促性腺激素,并直接作用于异位内膜和子宫内膜,最初引起子宫内膜蜕膜化,继而导致子宫内膜萎缩和闭经。不良反应主要为阴道不规则出血,其他还有恶心,轻度抑郁,水、钠潴留等不良反应。患者停药数月后痛经缓解,月经恢复正常。

(3) 孕三烯酮:具有雄激素、抗孕激素和中和抗雌激素的作用,使患者体内雌激素水平下降,异位内膜萎缩、吸收,是一种假绝经疗法。治疗后 50%～100% 的患者发生闭经,症状缓解率达 95%。

(4) 米非司酮:为孕激素受体调节剂,具有抗孕酮和抗糖皮质激素的作用,能抑制排卵,干扰子宫内膜的完整性。用该药物治疗可造成闭经,使病灶萎缩,但长期疗效有待证实。

(5) 达那唑:直接抑制和竞争子宫内膜的雌、孕激素受体,最终导致子宫内膜萎缩,出现闭经。

(6) 促性腺激素释放激素激动剂(GnRH-a):其作用与天然的 GnRH 相同,此疗法又称为"药物性卵巢切除"。目前常用亮丙瑞林 3.75 mg,月经第 1 天皮下注射后,每隔 28 天注射 1 次,共 3～6 次。患者一般在用药后第 2 个月开始出现闭经,痛经缓解,停药后短期内恢复排卵。不良反应主要为雌激素过低引起的潮热、阴道干燥、性欲减低、骨质丢失等绝经症状。连续用药 3 个月以上者,需添加少剂量雌激素和孕激素,以防骨质丢失。

3. 手术治疗　适用于药物治疗无效的患者。腹腔镜手术是子宫内膜异位症患者首选的治疗方法。目前认为以腹腔镜确诊、手术联合药物治疗是子宫内膜异位症诊疗的金标准,手术方式有以下三种。

(1) 保留生育功能手术:适用于药物治疗无效、年轻和有生育要求者。

(2) 保留卵巢功能手术:适用于年龄 45 岁以下且无生育要求的重症患者。

(3) 根治性手术:适用于重症患者,特别是盆腔粘连严重和 45 岁以上的患者,术后基本不复发。

4. 手术和药物联合治疗　手术治疗前给予 3～6 个月的药物治疗,使异位灶缩小、软化,有利于缩小手术范围。对手术不彻底或术后疼痛不缓解的患者,给予 6 个月的药物治疗以推迟复发。

5. 不孕的治疗　腹腔镜手术能提高术后妊娠率,手术后 2 年内未妊娠者,再妊娠的机会甚少。经保留生育功能手术后仍不能妊娠者应尽早采用辅助生殖技术。

【护理诊断/问题】

1. 疼痛　与进行性加剧的痛经有关。

2. 焦虑　与顽固性痛经、不孕及手术治疗有关。

3. 营养失调:低于机体需要量 月经过多、贫血及长期痛经影响食物摄入。

【护理措施】

1. 心理护理 应多给予患者理解和关怀,耐心解释本病是良性病变,只要坚持用药或采取必要的手术便可改善症状。由于治疗过程较长,鼓励患者树立战胜疾病的信心很有必要。对尚未生育的患者,应给予指导促使其尽早受孕。

2. 预防措施 主要是防止医源性因素,如经期避免妇科检查;严格掌握某些妇科手术的时间(如宫颈冷冻术、输卵管通畅试验等均应在月经干净后 3～7 天内进行);刮宫时不用负压,可选用小号刮匙刮取子宫内膜,人工流产术中应协助控制负压,避免子宫内膜碎片倒流种植;凡进入宫腔的腹部手术,均应注意保护腹壁切口,缝合切口前应用无菌生理盐水反复冲洗,缝合时缝针勿穿过子宫内膜。尽量避免做中期妊娠剖宫取胎术。

3. 用药护理 孕激素(如甲羟孕酮、妇康片等)治疗称假孕疗法,用达那唑或内美通做长时间治疗称假绝经疗法。使用激素治疗时,应向患者说明服药的注意事项以及可能出现的副作用(如食欲缺乏、恶心、闭经、体重增加等)。

【健康指导】

劝告有经血潴留或经血不畅的患者,应及早诊治。嘱患者避免在月经期及月经刚干净时同房。指导患者避孕以减少人工流产次数。

第二节　子宫脱垂患者的护理

临床病案

患者,女,52 岁。阴道口脱出肿物已 1 年,休息时能还纳,近半月来,经休息亦不能回纳,大笑、咳嗽时有小便流出。有 3 次足月产史。妇科检查:会阴 2 度陈旧性裂伤,阴道前壁有球形膨出,宫颈脱于阴道外。请问:

1. 应该诊断该患者为哪种疾病?

2. 本病分几度?

3. 本病有哪些预防措施?

【概述】

子宫从正常位置沿阴道下降,宫颈外口达坐骨棘水平以下,甚至子宫全部脱出阴道口以外,称为子宫脱垂,子宫脱垂常伴有阴道前壁和后壁脱垂。

【病因】

1. 分娩损伤 为最主要的原因。在分娩过程中,特别是经阴道手术助产或第二产程延长者,盆底肌、筋膜和子宫韧带均过度伸展,张力降低,甚至出现撕裂。若产褥期产妇过早参加重体力劳动,会影响盆底组织张力的恢复,从而导致未复旧的子宫有不同程度的下移。多次分娩可增加盆底组织受损的机会。

2. 长期腹压增加　长期慢性咳嗽、习惯性便秘、排便困难、经常超重负荷(肩挑、举重、蹲位、长期站立)、盆腹腔巨大肿瘤或大量腹腔积液等均可使腹腔内腹压增加,迫使子宫向下移位。

3. 医源性因素　没有充分纠正手术所造成的盆腔支持结构的缺损。

【临床分度】

以患者平卧用力向下屏气时子宫下降的最低点为分度标准。将子宫脱垂分为三度(图18-1)。

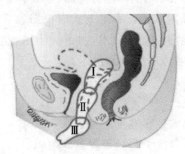

图 18-1　子宫脱垂分度

1. Ⅰ度　①轻型:宫颈外口距处女膜缘小于 4 cm,尚未达处女膜缘;②重型:宫颈外口已达处女膜缘,在阴道口能见到宫颈。

2. Ⅱ度　①轻型:宫颈已脱出阴道口外,宫体仍在阴道内;②重型:宫颈及部分宫体已脱出至阴道口外。

3. Ⅲ度　整个宫体与宫颈全部脱出至阴道口外。

【临床表现】

1. 症状　Ⅰ度患者多无症状,Ⅱ度、Ⅲ度患者主要有如下表现。

(1)阴道内脱出肿块:在行走、劳动、下蹲或排便等导致腹压增加时,有块状物自阴道口脱出,平卧休息时可变小或消失,严重者休息后也不能回缩,需用手推送才能将其还纳。

(2)下坠感和腰背酸痛:常在久站、走路、蹲位、重体力劳动以后加重,卧床休息后减轻。

(3)排便异常:Ⅲ度患者多伴有重度阴道前壁脱垂,容易出现尿潴留,还可发生张力性尿失禁。

2. 体征　患者屏气用力时可见子宫脱出。妇科检查Ⅱ度、Ⅲ度患者的宫颈及阴道黏膜多明显增厚,宫颈肥大。脱出的子宫及阴道壁由于长期暴露摩擦,可见宫颈及阴道壁溃疡,并有少量出血及脓性分泌物。

【治疗要点】

1. 非手术疗法

(1)盆底肌肉锻炼和物理疗法:可增加盆底肌肉群的张力。盆底肌肉(肛提肌)锻炼,也称为 Kegel 锻炼。可用于所有程度的子宫脱垂患者,重度者手术后可辅以盆底肌肉锻炼治疗。嘱咐患者行收缩肛门运动,用力收缩盆底肌肉 3 s 以上后放松,每次 10～15 min,每天 2～3次。辅助生物反馈治疗效果优于自身锻炼。

(2)放置子宫托:子宫托是一种支持子宫和阴道壁并使其维持在阴道内而不脱出的工具。以下情况尤其适用子宫托治疗:患者全身状况不适宜手术;妊娠期和产后;手术前放置子宫托可促进膨出面溃疡的愈合。

子宫托分为支撑型和填充型,前者用于程度稍轻患者,后者用于重度患者。如辅助局部应用雌激素更有益于佩戴的成功率。因为子宫托可能造成阴道刺激和溃疡,所以子宫托应间断性地取出、清洗并重新放置。放置子宫托也应定期复查,否则会出现严重后果,如瘘的形成、嵌顿、出血和感染等。

(3)中药和针灸:补中益气汤(丸)等有促进盆底肌张力恢复、缓解局部症状的作用。

2. 手术治疗　对脱垂超出处女膜且有症状者可考虑手术治疗。根据患者年龄、生育要求及全身健康状况,采用个体化治疗。手术的主要目的是缓解症状、恢复正常的解剖位置和脏器功能,有满意的性功能并能够维持效果。手术方式应根据患者实际情况分别选择 Manchester 手术、经阴道子宫全切术及阴道前后壁修补术、阴道封闭术、盆底重建手术等。合并压力性尿失禁者应同时行尿道中段悬吊术或膀胱颈悬吊术。

【护理诊断/问题】

1. 疼痛　与子宫脱垂有关。

2. 焦虑　与长期的子宫脱垂影响性生活有关。

3. 舒适改变　与子宫脱垂牵拉子宫韧带及盆底组织有关。

4. 有感染的危险　与宫颈、阴道前后壁暴露在阴道口外有关。

【护理措施】

1. 心理护理　向患者讲解有关子宫的解剖知识及生理功能,耐心解答患者、家属的提问,帮助他们确立正确的、符合现实的自我认识,增强康复的信心。

2. 预防措施　提倡晚婚晚育,防止生育过多、过密;正确处理产程,避免产程延长;提高助产技术,保护好会阴;避免产后过早参加重体力劳动;积极治疗慢性咳嗽、习惯性便秘;提倡做产后保健操。

3. 改善患者一般情况　嘱患者多卧床休息,减少站立活动时间,积极治疗慢性咳嗽和便秘,指导患者锻炼盆底肌肉。

4. 指导患者使用子宫托,并教会放置和取出的方法　嘱患者选择大小合适的子宫托(以放置后既不脱出又无不适为宜),每晚取出,次晨放入。月经期和妊娠期停用。用子宫托后 1 个月、2 个月、3 个月各复查 1 次,以后半年复查 1 次,以便及时更换大小合适的子宫托。

5. 手术患者护理　术前 5 天开始进行阴道准备,Ⅰ度子宫脱垂患者每天坐浴 2 次,Ⅱ度、Ⅲ度子宫脱垂患者行阴道冲洗。术后应卧床休息 7～10 天,留置导尿管 10～14 天,避免做增加腹压的动作(如下蹲、咳嗽等),用缓泻剂预防便秘,每天行外阴冲洗 3 次。

6. 预防感染　保持外阴阴道清洁,注意大小便后清洁会阴并勤换内裤;用清洁卫生巾或丁字带支托下垂的子宫,避免与内裤摩擦而发生感染;在放子宫托前,将子宫托用肥皂水洗净或用 1∶5000 高锰酸钾溶液浸泡 10 min;阴道脱出物有糜烂或溃疡时应遵医嘱给予治疗。

7. 改善排尿功能　鼓励患者多饮水,避免饮用利尿和刺激性的液体,如茶、咖啡、酒等;指导患者排尿前先还纳脱出物,训练患者每 2 h 排尿 1 次;嘱患者多休息,降低腹压,必要时可放置导尿管,训练膀胱收缩功能并指导进行肛提肌锻炼。

【健康指导】

增加营养,增强体质,注意休息,养成定时排便的习惯。避免久站久蹲及从事重体力劳动,积极防治慢性咳嗽等疾病。指导正确使用子宫托,保持外阴清洁,防止感染。

第三节　尿瘘患者的护理

临床病案

　　患者,女,26岁。妊娠40周,宫口全开24 h,在当地试产2天失败,急诊入院,诊断为先兆子宫破裂,滞产,入院后行剖宫产术,由于胎头入盆较深,术中取胎头时子宫沿切口向右撕裂,术中修补子宫撕裂口,术后24 h取下导尿管后患者自行排尿,同时自诉阴道流水,清亮。请问:

　　1. 该患者出现阴道流水症状应考虑是哪种疾病?

　　2. 为进一步确定瘘口,可做哪些检查?

【概述】

　　尿瘘是指生殖器与尿道之间形成的异常通道。根据泌尿生殖瘘的发生部位,可分为膀胱阴道瘘、尿道阴道瘘、膀胱尿道阴道瘘、膀胱宫颈瘘、膀胱宫颈阴道瘘及输尿管阴道瘘等(图18-2)。临床上以膀胱阴道瘘最为多见。

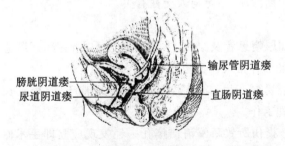

膀胱阴道瘘　　输尿管阴道瘘
尿道阴道瘘　　直肠阴道瘘

图18-2　尿瘘

【病因】

　　1. 产伤　曾经作为引起尿瘘的主要原因,如今在发达国家已不存在。现仅发生在医疗条件落后的地区。可分为坏死型和创伤型两类。坏死型尿瘘是由产道软组织受压过久,使局部组织缺血坏死脱落而形成;创伤型尿瘘是由于剖宫产手术或产科助产手术直接损伤所致。

　　2. 妇科手术创伤　近年妇科手术所致尿瘘的发生率呈上升趋势,多因手术时组织粘连或操作不细致而误伤膀胱、尿道、输尿管,造成尿瘘。

　　3. 其他　晚期生殖道或膀胱癌、膀胱结石、生殖器官肿瘤行放射治疗后等都有可能导致尿瘘。

【临床表现】

1. 症状

（1）漏尿：是尿瘘的主要症状，表现为尿液经瘘孔从阴道流出。软产道受压所致的坏死型尿瘘常在产后3～7天坏死组织脱落后开始漏尿，而手术造成的创伤型尿瘘，常在手术后立即出现漏尿。

（2）外阴部不适：尿液长期刺激所致。表现为外阴瘙痒、不适。

（3）泌尿系统感染：合并泌尿系统感染者出现尿频、尿急、尿痛等症状。

2. 体征　妇科检查外阴有湿疹，尿液自阴道流出的表现。

【辅助检查】

1. 亚甲蓝试验　用稀释好的200 mL亚甲蓝溶液经尿道注入膀胱，观察是否有蓝色尿液自阴道流出。如蓝色液体经阴道壁小孔溢出者为膀胱阴道瘘；自宫颈口溢出为膀胱宫颈瘘；如阴道内流出清亮液体者则疑输尿管阴道瘘。

2. 靛胭脂试验　用于亚甲蓝试验不能确诊者。将靛胭脂5 mL注入静脉，5～7 min后如看见蓝色液体流入阴道，可确诊输尿管阴道瘘。

3. 其他　膀胱镜、肾图、排泄性尿路造影等也可帮助尿瘘的诊断。

【治疗要点】

尿瘘以手术修补治疗为主。根据瘘孔位置的不同采取不同手术方式。同时应积极治疗某些原发疾病，如肿瘤、结核病所致的尿瘘。

【护理诊断/问题】

1. 皮肤完整性受损　与长期漏尿导致皮肤发炎有关。

2. 自我形象紊乱　与长期漏尿导致身体有异味有关。

3. 社交孤独　与长期漏尿，不愿与人交往有关。

【护理措施】

1. 心理护理　告知尿瘘患者及家属，本病可通过手术治疗，解除患者自卑心理。指导家属关心和理解患者，不能因异常气味而疏远患者。

2. 预防措施　严密观察产程，缩短第二产程，避免滞产、产程延长的发生。提高接生质量，积极做好分娩期护理工作。

3. 手术患者护理　损伤所致新鲜清洁瘘孔一经发现应立即手术修补。坏死型尿瘘或瘘孔伴感染者应等待3～6个月，待炎症消除、瘢痕软化、局部血供恢复正常后再行手术。若修补失败至少应等待3个月后再行手术。术后护理是影响手术成功率的重要环节。术后必须留置导尿管或耻骨上膀胱造瘘7～14天，保证膀胱引流通畅，发现阻塞及时处理。术后每天补液量不应少于3000 mL，目的是增加尿量，起到冲洗膀胱的作用，防止发生泌尿系统感染。外阴部应每天擦洗干净。术后给予广谱抗生素预防感染。

【健康指导】

对手术成功的患者，告知其术后3个月内禁止性生活和重体力劳动，并注意休息；对手术失败的患者，指导其保持外阴清洁。

第四节　不孕症患者的护理

临床病案

患者,女,29 岁。因"有正常性生活,未避孕 4 年,未孕"入院。4 年前行人工流产术 1 次,术后至今未怀孕。妇科检查:子宫前位,外阴、阴道外观正常,宫颈肥大。碘油造影提示:宫腔正常,左输卵管伞端闭锁,右侧输卵管壶腹部阻塞。请问:

1. 该患者属于继发性不孕还是原发性不孕?

2. 导致患者不孕的原因可能是什么?

3. 如何为该患者制订相应的护理措施?

【概述】

女性有无避孕性生活至少 12 个月而未孕称为不孕症,在男性称为不育症。不孕症可以分为原发性不孕和继发性不孕。既往从未有过妊娠史,无避孕而从未妊娠者称原发性不孕;既往有过妊娠史,而后无避孕连续 12 个月未孕者,称为继发性不孕。不孕症发病率因国家、民族和地区的不同而存在差别,我国不孕症发病率为 7%～10%。

【病因】

阻碍受孕的原因可能来自男方、女方或男女双方。

1. 女性不孕因素　以排卵障碍和输卵管因素居多。

(1) 排卵障碍:卵巢因素包括排卵因素和内分泌因素。无排卵是最严重的一种导致不孕的原因。卵巢病变、下丘脑-垂体-卵巢轴功能紊乱等均可影响卵巢功能,导致患者卵巢不排卵,内分泌紊乱。

(2) 输卵管因素:是不孕症的最常见因素,输卵管具有运送精子、摄取卵子和把受精卵送进宫腔的作用,任何影响输卵管功能的病变均可导致不孕。

(3) 子宫因素:子宫具有储存和输送精子、使孕卵着床、孕育胎儿的功能。子宫畸形、黏膜下肌瘤、子宫内膜炎等均会影响精子输送、胚胎着床。

(4) 宫颈因素:宫颈管是精子上行的通道,其解剖结构和宫颈黏液的分泌性状与生育存在密切关系,直接影响精子的游行。宫颈结构、宫颈黏液性质的改变均可导致患者不孕。

(5) 阴道因素:先天性无阴道及阴道损伤可能导致性交困难、阻碍精子进入。发生阴道炎后,阴道 pH 值发生改变会降低精子的活力,缩短其存活时间甚至吞噬精子从而影响受孕。有些妇女不孕的原因在于体内的免疫因素破坏了阴道的精子细胞。

2. 男方不育因素　主要有生精障碍和输精障碍。

(1) 精液异常:性功能正常,先天或后天原因所致精液异常,表现为无精、弱精、少精、精子发育停滞等。

(2) 输精管阻塞及精子运送受阻：导致精子输送困难的主要原因为生殖道感染或创伤、淋病、梅毒、滴虫感染、白色念珠菌感染导致管道粘连；睾丸炎和附睾炎可导致输精管阻塞，妨碍精子通过；前列腺感染可改变精液的组成和活力从而导致不育。

(3) 免疫因素：在男性生殖道免疫屏障被破坏的情况下，体内产生抗精子抗体，射出的精子发生自凝而不能穿过女性宫颈黏液，导致不育。

(4) 内分泌因素：男性内分泌受下丘脑-垂体-睾丸轴调节，内分泌因素可能影响精子的产生而引发不育。

(5) 性功能异常：勃起异常使精子不能射入女性阴道。

3. 男女双方因素　包括缺乏性生活基本知识、精神因素和免疫因素。

4. 不明原因不孕　尚有 $10\%\sim20\%$ 的不孕患者不能明确病因。

【辅助检查】

夫妇双方应进行全面检查以排除全身性疾病。

1. 男方检查　除全身检查外，应注重专科检查，重点包括外生殖器有无畸形或病变，阴茎、阴囊、前列腺的大小和形状等。精液常规检查必不可少。

2. 女方检查

(1) 卵巢功能检查：检查方法包括基础体温测定、B超监测卵巢基础状态、女性激素水平测定，了解卵巢有无排卵及黄体功能状态。

(2) 输卵管功能检查：常用的方法有子宫输卵管通液术、子宫输卵管碘油造影术等。子宫输卵管碘油造影术能明确输卵管的异常部位，是目前应用最广泛、诊断价值最高的方法。一般输卵管碘油造影术应在月经干净后 $3\sim7$ 天内进行。

(3) 宫腔镜检查：该检查有利于了解患者宫腔性状、内膜情况，观察其有无宫腔粘连、肌瘤、内膜息肉、子宫畸形等。

(4) 腹腔镜检查：行腹腔镜手术可以进一步了解盆腔情况，直接观察子宫、输卵管、卵巢有无病变和粘连，并可结合输卵管通液术，直视下确定输卵管是否通畅，必要时在病变处取活检。

(5) 其他特殊检查：包括性交后精子穿透力试验、免疫检查、染色体检查。

【治疗要点】

针对病因进行治疗，积极治疗原发病，必要时采用辅助生殖技术，如人工授精、体外受精-胚胎移植、卵细胞浆内精子注射及其他衍生技术等。

【护理诊断/问题】

1. 焦虑　与缺乏家人、朋友的支持有关。

2. 知识缺乏　对男、女生殖器官的认识不足，缺乏性技巧。

3. 自尊紊乱　与不孕症诊治过程中频繁的检查、治疗无效及周围人群的偏见有关。

【护理措施】

1. 加强性生活知识教育，提高受孕技巧　医护人员应让患者了解男、女生殖器官结构，建立正确性生活。

2. 开展心理疏导工作，树立正确价值观　沟通过程中注意沟通技巧，学会倾听患者的倾诉。如治疗失败，还应指导其正确面对不孕现实，与其讨论可采用人工授精、试管婴儿等技术，消除患者消极情绪，引导其建立正确的价值观。

3. 协助患者进行检查，配合各项诊疗　检查前应说明该项检查的目的、意义和注意事项。

根据不同治疗方案,提供相应的帮助和支持,解释检查结果及治疗可能引发的不适等,争取患者的主动配合。

【健康教育】

向患者普及性生活知识,提醒患者注意经期卫生,减少生殖道感染,做好计划生育工作,减少不必要的流产手术,防止继发性不孕。协助患者选择人工辅助生殖技术。

第五节　外阴、阴道手术患者的护理

【概述】

女性会阴部血管及神经丰富、组织松软,前有尿道,后与肛门毗邻,这些特点使得患者很容易并发术后疼痛、出血、感染等相关问题。此外,外阴、阴道手术涉及患者隐私部位,患者常常由于胆怯、羞涩、自尊心等因素而产生消极抵抗情绪,影响治疗效果。因此,护理外阴及阴道手术患者前,护理人员应熟悉女性生殖系统解剖结构。观察患者及其家属的心理变化,熟悉操作步骤,进行心理疏导。

【外阴、阴道手术的种类】

外阴、阴道手术主要有外阴癌根治术,外阴切除术,局部病灶切除术,前庭大腺切开引流术,处女膜切开术,宫颈手术,陈旧性会阴裂伤修补术,阴道成形术,阴道前后壁修补术,尿瘘修补术,子宫黏膜下肌瘤剔除术和阴式子宫切除术等。

【手术前健康教育】

1. 心理准备　会阴部手术患者易担心手术对患者身体完整性、性生活的影响。因此护理工作者应多与患者沟通,耐心听取患者内心的想法,消除患者紧张情绪;同时也可介绍同病种手术成功的案例,帮助其树立战胜疾病的信心;做好家属的思想工作,为患者提供心理和生活方面的支持。

2. 全身情况的准备　正确评估患者对手术的耐受力。如有内科合并症应给予纠正,观察患者的生命体征,注意有无月经来潮。如有异常应及时通知医生,术前做好药物过敏试验、配血备用等准备工作。

3. 皮肤准备　行会阴部手术的患者术前要特别注意个人卫生,每天清洗外阴。如外阴皮肤有炎症、溃疡,应先治愈后再行手术。患者通常于手术前 1 天晚上行皮肤准备工作(包括淋浴及备皮等),备皮范围上至耻骨联合上 10 cm,两侧至腋中线,下至外阴部、肛门周围、臀部及大腿内侧上 1/3,备皮后洗净皮肤。

4. 肠道准备　手术患者术前 3 天进少渣饮食,并遵医嘱给予口服抗生素,常用药物为庆大霉素、诺氟沙星等,或手术前 1 天口服 20% 甘露醇 250 mL 加等量水导泻。术前 1 天禁食,给予静脉补液,手术前 1 天晚上及清晨行清洁灌肠。

5. 阴道准备　术前 3 天开始阴道准备,一般行阴道冲洗或者坐浴,每天 2 次。常用药液为 1∶5000 的高锰酸钾溶液、0.5% 的碘伏、1∶1000 的新洁尔灭溶液等。术晨用消毒液行阴道消毒。消毒时应特别注意阴道穹隆部,消毒后用大棉签蘸干,必要时涂甲紫。

6. 特殊用物的准备 根据不同的手术做好各种用物准备,包括软垫、支托、阴道模型、丁字带、绷带等。其他术前准备工作同腹部手术。

【手术后护理】

应特别加强外阴部护理,其他术后护理与腹部手术术后护理相似。

1. 体位 根据麻醉方式采取相应体位。如硬膜外麻醉术后应去枕平卧6～8 h;全身麻醉的患者应去枕平卧头偏向一侧,防止呕吐物、分泌物呛入气管,引起窒息或吸入性肺炎;蛛网膜下腔麻醉术后应去枕平卧12 h。

根据不同手术采取相应体位,处女膜闭锁、有子宫的先天性无阴道患者,术后取半坐卧位,有利于经血的流出;外阴癌根治术后患者,应取平卧位,双腿外展屈膝,膝下垫软垫,有利于伤口愈合;行阴道前后壁修补或盆底修补术的患者应采取平卧位,禁止半坐卧位,以降低外阴、阴道张力,促进伤口的愈合。

2. 饮食护理 术后24 h进流质食物,避免进牛奶、豆浆等产气食物,防止发生肠胀气。涉及肠道手术者术后禁食至肛门排气后,饮食由流质逐渐向半流质、软食、普食过渡。术后应加强营养,少量多餐,进食富含热量、蛋白质、维生素的食物,以促进伤口愈合。

3. 切口的护理 护理人员要随时观察会阴切口的情况,注意有无渗血,红、肿、热、痛等炎症反应,注意阴道分泌物的量、性质、颜色及气味。及时更换衣裤,保持外阴清洁、干燥。每天行外阴擦洗2次,排便后用温水清洁外阴以防止感染。有些外阴部手术在阴道内留置纱条压迫止血,纱条一般在术后12～24 h内取出,取出时注意核对数目。有引流管的患者要保持引流管通畅,严密观察引流物的量、颜色及性质。

4. 导尿管的护理 会阴部手术后留置导尿时间较长,根据手术范围及病情需要留置导尿管7～10天;术后应注意保持导尿管的畅通,观察尿液颜色、量、性质及气味。如发现导尿管不通畅需及时查找原因并给予处理。拔导尿管前应训练患者膀胱功能,拔除导尿管后应嘱患者尽早排尿,如有排尿困难应给予诱导、热敷等措施帮助排尿,必要时重新留置导尿管。

5. 肠道护理 对行会阴部手术的患者,为防止大便对伤口的污染及解便时对伤口的牵拉,应控制其首次排便时间。尿瘘及会阴裂伤修补术患者术后5天内进少渣、半流质饮食,一般控制在5～7天内不解大便。于术后第5天给予缓泻剂软化大便,避免排便困难。

6. 疼痛护理 针对患者的个体差异,采取不同的方法缓解疼痛,如保持环境安静、分散患者的注意力。必要时遵医嘱给予止痛药物,教会患者使用镇痛泵,同时观察用药后的镇痛效果。

7. 功能锻炼 鼓励患者术后多翻身、多进行肢体活动,尽早下床活动,增加血液循环,减少肺部并发症,促进肠功能恢复,增进食欲,帮助伤口愈合。

【出院指导】

嘱患者出院后应保持外阴清洁。一般应休息3个月,禁止性生活及盆浴3～6个月,避免重体力劳动及增加腹压(如久蹲久站、用力解大便、咳嗽等)。出院后3个月到门诊复查术后恢复情况。如有出血、发热等不适随时就诊。

目标检测

1. 患者进行会阴部手术后,一般应控制多少天内不解大便?( )

A. 1天 　　　　　　　　 B. 2～3天 　　　　　　　　 C. 3～5天

D.5~7 天　　　　　　　　　　E.7 天以上

2. 下列哪种药液不可作为阴道冲洗/坐浴溶液?(　　　)

A.1∶5000 的高锰酸钾溶液　　　　　　B.0.05％的碘伏溶液

C.1∶1000 新洁尔灭溶液　　　　　　　D.0.5％碘伏溶液

E.洁尔阴洗液

3. 子宫内膜异位症最典型的症状是(　　　)。

A.月经增多　　　　　　B.肛门坠胀　　　　　　C.性交疼痛

D.不孕　　　　　　　　E.继发性进行性痛经

4. 子宫内膜异位症最常见的部位是(　　　)。

A.卵巢　　　　　　　　B.直肠子宫陷凹　　　　C.阔韧带

D.宫骶韧带　　　　　　E.直肠

5. 输卵管碘油造影检查应在什么时候进行?(　　　)

A.月经来潮后 12 h 内　　　B.月经第 3 天　　　　C.月经干净后 3~7 天

D.月经来潮前 3 天　　　　　E.月经干净后 10 天

6. 患者,女,30 岁。发育良好,婚后 2 年未孕。经检查:基础体温双相,子宫内膜病理为分泌期改变。男方精液常规检查为正常,该患者需要做的进一步检查是(　　　)。

A.输卵管通畅检查　　　　B.女性激素测定　　　　C.阴道镜检查

D.腹腔镜检查　　　　　　E.B 超监测卵泡发育

7. 临床上最常见的尿瘘为(　　　)。

A.膀胱宫颈阴道瘘　　　　B.输尿管阴道瘘　　　　C.尿道阴道瘘

D.膀胱阴道瘘　　　　　　E.膀胱尿道阴道瘘

(8~9 题共用题干)

患者,女,46 岁。自觉阴道口肿物脱出 1 年。妇科检查:宫颈及部分宫体脱出阴道口外。

8. 应诊断为(　　　)。

A.Ⅰ度轻型　　　　　　B.Ⅰ度重型　　　　　　C.Ⅱ度轻型

D.Ⅱ度重型　　　　　　E.Ⅲ度

9. 该患者术后宜采取的体位是(　　　)。

A.半坐卧位　　　B.截石位　　　C.平卧位　　　D.侧卧位　　　E.俯卧位

(吴小燕)

第十九章　计划生育妇女的护理

计划生育(family planning)是妇女生殖健康的重要内容。我国人口众多，人口问题始终是制约中国全面协调可持续发展的重大问题，也是影响社会经济发展的关键因素。科学地控制人口数量、提高人口素质，是我国实行计划生育的一项基本国策。计划生育措施包括避孕、避孕失败的补救措施(人工终止妊娠)及绝育。

第一节　常用的避孕方法及护理

避孕是通过采用药物、器具以及利用妇女的生殖生理自然规律，使妇女暂时不受孕。常用的避孕方法有宫内节育器避孕、药物避孕和外用避孕等。

一、宫内节育器

宫内节育器(intrauterine device，IUD)是一种相对安全、有效、简便、经济、可逆的避孕工具，是目前我国育龄妇女的主要避孕措施。

（一）种类

1. 惰性宫内节育器(第一代 IUD)　由惰性原料如金属、硅胶、塑料或尼龙等制成。因其带环受孕率及脱落率高，1993 年已经停止使用。

2. 活性宫内节育器(第二代 IUD)　含活性物质如金属铜、激素、药物、磁性物质等，以提高避孕效果，减少副作用。目前被广泛应用。

（1）带铜 IUD：带铜 T 形 IUD 环根据铜圈暴露在宫腔的面积(mm^2)不同分为 TCu-200、TCu-220、TCu-380A 等，避孕效果与含铜表面积成正比，带环受孕及脱落率低，T 形环尾端有尾丝方便检查及取出，一般可在宫腔内放置 5～7 年，有出血及疼痛等不良反应，目前带铜 T 形环为我国临床首选的 IUD。V 形 IUD 形状更接近于宫腔，不锈钢做支架外套硅胶，在宫腔内放置时间为 5～7 年，带环受孕及脱落率低，但因带环出血常见，故取环率高。另外还有宫铜IUD、固定式铜套环(吉妮 IUD)、母体乐(支架为聚乙烯，呈扇状，半月形两侧臂有小棘，纵臂绕有铜丝)等。

（2）含药 IUD：将药物储存于节育器内，通过每日微量释放提高避孕效果，降低副作用。目前我国临床主要应用含孕激素(左炔诺孕酮)IUD 和含吲哚美辛 IUD。

（二）避孕原理

大量研究表明,IUD 的抗生育作用,主要是由于局部组织对异物的组织反应而影响受精卵着床。活性 IUD 的避孕机制还与活性物质有关。

（1）异物刺激引起子宫内膜无菌性炎性反应,使白细胞和吞噬细胞增多至足以杀灭和减少精子,子宫液组成也发生改变,从而阻止精子和卵子结合。

（2）异物反应促使损伤的子宫内膜产生前列腺素,改变输卵管蠕动,导致受精卵与子宫内膜发育不同步,影响受精卵着床。

（3）子宫内膜受压缺血,激活纤溶酶原,致使囊胚溶解吸收。

（4）带铜的 IUD 长期缓慢释放铜离子干扰子宫内细胞的代谢,不利于受精卵及囊胚的发育,同时产生的细胞毒性因子多肽也可以通过宫颈黏液杀灭精子。

（5）含孕激素的 IUD 释放孕酮可使子宫内膜腺体萎缩,间质蜕膜化,不利于受精卵着床,同时使宫颈黏液更黏稠,以阻碍精子运行。

（三）宫内节育器放置术及护理

1. 适应证　已婚育龄妇女无禁忌证,要求放置。

2. 禁忌证　①妊娠或可疑妊娠者。②生殖系统急性炎症。③生殖系统肿瘤。④近 3 个月内有月经失调、不规则阴道流血者。⑤有较严重的全身性急、慢性疾病。⑥宫颈内口过松、重度陈旧性宫颈裂伤、子宫脱垂。⑦有铜过敏者不能放置含铜 IUD。⑧人工流产出血多,怀疑有妊娠组织物残留或感染可能;中期妊娠引产、分娩或剖宫产胎盘娩出后,子宫收缩不良有出血或潜在感染可能。⑨宫腔小于 5.5 cm 或大于 9 cm。⑩生殖器官畸形,如双子宫等。

3. 放置时间　①月经干净后 3～7 日无性交。②人工流产后可立即放置。③产后 42 日恶露已净,会阴伤口愈合。④剖宫产术后 6 个月。⑤哺乳期需排除早孕。⑥在无保护性生活后 5 日内放入带铜 IUD。⑦含孕激素 IUD 在月经第 3 日放置。⑧自然流产于转经后放置,药物流产于 2 次正常月经后放置。

4. 物品准备　阴道窥器 1 个,宫颈钳 1 把,子宫探针 1 个,宫颈扩张器,卵圆钳 2 把,放环器 1 个,剪刀 1 把,弯盘 1 个,洞巾 1 块,无菌手套 1 副,棉球若干,节育器 1 个,0.5％聚维酮碘溶液等。

5. 操作方法　受术者排尿后取膀胱截石位,用 0.5％聚维酮碘溶液消毒外阴,铺无菌洞巾。双合诊检查子宫位置、大小、形状及附件情况,阴道窥器暴露宫颈后再次消毒,以宫颈钳钳夹宫颈前唇,用子宫探针按子宫屈向探测宫腔深度。宫颈管较紧者可用宫颈扩张器依顺序扩至 6 号。用放环器将节育器推送入宫腔底部,若放置带有尾丝的节育器,应在距宫颈外口 2 cm 处将尾丝剪断。观察无出血后可取出宫颈钳和阴道窥器。

6. 护理要点

（1）节育器大小的选择:根据宫腔深度选择不同型号的节育器。

（2）术前向受术者介绍放置过程等,使其理解并配合。

（3）术后注意事项:①休息 3 日,1 周内忌重体力劳动,2 周内禁止性交及盆浴,注意外阴卫生。②术后 3 个月内在每次经期或排便时注意有无 IUD 脱落。③术后若有发热、下腹痛及阴道流血量多,随时就诊。④定期随访。

（四）IUD 取出术

1. 适应证　①IUD 到期需要取出者。②围绝经期停经 1 年内。③因不良反应或并发症

（阴道不规则出血等）经处理无效者。④计划再生育者。⑤拟改用其他避孕措施或绝育者。

2. 禁忌证 患生殖器官急性、亚急性炎症或严重全身性疾病。

3. 取环时间 月经干净后3～7日取出；阴道流血或伴有感染者可随时取环，必要时行诊断性刮宫；绝经半年以上者、有子宫萎缩估计取环困难者可在用1～2周雌激素治疗后取出；带环妊娠者可在行人工流产术时取出。

4. 术前准备 基本同放环术，将放环器换为取环钩，外加血管钳1把等。

5. 取出方法 外阴、阴道常规消毒铺巾，双合诊检查子宫位置、大小及附件情况。放置阴道窥器暴露宫颈后再次消毒阴道、宫颈，用宫颈钳钳夹宫颈。①有尾丝者，可用止血钳夹住尾丝，轻轻往外牵拉。②无尾丝者，用子宫探针顺着子宫屈曲方向探测IUD的位置，将取环钩顺宫腔轻轻放入宫底，转动取环钩钩住IUD下缘轻轻往外牵引取出。

6. 注意事项 ①若取出困难，不能粗暴用力，应在B超监测下进行操作，也可先观察，在下次经期结束后再取或在宫腔镜下取出。②酌情使用抗生素预防感染、止血药止血。③休息1日，2周内禁止性交及盆浴，注意外阴卫生。

（五）不良反应及护理

1. 不规则阴道流血 常发生在放置IUD后1年内，尤其是在最初3个月，表现为不规则阴道流血和月经量增多、经期延长等。可给予止血药等对症支持治疗。如连续3个周期治疗无效则考虑取环换其他避孕方式。

2. 腰腹酸坠感 因IUD与宫腔大小或形态不符或子宫过度敏感，引起子宫收缩而导致，轻者无须处理，重者可遵医嘱用解痉剂、更换IUD或将其取出。

（六）IUD并发症及护理

1. 感染 无菌操作不严格、因T形IUD尾丝上行感染或生殖系统本身存在感染灶等。行抗感染治疗。

2. 子宫穿孔、IUD异位 子宫大小、位置检查有误、操作不当、哺乳期子宫薄而软，穿孔后将IUD放入子宫外导致异位，发生率较低。确认穿孔后根据其所在位置经腹或在腹腔镜下将其取出。

3. IUD嵌顿 由于IUD过大，放置时损伤宫壁导致IUD部分嵌入宫壁，应及时取出，必要时在B超监测或宫腔镜下取出。

4. 带器妊娠 由于IUD未放置入宫底部，或者所选的IUD与宫腔的大小、形态不符，过小而导致宫腔内还有可提供囊胚着床的空间。应行人工流产术同时取出IUD。

5. IUD脱落 多发生于放置后1年，尤其是前3个月，且常在经期脱落。多见于操作不规范，IUD与宫腔大小、形态不符，宫口过松等。因此在放置IUD后1年内应定期随访。

二、药物避孕

女性药物避孕是应用人工合成甾体激素避孕，是一种高效、安全、经济、方便的避孕方法。各种避孕药均由人工合成的雌激素和孕激素按不同剂量配伍而成。

（一）甾体激素避孕原理

1. 抑制排卵 药物通过抑制下丘脑释放GnRH，使垂体分泌促卵泡激素（FSH）和黄体生成素（LH）减少，同时直接影响垂体对GnRH的反应，不出现排卵前的LH峰而抑制排卵。

2. 干扰受精、着床 孕激素增加宫颈黏液的黏稠度，避孕药中的孕激素成分使黏液量变少而黏稠度增加、拉丝度减少,不利于精子穿过;改变输卵管的正常分泌和蠕动频率;孕激素使腺体及间质提前发生类分泌期变化,使子宫内膜与胚胎发育不同步,不利于受精卵的着床。

（二）适应证和禁忌证

1. 适应证 健康育龄妇女均可服用。

2. 禁忌证 ①严重心血管疾病患者。②血液病或血栓性疾病患者。③急慢性肝、肾疾病患者。④内分泌疾病患者,如患糖尿病、甲状腺功能亢进症等的患者。⑤恶性肿瘤、癌前病变、子宫及乳房肿块者。⑥产后未满半年或月经未来潮者。⑦哺乳期妇女。⑧年龄≥35岁的吸烟妇女不宜长期服用避孕药,以免引起卵巢早衰。⑨月经异常或月经频发,经量过多或年龄≥45岁的女性。⑩精神病生活不能自理者。

（三）药物种类

1. 短效口服避孕药

（1）复方短效口服避孕药:由雌、孕激素配伍而成,我国目前常用口服避孕药有避孕片1号和2号、复方左炔诺孕酮、妈富隆、达英-35等。用法及注意事项:自月经周期第5日开始,每晚1片,连服22日,不能间断,若漏服可于次晨补服1片。一般在停药后2～3日发生撤药性出血,类似月经来潮,于月经第5日,开始服用下一个周期用药;若停药7日尚无阴道出血,于当晚或第2日开始第2周期服药。若服用两个周期仍无月经来潮,则应该停药并就医诊治。双相短效避孕药用法同单相短效避孕药。

（2）复方三相口服避孕药:国内生产的三相片由炔雌醇和左炔诺孕酮组成。用法:第1周期于月经周期第1日开始服用,按顺序每日1片,连服21日不间断;第2周期及以后改为月经周期第3日开始服药,每日1片,连服21日不间断;若停药7日尚无撤药性出血,于第2日开始服下一个周期三相片。三相片配方合理,避孕效果可靠,控制月经周期良好,突破出血和闭经的发生率显著低于单相制剂,且恶心、呕吐等副反应少。

2. 长效口服避孕药 主要由长效雌激素和人工合成的孕激素配伍制成。胃肠道吸收长效的炔雌醚后,储存在脂肪组织内缓慢释放起长效避孕作用,因副反应较多,已较少应用。

3. 长效避孕针 目前有单纯孕激素类和雌、孕激素复合制剂两种。使用单纯孕激素类长效避孕针容易并发月经紊乱。因其不含雌激素,适用于哺乳期妇女避孕。使用雌、孕激素复合制剂较少发生月经紊乱。

4. 速效避孕药（探亲避孕药） 有非孕激素制剂,孕激素制剂和雌、孕激素复合制剂。其服用时间不受经期限制,适用于短期探亲夫妇。

5. 缓释系统避孕药 缓释系统是指控制药物释放制剂。避孕药缓释系统是将避孕药(主要是孕激素)与具备缓释性能的高分子化合物制成多种剂型,使避孕药缓慢释放,以维持恒定的血药浓度,达到长效避孕效果。

（1）皮下埋植剂:国外常用的一种缓释系统避孕剂。

（2）微球和微囊避孕针:近年发展的一种新型缓释系统避孕针。

（3）缓释避孕药阴道环:ST-1435药是由我国首先合成,含孕激素,不含雄激素和雌激素活性的避孕药,为哺乳期妇女避孕首选。

（四）不良反应处理及护理措施

1. 类早孕反应 因雌激素刺激胃黏膜出现食欲不振、恶心、呕吐等类早孕反应,轻者无须处理,症状会自行减轻或消失。较重者在1～2周后症状减轻,可口服维生素B$_6$、维生素C及山莨菪碱治疗，一般症状即慢慢缓解，若效果不佳则需排除胃肠道疾病。

2. 月经影响

（1）闭经：停药改用雌激素替代治疗或加用促排卵药物治疗，如无效则需查找闭经原因。

（2）月经期变化规律：由于药物抑制内源性激素的分泌，甾体避孕药替代性对子宫内膜发生作用，服药后月经期规律，时间缩短，经量减少，痛经减轻或消失。

（3）经量增多或不规则：多见于注射长效避孕针的头 3 个月，可对症用止血药，或用雌激素或短效避孕药调整。

（4）突破性出血：服用短效避孕药过程中出现漏服，易出现点滴样阴道不规则出血，称为突破性出血。若在前半周期出血则每晚增服炔雌醇 0.005～0.015 mg，与避孕药同时服用到 22 日停药；若后半周期出血则每晚增服避孕药 1/2～1 片，同时服至 22 日停药；若出血量多如经期则停药，待出血第 5 日开始服用下一个周期用药。

3. 色素沉着　少数妇女在颜面部会出现淡褐色色素沉着，停药后也不一定能够自然消退。

4. 体重增加　因避孕药中的雌激素成分促使体内合成代谢而引起，或雌激素导致体内水、钠潴留。

5. 其他影响　偶可出现皮疹、头痛等。长期服用避孕药如需要备孕时，应停药 6 个月后再受孕，在此期间可采用避孕套或短效避孕药进行避孕，短期服用者除外。

三、其他避孕方法

（一）紧急避孕

紧急避孕或称房事后避孕，是指在无防护性性生活或避孕失败后几小时或几天内，为了防止非意愿性妊娠而采用的避孕方法。其避孕的机理为阻止或延迟排卵，干扰受精或阻止受精卵着床。如口服紧急避孕药：一般是在无保护性性生活后 72 h 内服用，如毓婷；或放置 IUD：一般是在无保护性性生活后 120 h 内放入带铜 IUD。紧急避孕方法为临时性保护措施，只对 1 次无保护性性生活起到保护作用，不建议作为常规避孕措施。已经怀孕的妇女禁忌使用紧急避孕。

（二）避孕套（condom）

避孕套又称阴茎套，为筒状优质乳胶制品，顶端有一小囊，表面涂有润滑剂硅油，性交时套在阴茎上，射精时精液排在套内，阻止精液进入阴道，达到避孕的目的。使用前选择适合的型号吹起检查有无破损，捏扁顶端小囊排空空气以备储放精液，然后套在阴茎上。射精后在阴茎尚未软缩之前，按住套口，连同阴茎一起抽出，事后检查是否有破损，若有破损马上采取紧急避孕措施。避孕可靠性在 95% 以上。避孕套除具有避孕作用外，还可以防止性传播疾病的感染，是预防人类免疫缺陷病毒感染的唯一的避孕工具。

（三）女用避孕套

女用避孕套是一种由聚氨酯（或乳胶）制成长 15～17 cm 的宽松、柔软袋状物，又称阴道套。既有避孕作用，又有防止艾滋病等性传播疾病的作用。目前我国尚无供应。

（四）外用杀精剂

通过阴道给药杀精或改变精子的功能，以起到避孕作用。以壬苯醇醚为主制成避孕药膜，具有快速高效杀精能力。于性交前 5 min 将药膜揉成团放入阴道深处，待其溶解后再性交。药片放入后不要坐起或站立，以免药片掉出。在性交射精后 6 h 方可用温水洗净阴部，以免影响避孕效果。重复性交需再放 1 片。正确使用,避孕率可达 95% 以上。

(五) 安全期避孕

安全期避孕是指不用其他药物及避孕工具,通过避开易孕期进行性生活而达到避孕目的的方法,又称自然避孕。成熟的卵子自卵巢排出后在体内可存活 24～48 h,精子进入女性体内后可在体内存活 48～72 h,而受精能力最强的时间是在女性排卵后 24 h 内。女性排卵通常在下次月经来潮前 14 日左右排卵,排卵日及前后 4～5 日为易孕期,其他时间为安全期。

采用此方法避孕的妇女要精确的确定排卵的日期,可以根据基础体温的测定、宫颈黏液的检查等方法来判断排卵期,如月经期规律者可通过月经周期来判断。但此方法由于排卵会受到外界多种因素的干扰和影响,可能因身体健康情况、情绪、甚至天气及变更生活地方而发生改变,可能提前或推迟,因此安全期避孕失败率极高。

(六) 免疫避孕法

免疫避孕是一类利用机体自身的免疫防御机制来阻止非意愿妊娠的计划生育方法。目前尚处在研究阶段。

抗生育疫苗是筛选生殖系统或生殖过程的抗原成分而制成的疫苗,通过介导机体细胞或体液免疫反应,攻击相应的生殖靶抗原,以阻断正常生殖生理过程中的某一环节,起到避孕作用。

导向药物避孕也是近年研究的一种免疫避孕方法,利用单克隆抗体将抗生育药物导向受精卵透明带或滋养层细胞,引起抗原抗体反应,干扰受精卵着床和抑制受精卵发育,达到避孕目的。

第二节 终止妊娠的方法与护理

一、早期妊娠终止方法

(一) 药物流产

通过服用药物终止早期妊娠的方法。目前最常用的是米非司酮配伍米索前列醇的方案。米非司酮是一种类固醇抗孕激素制剂,能和孕酮竞争蜕膜的孕激素受体,阻断孕酮活性而终止妊娠。米索前列醇具有收缩子宫和软化宫颈的作用,将妊娠物排出。

1. 适应证 停经 7 周内孕妇。

2. 禁忌证 ①带器妊娠者。②疑为异位妊娠者。③有米非司酮、米索前列醇使用禁忌证的妇女。④肝、肾及心血管疾病患者。

3. 用药方法 米非司酮 25 mg,每日服 2 次,连续服用 3 日,第 4 日上午口服米索前列醇 0.6 mg,观察药流情况。

4. 不良反应 出血时间过长或出血量过多,可给予促宫缩治疗,若出血超过半月则考虑药流不全,需要清宫。其他还有恶心、呕吐、下腹疼痛或乏力等不良反应。

（二）人工流产

人工流产指在妊娠 14 周内,以手术终止妊娠的方法。妊娠 10 周内采用人工流产负压吸引术,妊娠 11～14 周行人工流产钳刮术。

1. 适应证

（1）因避孕失败要求终止妊娠者。

（2）因疾病不能继续妊娠者。

2. 禁忌证

（1）各种疾病的急性期。

（2）生殖系统急性炎症或慢性炎症急性发作。

（3）严重的全身性疾病,如妊娠剧吐、酸中毒未纠正、严重贫血、心力衰竭等。

（4）术前 2 次体温超过 37.5 ℃。

3. 术前准备　①询问病史,常规查体及行妇科检查。②行血、尿常规检查及肝、肾功能检查。③向受术者交代手术可能发生并发症及意外,患者充分知情同意。④受术者排空膀胱,取膀胱截石位,准备手术。

4. 物品准备　①手术器械与 IUD 放置术相同,增加不同型号的吸管各 1 根,有齿卵圆钳 1 把,小头卵圆钳 1 把,刮匙 1 把。②人工流产负压电吸引器。③药品:缩宫素、阿托品、肾上腺素等。麻醉可采用吸入性麻醉及静脉注射麻醉等。

5. 操作方法

1）人工流产负压吸引术适用于妊娠 10 周以内者。

（1）常规外阴、阴道消毒、铺巾。做双合诊检查,查清子宫大小、位置及附件情况。

（2）消毒宫颈,用阴道窥器暴露宫颈后,再次消毒。

（3）宫颈钳钳夹宫颈,用子宫探针顺子宫屈向探测宫腔深度,以执笔式手法持宫颈扩张器按子宫屈曲方向扩张,顶端超过宫颈管内口,自 4 号起逐步扩张至大于所用吸管半个号或 1 个号。

（4）吸刮:连接好吸管试吸无误后,按妊娠周数选择吸管的粗细和负压的大小,将吸管顺着子宫屈曲方向缓慢进入宫腔,按顺时针方向吸引宫腔 1～2 周,最大负压不得超过 600 mmHg(80 kPa),当感觉宫腔缩小,宫腔粗糙,吸头紧贴宫壁,上下移动有阻力,阴道出现少量血性泡沫时表明已吸干净,慢慢取出吸管,注意吸管进出宫腔时不能带负压。退出吸管后用小刮匙轻轻绕宫腔刮 1 周,特别注意两侧宫角及宫底部。将吸刮物清洗过滤,仔细检查有无绒毛及胎儿组织,肉眼观有异常者送检。

2）人工流产钳刮术:适用于妊娠 11～14 周以内者。由于胎儿过大,需用钳刮及吸宫终止妊娠。可在术前 3～4 h 将米索前列醇放置于阴道后穹隆,也可术前 12 h 将导尿管置于宫颈管内,使宫颈自动慢慢扩张。术中充分扩张宫颈,一般扩到 8～12 号,有利于卵圆钳顺利通过宫颈内口。术中用卵圆钳先夹破胎膜,使羊水流尽后再钳夹胎盘及胎儿组织,术中酌情使用缩宫素,但在羊水流尽时不宜使用,避免出现羊水栓塞。

6. 术后护理

（1）嘱患者术后在休息室卧床休息,注意观察腹痛及阴道流血情况。

（2）遵医嘱给患者用药。

（3）嘱患者术后注意休息,人工流产负压吸引术术后休息 3 周,人工流产钳刮术术后休息 4 周。术后 1 周之内避免重体力劳动,术后 1 个月内禁止性生活和盆浴,注意外阴清洁。

（4）注意阴道流血情况,若出血量多于平时经量或持续 10 日不净则需复诊。

7. 并发症及护理

（1）人工流产综合征:由于宫颈、子宫受到机械性刺激后迷走神经兴奋,在人工流产过程中,受术者突然感到头晕、恶心、呕吐、面色苍白、出血、脉搏细弱、心动过缓或心律失常、血压下降,严重者可导致晕厥或抽搐。与受术者精神紧张有关,应在术前消除其思想顾虑,操作轻柔,扩张宫颈时切忌粗暴。症状出现时立即停止手术,吸氧,静脉注射阿托品 0.5～1 mg,可有效控制。

（2）子宫穿孔:多发生于峡部及宫角处,可导致内出血、脏器损伤、感染等严重后果。多见于高危妊娠、子宫畸形、瘢痕子宫、两次人工流产间隔不到半年、子宫过度屈曲或因未查清子宫方向及位置,操作动作粗暴等导致。一旦确诊子宫穿孔应立即停止手术,给予缩宫素和抗生素,密切观察受术者生命体征、腹痛及腹腔内出血情况。B 超了解腹腔有无游离液体。若受术者情况稳定可在 B 超或腹腔镜监测下进行清宫,若腹腔内出血增多或疑似有脏器损伤则立即剖腹探查。

（3）漏吸:人工流产时未能将宫腔内的胚胎组织吸出或刮出,妊娠继续进行则称为漏吸。多见于子宫畸形、子宫过度屈曲或胚囊过小导致。当吸出物过少尤其是未见绒毛组织时应查找原因,应复查超声及尿妊娠试验,重新探查宫腔,同时还应排除异位妊娠的可能。

（4）吸宫不全:是人工流产术后常见的并发症。为部分胚胎组织残留。若无感染症状应行清宫术;若有感染而出血量不多者先行抗感染治疗后清宫;若有感染而出血量较多者可在抗感染情况下先将大块残留组织夹出,同时给予足量抗生素,控制感染后再行清宫。

（5）术中出血:术中出血量超过 200 mL 为流产出血,多见于妊娠月份较大的钳刮术或子宫收缩较差的受术者。给予缩宫素促进子宫收缩同时及时清理宫腔内组织,必要时补液、输血等。

（6）羊水栓塞:多见于钳刮术。宫颈损伤或胎盘剥离时血窦开放,羊水进入血循环导致栓塞。受术者出现胸闷、呼吸困难等症状则要警惕羊水栓塞的发生,一旦发生应立即抢救。

（7）术后感染:手术前无生殖器官炎症,人工流产术后因致病菌入侵导致的急性生殖器官炎症。多因吸宫不全、过早性交、未注意术后卫生或术中无菌观念不强导致。常见的是子宫内膜炎、附件炎、盆腔炎等。给予抗生素及时对症治疗。

二、中期妊娠终止方法

孕妇患有严重疾病不宜继续妊娠或防止先天性畸形儿出生则需要终止中期妊娠。可通过药物或手术引产。药物引产如依沙吖啶引产,手术引产如水囊引产等。

（一）依沙吖啶引产

依沙吖啶引产是目前常用的引产方法,操作简单、安全、成功率高。依沙吖啶是一种强力杀菌剂,能刺激子宫收缩,同时胎儿吸收药物后会损害胎儿的重要脏器而导致胎儿死亡,因此常用于中期妊娠引产。临床上多采用依沙吖啶经腹壁羊膜腔内注射法进行引产。

1. 适应证

（1）因患严重疾病,不宜继续妊娠者。

（2）妊娠 13～28 周胎儿畸形要求终止妊娠而无禁忌者。

2. 禁忌证

（1）生殖系统炎症者。

（2）各种疾病的急性期者。

（3）急慢性肝、肾疾病和严重心脏病，高血压，血液病等患者。

（4）前置胎盘患者。

（5）术前 24 h 内 2 次体温超过 37.5 ℃者。

（6）肌瘤摘除术、剖宫术后 2 年内患者。

（7）依沙吖啶过敏者。

3．术后护理

（1）一般注射依沙吖啶后 12～24 h 可出现子宫收缩，48 h 排出胎儿及胎盘。

（2）注意体温变化。

（3）必要时需退奶处理。

（4）心理护理：安抚好受术者，消除其恐惧，鼓励其积极配合治疗，指导其术后身体的恢复及如何有效避孕等。

（二）水囊引产

水囊引产是将无菌水囊放置于子宫壁与胎膜之间，再将囊内注入适量的无菌生理盐水，借助膨胀的水囊增加子宫内压力，利用其机械刺激诱发子宫收缩，促使胎儿及附属物排出体外。

1．适应证　同依沙吖啶引产。

2．禁忌证　除同依沙吖啶引产外，还有子宫瘢痕、子宫或宫颈发育不良者。

第三节　女性绝育的方法与护理

一、经腹输卵管结扎术

1．适应证

（1）夫妇双方自愿接受女性绝育手术而无禁忌证者。

（2）患有疾病不适合妊娠者。

2．禁忌证

（1）各种疾病的急性期。

（2）全身状况不良、不能胜任手术者。

（3）24 h 内 2 次体温超过 37.5 ℃者。

（4）严重的神经官能症者。

3．手术时间　非孕妇女在经期干净后 3～4 日；在人工流产或分娩后 48 h 内手术；哺乳期妇女排除早孕后再行手术。

4．术前准备　做好受术者思想工作，解除顾虑；术前行全身及妇科检查；术前备皮。

5．麻醉　局麻、腰硬膜外麻醉或全身麻醉。

6．操作方法

（1）术前排空膀胱，仰卧，留置导尿管，常规消毒，铺无菌手术巾。

(2) 切口：取下腹部正中，在耻骨联合上 3～4 cm，长约 2 cm 的纵切口。产后以宫底下 2～3 cm 做纵切口。

(3) 寻找、提取输卵管：逐层切开腹壁，打开腹腔。用左手示指伸入盆腔摸清楚子宫位置，沿宫底后方向宫角处滑向一侧到达输卵管及卵巢后，右手执输卵钩钩住输卵管，提出输卵管用组织钳夹住，确认输卵管无误后检查卵巢。

(4) 抽心近端包埋法结扎输卵管：于输卵管峡部背侧浆膜下注入 0.5％利多卡因 1 mL 使浆膜膨胀，纵行切开膨胀的浆膜层，用弯蚊式止血钳游离该段输卵管，剪除输卵管约 1 cm，用丝线分别结扎两端，缝合浆膜层，将近端包埋于输卵管系膜内，远端留在系膜外，同法处理对侧。

(5) 检查无出血后送回腹腔，清点纱布、器械无误后关腹。

7. 并发症及护理

(1) 出血、血肿：手术中过度牵拉或钳夹输卵管时损伤血管或结扎不紧导致。术中应严格止血，术后注意观察。

(2) 感染：术中无菌操作不严格导致医源性感染，受术者自身体内感染灶未控制而发生内源性感染，应给予抗生素治疗。

(3) 脏器损伤：常见于膀胱及肠管损伤，多因操作粗暴或解剖位置关系辨识不清造成。一旦发生需立即修补。

(4) 术后再孕：与结扎方法及技术误差有关。

(5) 肠粘连：多因手术中反复寻找输卵管造成大网膜、肠管等创伤导致。

8. 护理措施

(1) 观察生命体征，观察受术者情况，如有无腹痛、血压下降、脉搏细速、内出血或脏器损伤征象等，发现异常立即向医生汇报。

(2) 严格执行医嘱。

(3) 保持腹部切口的干燥、清洁，防止感染。

(4) 鼓励受术者术后尽早下床运动、排尿等。

(5) 术后休息 3～4 周，禁止性生活 2 周。

二、经腹腔镜输卵管绝育术

经腹腔镜输卵管绝育术创伤小、方法简单，现已被广泛推广使用。

1. 适应证 同经腹输卵管结扎术。

2. 禁忌证 同经腹输卵管结扎术。

3. 手术时间 月经干净后 3～4 日。

4. 术前准备

(1) 各项常规检查完善。

(2) 术前腹部皮肤及脐部准备。

(3) 术前留置导尿管。

(4) 有术中中转开腹的条件。

5. 麻醉 多选择全身麻醉。

6. 操作方法

(1) 穿刺：采用脐部穿刺置腹腔镜。

（2）操作套管：分别于左、右下腹部切开约 0.5 cm 切口进操作套管。

（3）电凝法输卵管绝育术：用弯钳钳夹输卵管远端，使输卵管峡部充分暴露，分离钳电凝输卵管峡部。

（4）直接剪断输卵管法：提起输卵管远端，用剪刀剪断输卵管峡部，拉出并切除约 0.5 cm 管芯。

（5）冲洗盆腔：冲洗盆腔，检查有无渗血，排空腹腔气体，退钳退镜，关闭切口。

7. 护理措施　同经腹输卵管结扎术。

目标检测

1. 正常分娩的产妇，进行输卵管结扎的最佳时间是在（　　）。

A. 产后 24 h 内　　　　　　　　B. 产后 48 h 内　　　　　　　　C. 产后 3 日

D. 产后 7 日　　　　　　　　　　E. 产后 42 日

2. 实施输卵管结扎术的最佳时间是（　　）。

A. 月经来潮之前 3～4 日　　　　　　　　B. 月经来潮后 3～4 日

C. 月经干净后 3～4 日　　　　　　　　　　D. 人工流产术后 3～4 日

E. 正常分娩后 3～4 日

3. 口服第一片短效口服避孕药片的时间是（　　）。

A. 月经来潮前 5 日　　　　　　　　　　B. 月经来潮第 3～4 日

C. 月经周期的第 5 日　　　　　　　　　　D. 月经来潮第 5～7 日

E. 月经干净后第 5 日

4. 输卵管结扎术的结果是（　　）。

A. 阻止成熟卵子和精子相遇　　　　　　　　B. 抑制性激素分泌

C. 抑制排卵　　　　　　　　　　　　　　　　D. 改变女性内分泌系统的正常功能

E. 改变女性特征

5. 宫内节育器的避孕原理是（　　）。

A. 抑制排卵过程　　　　　　　　　　B. 杀死精子

C. 改变卵子的运行方向　　　　　　　　D. 抑制受精卵着床

E. 抑制性激素的分泌

6. 药物流产适用于（　　）。

A. 妊娠 7 周以内者　　　　　　　　　　B. 15～24 周妊娠者

C. 妊娠 6～10 周以内者　　　　　　　　D. 妊娠 11～14 周者

E. 妊娠 12～14 周者

7. 关于药物流产，描述错误的是（　　）。

A. 无须超声确认宫内妊娠

B. 妊娠 7 周以内、年龄＜40 岁的健康妇女

C. 有米非司酮、前列腺素使用禁忌证的妇女禁用药物流产

D. 行吸宫术操作相对危险和困难者

E. 本人愿意选择药物流产并充分知晓其不良反应及处理方法

8. 人工流产钳刮术适用于（　　）。

A. 妊娠 7 周以内者　　　　　　　　B. 15～24 周妊娠者

C. 妊娠 6～10 周以内者　　　　　　D. 妊娠 11～14 周者

E. 妊娠 12～14 周者

9. 人工流产综合征的发生主要是由于(　　)。

A. 子宫穿孔

B. 吸宫不全

C. 术中出血过多

D. 机械刺激子宫和宫颈引起的迷走神经反射

E. 精神过度紧张

10. 关于人工流产术,正确的做法是(　　)。

A. 妊娠 10 周以内行钳刮术

B. 妊娠 14 周以内行吸宫术

C. 子宫过软者,术前应肌注麦角新碱

D. 术后应检查吸出物中有无妊娠物,并注意数量是否与妊娠周相符

E. 吸宫过程出血多时,应及时增大负压迅速吸刮

11. 下列吸宫术后注意事项,不正确的是(　　)。

A. 术毕,应在休息室休息 1～2 h　　　B. 术后 1 周后可盆浴

C. 1 个月内禁止性交　　　　　　　　D. 保持外阴清洁

E. 持续阴道流血 10 日以上,须及时复诊

12. 陈女士,47 岁。近年月经紊乱,咨询避孕措施,应指导其选择(　　)。

A. 宫内节育器　　　　B. 口服避孕药　　　　C. 安全期避孕

D. 避孕套　　　　　　E. 注射避孕针

13. 某患者,人工流产术后,不规则阴道流血 15 日,药物治疗无效,子宫稍大、软,宫口开大,应考虑为(　　)。

A. 子宫复旧不全　　　　B. 功血　　　　　　　C. 子宫内膜炎

D. 宫颈粘连　　　　　　E. 吸宫不全

(14～15 题共用题干)

张女士,27 岁。准备 2 年后再生育。平时月经规则,前来咨询避孕措施,因工作繁忙,要求方法简便、可靠。

14. 可指导其选用(　　)。

A. 宫内节育器　　　　B. 避孕套　　　　　　C. 口服避孕药

D. 注射避孕针　　　　E. 安全期避孕

15. 如需生育,停止避孕措施的时间应提前(　　)。

A. 不需要提前　　　　B. 1 个月　　　　　　C. 3 个月

D. 半年　　　　　　　E. 1 年

(熊晓莉)

第二十章 妇女保健

妇女保健学是一门综合性、交叉性的边缘学科，是以妇女为对象，运用现代医学和社会科学的基本理论、基本技能及基本方法，研究妇女身体健康、心理行为及生理发育特征的变化及其规律，分析其影响因素，制订有效保健措施的学科。

第一节 概 述

一、妇女保健工作的目的和意义

妇女占了人口总数的一半，在家庭和社会中起着重要作用，肩负着社会主义现代化建设和生育下一代的双重任务。因此，做好妇女保健工作，保护妇女的身心健康，不仅直接关系到后代健康、家庭幸福，而且关系到我国整个民族素质的提高和计划生育基本国策的贯彻实施。

妇女保健工作的目的在于通过积极的普查、预防保健、监护和治疗措施，降低孕产妇及围生儿死亡率，减少患病率和伤残率，控制某些疾病的发生及性传播疾病的传播，提高妇女生活质量，促进身心健康。

妇女保健工作采取以预防为主，以保健为中心，以群体为服务对象，以基层为重点，以保健与临床相结合的方法，开展以保障生殖健康为核心的妇女保健工作。

二、妇女保健工作的组织机构

为完成妇女保健工作，各级卫生行政组织和卫生业务部门都设立了各级妇女保健机构，建立了妇女保健网。

（一）卫生行政机构

（1）卫生和计划生育委员会内设妇幼保健与社区卫生司（简称妇社司）并下设妇幼保健处，领导全国妇幼保健工作。

（2）省级（直辖市、自治区）卫生和计划生育委员会设基层卫生与社区卫生处（简称妇社处）。

（3）市（地）级卫生和计划生育委员会设妇幼卫生科或社保科。

（4）县（市）级卫生和计划生育委员会设防保股，一部分设业务股，少数县由专人分管。

（二）专业机构

1. 妇幼卫生专业机构 包括各级妇幼保健机构、各级妇产科医院、综合性医院妇产科、计划生育科、预防保健科，以及中医医疗机构中的妇科，不论其所有制关系均属妇幼卫生专业机构。

2. 各级妇幼保健机构

（1）国家级：目前妇幼保健中心负责管理。

（2）省级：省级妇幼保健机构设立省级（直辖市、自治区）妇幼保健院及部属院校妇产科、妇幼系。

（3）市（地）级：市（地）级妇幼保健院（所）。

（4）县级：县级妇幼保健院（所）。

三、妇女保健工作的方法

（一）坚持政府领导，多部门协作，全社会参与

妇女保健工作是一个社会性和群众性的系统工程，必须坚持政府领导、多部门密切合作、社会参与的工作策略。充分发挥各级妇幼保健专业机构的作用，调动各方面的积极性、主动性和竞争性，切实将妇女儿童健康纳入医改和卫生事业发展规划中，建立健全规章制度，加强监督检查，及时总结工作。

（二）提高专业队伍的技能水平，加强三级妇幼保健网的建设

加强基层保健人员的配备，有计划地组织人员培训，推广妇幼保健适宜技术，有计划地培训专业人员，不断提高专业人员的业务技能水平和素质。加强三级妇幼保健网的建设，改善妇幼卫生信息网络建设，使妇幼信息上报途径畅通，数据采集准确、及时。

（三）制订切实可行的防治措施和工作计划

相关部门深入调查，定期进行流行病学的调查研究，分析妇女健康问题及其相关因素，在其基础上制订相应的切实可行的工作计划和工作目标、防治措施及质量评价标准。强调监督机制，重视过程管理，实行目标管理。

（四）树立典型

在全面总结的基础上，发现典型、树立典型、取得经验，以点带面，全面推广，以利于进一步提高。

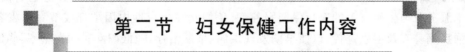

第二节 妇女保健工作内容

 临床病案

某公司女职员李某，在怀孕期间经常被上司以各种理由留在公司加班，有时甚至还上夜班，如果不加班将扣工资、奖金。李某为了工资、奖金只好忍气吞声，想着生产

后就好了,可当李某在家休产假刚满一个月后又被公司叫回去上班,否则就辞退,李某再也不想忍了,于是将公司告上法庭。请问:

1. 公司叫李某加班这种做法合理吗?
2. 此公司违反了妇女劳动保护法当中的哪些规定?

妇女保健工作内容包括:妇女各期保健、常见妇科病及恶性肿瘤的普查普治、计划生育指导、妇女劳动保护、妇女心理保健、社区妇女保健、健康教育与健康促进。

一、做好妇女各期保健

(一)青春期保健

青春期保健应针对青春期女性的生理、心理及社会特点,对有关健康行为的问题提供保健指导和措施,目的是保护身体正常发育。其内容包括青春期生理、心理卫生和性知识宣教,常见疾病的防治。青春期保健以预防为主,分为三级。

1. 一级预防　为青春期女性培养良好的健康行为给予的保健指导。包括培养良好的个人生活习惯,合理营养,参与适当的体育锻炼和体力劳动。重点给予月经期卫生保健指导,乳房保健指导,进行青春期心理卫生和性知识教育及性道德培养。青春期保健以一级预防为重点。

2. 二级预防　通过开展青春期生殖保健知识讲座,介绍青春期的心理变化、与异性的交流、健康的价值观等知识,以增强自我保健意识。从而形成正确的世界观、人生观、价值观和恋爱观,培养责任心和自我约束能力,帮助自己顺利健康地度过青春期。同时,通过学校的定期体格检查,早期发现各种疾病和行为异常,减少或避免诱发因素。

3. 三级预防　三级预防指青春期女性疾病的治疗和康复。

(二)婚前保健

婚前保健是为即将婚配的男女双方在结婚登记前所提供的保健服务,包括婚前医学检查、婚前卫生指导和婚前卫生咨询。

(三)生育期保健

此期主要是维护正常的生殖功能,这个时期的妇女生殖功能旺盛。生殖是妇女健康的核心。妇女有生育的能力,但也有调节生育的权利。通过加强孕产期保健,及时诊治高危孕产妇,降低孕产妇死亡率和围生儿死亡率。给予计划生育指导,应使妇女得到良好的有关避孕、节育技术服务及与生殖有关的医疗保健服务,避免妇女在生育期内因孕育或节育引发各种疾病。加强疾病普查及卫生宣传,以便早期发现疾病、早期治疗,降低妇女病的发生率,确保妇女身心健康。

(四)围生期保健

围生期是指从妊娠前开始历经妊娠期、分娩期、产褥期、哺乳期、新生儿期的一段时期。此期主要是持续为孕产妇和胎儿、婴儿提供高质量、全方位的健康保健措施,提高产科工作质量,降低围生儿及孕产妇死亡率。

1. 孕前保健　孕前保健是指为准备妊娠的夫妇提供以保健教育与咨询、孕前医学检查、健康状况评估和健康指导为主要内容的系列保健服务。指导夫妇双方选择最佳的受孕时期,如适宜年龄,女性生育年龄在 21~29 岁为佳、男性生育年龄在 23~30 岁为好,可减少高危妊娠和高危儿的发生,确保优生优育。有不良孕产史、遗传病、传染病史者,应接受产前咨询。长时间使用药物避孕者应停药改为工具避孕,半年后再妊娠。积极治疗对妊娠有影响的疾病。对有严重疾病有可能危及孕妇生命安全者,应给予必要的医学指导。

2. 孕期保健　孕期保健是指从确定妊娠之日开始至临产前,为孕妇及胎儿提供的系列保健服务。此期主要是加强母儿监护,预防和减少孕产期并发症,确保母儿安全。

3. 分娩期保健　此期主要是加强对孕产妇与胎儿的全程监护,确保分娩顺利,母儿安全。方法是持续性地给予母亲生理上、心理上和精神上的帮助和支持,缓解疼痛和焦虑,做到"五防""一加强"。五防:防滞产,防感染,防产伤,防产后出血,防新生儿窒息。一加强:加强对高危妊娠的产时监护和产程处理,保证母儿平安。

4. 产褥期保健　此期主要是预防产后出血、感染等并发症的发生,促进产妇产后生理功能的恢复。产褥期内禁止性交,产妇于产后 42 天到医院接受全面的健康检查。产后检查包括产后访视及产后健康检查。产后访视开始于产妇出院后 3 天内、产后 14 天和 28 天,共 3 次,如有必要可酌情增加访视次数。主要了解产妇子宫复旧、会阴部切口或剖宫产切口的愈合情况,检查乳房、母乳喂养情况及产妇的饮食、休息,婴儿的健康状况等,及时给予正确指导和处理。给予计划生育指导,使夫妇双方知情,选择适宜的避孕措施。

5. 哺乳期保健　此期主要是促进和支持母乳喂养,哺乳期一般为 1 年左右。保健的内容为指导母乳喂养与哺乳期卫生,包括向产妇及家人宣传母乳喂养的好处,指导如何母乳喂养;实行母婴同室,使母亲与婴儿 1 天 24 h 在一起,帮助母亲在产后半小时内哺乳;鼓励按需哺乳和纯母乳喂养。

(五)绝经过渡期保健

此期主要是提高围绝经期妇女的自我保健意识和生活质量。包括加强健康宣教,使围绝经期妇女了解这一特殊时期的生理、心理特点,合理安排生活,加强营养,保持愉悦的心情并注意锻炼身体。

1. 防治绝经期综合征　采取综合措施防治绝经期综合征、骨质疏松、心血管疾病等,如补充钙剂,必要时在医师的指导下应用激素替代疗法,提高生活质量。

2. 做好防癌工作　此期是妇科肿瘤的好发年龄,每 1~2 年定期进行 1 次妇科常见疾病及肿瘤的筛查。

3. 积极预防和治疗常见病　指导围绝经期妇女保持外阴部清洁,防止感染。积极防治绝经前期月经失调,对绝经后阴道流血者,给予积极的诊治。为预防子宫脱垂和张力性尿失禁发生,应鼓励并指导妇女进行缩肛训练,每天 3 次,每次 15 min。

4. 指导避孕　围绝经期妇女经期紊乱时,宫内节育器需取出,同时指导其避孕至停经 1 年以上,也可停经后取出,但时限不超过 1 年。

(六)老年期保健

此期主要是提高生命质量,保持健康长寿。国际老年学会规定,60~65 岁为老年前期,65 岁以后为老年期。老年妇女由于生理上的巨大变化,产生各种心理障碍,易患各种疾病,因此应积极鼓励老年妇女适度参加社会活动和从事力所能及的工作,保持生活规律,注意劳逸结合。指导老年人定期体检,防治老年期常见病和多发病,以利于身心健康,提高生命质量。

二、普查普治妇女病及恶性肿瘤

定期开展育龄妇女常见病及良、恶性肿瘤的普查普治工作。35 岁以上妇女,每 1~2 年普查 1 次,做到早期发现、早期诊断及早期治疗。中老年妇女以防癌为重点,特别是 40 岁以上妇女,应每 1 年普查 1 次,并注重提高中老年妇女生命质量。针对普查结果进行流行病学分析,寻找病因,制订预防措施,降低发病率,提高治愈率,维护妇女健康。

原卫生部(现更名为国家卫生和计划生育委员会)关于《贯彻 2011—2020 年中国妇女儿童发展纲要实施方案》中提出,对妇女开展疾病防治行动,加强乳腺癌、宫颈癌、贫血等重大疾病的防治。继续实施并逐步扩大农村妇女乳腺癌、宫颈癌检查及预防艾滋病、梅毒和乙肝母婴传播等重大公共卫生服务项目。

三、进行计划生育技术指导

积极开展计划生育知识的健康教育及技术咨询,普及节育知识,指导夫妇双方选择适宜的节育方法。预防性传播疾病,减少因节育措施而产生的不良心理影响,降低人工流产手术率及中期妊娠引产率。严格掌握节育手术的适应证和禁忌证,减少和防止手术并发症的发生,提高节育手术质量,确保受术者的安全与健康。

四、做好妇女劳动保护

采用法律手段,贯彻预防为主的方针,确保女职工在劳动工作中的安全与健康。目前我国已建立较为完善的妇女劳动保护和保健的法律,有关规定如下。

(1)月经期调干不调湿(不下水田等),调轻不调重(不从事重体力劳动)。

(2)对妊娠 7 个月以上的女职工,用人单位不得延长劳动时间或者安排夜班劳动,并应当在劳动时间内安排一定的休息时间。妊娠女职工在劳动时间内进行产前检查,所需时间计入劳动时间。不得在女职工妊娠期、分娩期、哺乳期降低其基本工资或解除劳动合同。对有两次以上自然流产史,现又无子女的女职工,应暂时调离有可能导致流产的工作岗位。

(3)产褥期女职工顺产假为 98 日,其中产前休息 15 日,难产增加产假 15 日。生育多胞胎的,每多生育 1 个婴儿,增加产假 15 日。女职工妊娠未满 4 个月流产的,享受 15 日产假;妊娠满 4 个月流产的,享受 42 日产假。

(4)哺乳期调近不调远,哺乳时间为 1 年,不得安排夜班及加班。用人单位应当在每日的劳动时间内为哺乳期女职工安排 1 h 哺乳时间。女职工生育多胞胎的,每多哺乳 1 个婴儿每日多增加 1 h 哺乳时间。

五、女性心理保健

1. 月经期心理卫生 月经初潮来临,身心发生的巨大变化会造成少女困惑、焦虑和烦躁,这需要对少女进行适当的性教育。月经周期中激素水平变化可能和相应的情绪变化有关,在经前期雌激素水平低时,情绪常消极。经期前后的乏力、烦躁不安、嗜睡、少动为常见的心理行为症状,需适当运动加以放松。相反,生活方式改变、环境变迁、工作紧张等引起的情绪障碍,也可导致月经周期紊乱和闭经。

2. 妊娠期和分娩期心理卫生 妊娠期的心理状态分为三个时期:较难耐受期、适应期和过度负荷期。孕妇最常见的心理问题为焦虑或抑郁状态：对妊娠、分娩、胎儿和产后等方面的关心或担心。这时的心理卫生保健重点是充分休息，进行心理咨询和心理疏导。分娩期常见的心理问题是不适应心理（对于环境陌生和对分娩的紧张）、焦虑紧张心理（担心新生儿有缺陷、分娩不顺利）、恐惧心理（会加剧分娩的疼痛，大量消耗体力和精力，导致宫缩乏力、产程延长）、依赖心理。因此，在分娩过程中，医护人员要耐心安慰孕妇，提倡开展家庭式产室，由丈夫或家人陪伴，以消除产妇的焦虑和恐惧。

3. 产褥期心理卫生 产妇在产后两周内特别敏感，情绪不稳定，具有易受暗示和依赖性强等特点。常见的心理问题是焦虑和产后抑郁症，影响母乳喂养。产褥期的心理保健要依靠家人和社区妇幼保健人员及时了解产妇的心理需要和心理问题，鼓励进行母乳喂养和产后锻炼，并进行心理疏导。

4. 辅助生育技术相关的心理卫生 人工授精解决男性不育问题，其中使用供体的精子前需经已婚夫妻双方同意，要求他们签署知情同意书。孩子出生后，应保护妇女和孩子的利益，不得歧视她们。体外受精解决妇女因输卵管堵塞而引起的不孕问题，体外受精的成功率目前仍较低，可能导致多胎妊娠，导致孕妇的患病率和死亡率增加。因为这些妇女还承受着为丈夫传宗接代的心理压力，所以要密切观察她们的身心健康。

5. 绝经过渡期及老年期心理卫生 绝经过渡期及老年期妇女体内雌激素水平显著降低，引起神经体液调节紊乱，导致绝经前后的心理障碍。主要表现为抑郁、焦虑及情绪不稳定、身心疲劳、孤独、个性行为改变，随着机体逐步适应，内分泌环境重新建立平衡，这些心理反应也会逐渐消失。必要时应加强心理咨询、健康教育，采用激素替代治疗，并鼓励妇女从事力所能及的工作，参加社会文体活动。

6. 与妇科手术有关的心理问题

（1）行子宫、卵巢切除手术的心理问题：由于受术者对卵巢、子宫的功能认识不足，当因病需行子宫和（或）卵巢切除时容易产生许多顾虑，担心自己女性形象受损，自我完整感丧失，担心会影响夫妻性生活等，患者会表现出情绪低落、苦闷、抑郁。对子宫、卵巢切除的患者应重视术前心理咨询，医师应向患者说明手术的必要性及方法，告知术后不会影响夫妻性生活，也不会改变妇女形象，可定期补充适当的性激素类药物，还要做好患者丈夫和家属的工作，多方面减少患者的压力和精神负担。

（2）行输卵管结扎术的心理问题：绝育手术输卵管结扎术，使卵子与精子无法相遇，达到永久性避孕的目的，并不影响卵巢功能和夫妻间的性生活。但行绝育手术的女性多为健康个体，对手术容易产生恐惧、疼痛、怕出现手术后遗症的心理。因此，术前应仔细检查受术者有无神经衰弱、癔症等心理疾病，并告知手术原理，缓解其不良心理反应。

六、掌握妇女保健统计方法

做好妇女保健统计可以客观地反映妇幼保健工作的水平，评价工作的质量和效果，并为制订妇幼保健工作计划、指导妇幼保健工作的开展和科研提供科学依据。

（一）妇女病普查普治的常用统计指标

（1）妇女病普查率＝期内（次）实查人数/期内（次）应查人数×100%。

（2）妇女病患病率＝期内患病人数/期内受检查人数×10万/10万。

（3）妇女病治愈率＝治愈例数/患妇女病总例数×100％。

（二）孕产期保健指标

1. 孕产期保健工作统计指标

（1）产前检查覆盖率＝期内接受一次及以上产前检查的孕妇数/期内孕妇总数×100％。

（2）产前检查率＝期内产前检查总人次数/期内孕妇总数×100％。

（3）产后访视率＝期内产后访视产妇数/期内分娩的产妇总数×100％。

（4）住院分娩数＝期内住院分娩产妇数/期内分娩产妇总数×100％。

2. 孕产期保健质量指标

（1）高危孕妇发生率＝期内高危孕妇数/期内孕（产）妇总数×100％。

（2）妊娠期高血压疾病发生率＝期内患病人数/期内孕妇总数×100％。

（3）产后出血率＝期内产后出血人数/期内产妇总数×100％。

（4）产褥感染率＝期内产褥感染人数/期内产妇总数×100％。

（5）会阴破裂率＝期内会阴破裂人数/期内产妇总数×100％。

3. 孕产期保健效果指标

（1）围产儿死亡率＝（妊娠 28 足周以上死胎数＋生后 7 日内新生儿死亡数）/（妊娠 28 足周以上死胎数＋活产数）×1000‰。

（2）孕产妇死亡率＝年内孕产妇死亡数/年内孕产妇总数×10 万/10 万。

（3）新生儿死亡率＝期内生后 28 日内新生儿死亡数/期内活产数×1000‰。

（4）早期新生儿死亡率＝期内生后 7 日内新生儿死亡数/期内活产数×1000‰。

（三）计划生育统计指标

（1）人口出生率＝某年出生人数/该年平均人口数×1000‰。

（2）人口死亡率＝某年死亡人数/该年平均人口数×1000‰。

（3）人口自然增长率＝年内人口自然增长数/同年平均人口数×1000‰。

（4）计划生育率＝符合计划生育的活胎数/同年活产总数×100％。

（5）节育率＝落实节育措施的已婚育龄夫妇任一方人数/已婚育龄妇女数×100％。

（6）绝育率＝男和女绝育数/已婚育龄妇女数×100％。

目标检测

1. 妇女保健的目的是（　　）。

A. 促进社会的进步　　　　　　　　　　B. 提高妇女自身素质

C. 维护和促进妇女的健康　　　　　　　D. 保证妇女婚姻自由

E. 降低孕妇死亡率

2. 青春期保健的三级预防包括哪些？（　　）

A. 对女青年疾病的治疗和康复　　　　　B. 营养膳食指导

C. 体格锻炼　　　　　　　　　　　　　D. 学校保健

E. 疾病普查

3. 围婚期保健不包括下列哪项？（　　）

A. 宣传婚育知识   B. 婚前检查

C. 异常情况分类指导   D. 降低孕妇死亡率

E. 婚育保健指导

4. 哺乳期保健的任务是(　　)。

A. 保证婴儿健康   B. 促成纯母乳喂养

C. 保护产妇权利   D. 促进产妇恢复

E. 降低婴儿死亡率

5. 主要是维护生殖功能正常,保证母婴安全,降低孕产妇死亡率和新生儿死亡率的保健是(　　)。

A. 生育期保健   B. 孕期保健

C. 分娩期保健   D. 预防保健

E. 哺乳期保健

6. 分娩期保健的"五防"不包括(　　)。

A. 防窒息   B. 防急产

C. 防感染   D. 防出血

E. 防产伤

7. 妇女保健工作任务是做好妇女各期的保健,具体是下列哪项?(　　)

A. 经期、孕期、产期、哺乳期、围绝经期

B. 幼年期、青春期、育龄期、围绝经期、老年期

C. 儿童期、青春期、围婚期、孕期、哺乳期

D. 青春期、生育期、围产期、绝经过渡期、老年期

E. 胎儿期、新生儿期、儿童期、青春期、性成熟期、绝经期

8. 关于孕前期保健,下列哪项不正确?(　　)

A. 选择最佳受孕时机   B. 协调夫妻感情

C. 治疗对妊娠有影响的疾病   D. 避免接触有毒物和放射线

E. 戒除烟酒嗜好

9. 对妇女进行防癌普查的时间为(　　)。

A. 每半年一次   B. 每年一次

C. 每三年一次   D. 每两年一次

E. 每一至两年一次

10. 妇女定期进行疾病普查是针对(　　)。

A. 以预防为主   B. 以预防恶性肿瘤为主

C. 以预防性传播疾病为主   D. 以预防妇女常见病为主

E. 以预防职业病为主

11. 母乳喂养的原则是(　　)。

A. 定时喂养

B. 婴儿哭闹剧烈时可用橡皮奶头作安慰物

C. 按需哺乳

D. 夜间尽量少哺乳,保证母婴充分休息

E. 婴儿患病时多哺乳

12. 哺乳期保健的中心任务是( )。

A. 保护、促进和支持母乳喂养
B. 防止产后出血
C. 保证婴儿健康
D. 促进产妇身体恢复
E. 保证产妇营养和充足的睡眠

(颜玲琴)

第二十一章　妇科常用护理技术

第一节　会阴擦洗、冲洗

【目的】

会阴擦洗、冲洗可保持会阴及肛门部的清洁，促使会阴部位伤口愈合，增加患者的舒适感，防止生殖系统、泌尿系统的逆行感染。

【适应证】

适用于手术后留置导尿管、产后会阴有伤口、外阴及阴道手术后、急性外阴炎、长期阴道流血、长期卧床等患者。

【物品准备】

橡胶垫 1 块，无菌会阴垫 1 张，无菌治疗巾 1 块，无菌干棉球、干纱布若干，会阴冲洗盘 1 个，冲洗壶 1 个，无菌镊子 2 把，便盆 1 个，冲洗液 500 mL(1:5000 高锰酸钾溶液、0.5%聚维酮碘溶液等)。

【操作步骤】

(1) 洗手，备齐用物放置于床边，向患者介绍会阴擦洗、冲洗的目的，取得患者配合，嘱患者排空膀胱，屏风遮挡，脱去一条裤腿，注意保暖，取膀胱截石位暴露外阴。

(2) 将会阴冲洗盘、冲洗壶放置于床边，在患者臀部下垫橡胶垫及无菌会阴垫或便盆。

(3) 夹取数个药液棉球进行擦洗。一般擦洗三遍，擦洗顺序：第一遍为从上到下，由内向外，先阴阜后大腿内上 1/3，随后大、小阴唇，最后会阴、肛门周围及肛门。重点为清洁会阴部的分泌物、血迹和污垢。第二遍以伤口为中心，从上到下，由内向外进行擦洗，防止伤口、尿道口、阴道口被污染。第三遍同第二遍，最后擦洗肛门。可根据患者的伤口情况决定擦洗次数，直到擦洗干净为止。一个棉球限用一次，最后用干棉球或纱布擦干。

(4) 会阴冲洗，调好冲洗液的温度，先将干棉球放置于患者阴道口，随后一手提冲洗壶，一手持无菌镊子夹住干棉球，一边冲一边擦洗，顺序同擦洗第一遍。冲洗结束后，取出阴道口的棉球。

(5) 会阴擦洗、冲洗结束后，为患者换上无菌治疗巾，协助患者穿好裤子，采取舒适卧位，整理好床铺。

【护理要点】

（1）会阴擦洗、冲洗时，顺序清楚，动作轻稳。

（2）会阴冲洗时将干棉球放置于阴道口，避免污水进入阴道引起逆行感染。

（3）会阴擦洗、冲洗时注意观察会阴及伤口周围组织有无红肿、分泌物形状及伤口愈合情况。

（4）每次会阴擦洗、冲洗后护理人员应洗净双手，最后擦洗、冲洗伤口有感染的患者，避免交叉感染。

（5）冲洗时冲洗液温度适中，冬天注意保暖。

第二节　阴道灌洗、冲洗

【目的】

阴道灌洗、冲洗具有收敛、热疗和消炎作用，能改善阴道内环境、改善阴道血液循环以缓解局部充血，减少阴道分泌物，达到治疗炎症的作用。

【适应证】

适用于宫颈炎、阴道炎的局部治疗，经腹全子宫切除术或阴道手术前准备，腔内放射治疗后常规清洁冲洗等。

【物品准备】

橡胶垫1块，无菌会阴垫1张，无菌治疗巾1块，一次性手套，输液架，无菌干棉球、干纱布若干，灌洗筒，长130 cm带调节夹的橡胶管1根，灌洗头1个，弯盘1个，便盆1个，阴道窥器等。常用1∶5000高锰酸钾溶液、0.5％聚维酮碘溶液，滴虫性阴道炎用0.5％醋酸溶液，非特异性感染者用生理盐水，外阴阴道假丝酵母菌用2％～4％碳酸氢钠溶液。

【操作步骤】

（1）洗手，备齐用物放置于床边，向患者介绍会阴擦洗、冲洗的目的，取得患者配合，嘱患者排空膀胱，屏风遮挡，脱去一条裤腿，注意保暖，取膀胱截石位暴露外阴，臀下垫橡胶单，放置便盆。

（2）根据患者需要配制灌洗液500～1000 mL，将灌洗筒挂在床旁的输液架上，灌洗筒距床面的高度为60～70 cm，排空管内空气，试水温合适后备用。

（3）戴无菌手套，护士右手持灌洗头，开放调节夹，先冲洗外阴，然后用左手分开小阴唇将灌洗头沿阴道侧壁缓慢的插入阴道后穹隆部，边冲洗边在阴道内轻轻上下左右移动或用阴道窥器暴露宫颈后再灌洗，灌洗时转动阴道窥器，将宫颈、穹隆及阴道四壁皱褶冲洗干净。当冲洗液剩下100 mL时，抽出灌洗头，再次冲洗外阴部。扶患者起身坐在便盆上，使阴道内残留的液体流出。

（4）撤去便盆，用干纱布擦干外阴部并整理好床铺。

【护理要点】

（1）灌洗筒距床面的高度不超过70 cm，避免压力过大，药流速度过快导致停留时间太短而达不到治疗效果,同时易使液体或污物进入宫腔而导致感染。

(2)灌洗液温度以41～43℃为宜,温度过低使患者不舒服,过高容易引起烫伤。

(3)灌洗时动作轻柔,勿损伤阴道和宫颈组织。

(4)产后10日或妇产科手术2周后的患者,若合并感染、阴道伤口愈合不良等,可行低位灌洗,灌洗筒与床沿距离不宜超过30 cm,以免污物进入宫腔或损伤阴道伤口。

(5)月经期、产后10日内或人流术后宫颈内口未关闭、阴道出血者,宫颈癌有活动性出血者不宜行阴道灌洗,只做外阴擦洗。

(6)未婚女子可用导尿管灌洗阴道,不能使用阴道窥器。

 # 第三节　会阴湿热敷

【目的】

会阴湿热敷是利用热源和药物直接接触患区,改善局部血液循环,提高组织抵抗力,有利于减轻水肿和炎症。

【适应证】

适用于会阴水肿、血肿的吸收期,会阴伤口硬结及早期感染等患者。

【物品准备】

橡胶垫1块,无菌会阴垫1张,无菌治疗巾1块,棉布垫1块,无菌干棉球、干纱布若干,会阴擦洗盘1个,无菌镊子2把,带盖搪瓷缸1个。1∶5000高锰酸钾溶液或0.5%聚维酮碘溶液500 mL。医用凡士林,若干纱布浸泡在煮沸的50%硫酸镁溶液中备用。红外线灯或电热包、热水袋等。

【操作步骤】

(1)向患者介绍会阴湿热敷的目的,取得患者配合,嘱患者排空膀胱,屏风遮挡,脱去一条裤腿,注意保暖,取膀胱截石位暴露外阴。

(2)给患者臀下垫上无菌橡胶垫及会阴垫,先行外阴擦洗,清除外阴部污垢。

(3)先在热敷部位涂一层凡士林,盖上无菌纱布,再敷上41～48℃ 50%硫酸镁湿纱布,外盖棉布垫保温。一般3～5 min更换热敷纱布垫一次,也可以将热水袋或电热包放置于棉布垫外面保暖,或用红外线灯照射棉布垫,减少更换热敷纱布垫的次数。一次热敷15～30 min。

(4)热敷结束后,更换无菌治疗巾并整理好床铺。

【护理要点】

(1)热敷温度一般为41～48℃,注意防止烫伤,对术后、休克、昏迷等感觉不灵敏的患者要特别注意。

(2)热敷的面积是病损范围的2倍。

第四节　阴道或宫颈上药

【目的】

阴道或宫颈上药可使药物直接作用于局部炎症病变,促进炎症消退,有利于组织修复。

【适应证】

适用于各种阴道炎、宫颈炎或全子宫切除术后阴道残端炎症的治疗。

【物品准备】

阴道灌洗用品、无菌干棉球、长镊子、阴道窥器、药品、一次性无菌手套、喷雾器、无菌长棉签等。

【操作步骤】

嘱患者排空膀胱,仰卧于妇科治疗床上,取膀胱截石位,先行阴道灌洗,放置阴道窥器暴露宫颈后,用长镊子夹取无菌干棉球擦拭宫颈及阴道穹隆的炎性分泌物,使药物直接接触炎性组织以提高疗效。根据病情及药物性状的不同,采用以下方法。

1. 宫颈棉球上药　常用于宫颈炎伴有出血的治疗。常用药物有止血药、抗生素、消炎止血粉等。放置阴道窥器充分暴露宫颈,用长镊子夹持带有尾线的棉球浸蘸药物后塞压至宫颈病变处,随后将阴道窥器轻轻退出阴道,取出长镊子,以避免退出阴道窥器时将棉球带出或移动位置,将棉球尾线留在阴道口外。嘱患者于放药后12～24 h后自行牵拉尾线将棉球取出。

2. 放药法　常用于阴道炎、慢性宫颈炎的治疗。常用药物有制霉菌素、甲硝唑等片剂及栓剂。患者可在家自行放置。指导患者于睡前洗净双手或带无菌指套或无菌手套,用一手示指将药物推向阴道后壁直至示指完全伸入为止。放置好后则卧床休息,每晚一次,7～10次为一个疗程。

3. 喷洒法　常用于阴道炎的治疗。常用药物有磺胺嘧啶、土霉素等粉剂。用喷雾器喷洒粉状药物,使药物均匀分布在炎性组织表面上。

4. 涂擦法　常用于阴道炎、宫颈炎的治疗。所用药物包含非腐蚀性药物和腐蚀性药物,为膏体或液体的药物。

(1)非腐蚀性药物:用蘸有膏体或药液的棉球或长棉签涂擦阴道壁或宫颈。每天一次,7～10天为一个疗程。

(2)腐蚀性药物:适用于慢性宫颈炎宫颈糜烂增生型。常用药物有10%或20%铬酸溶液、20%～50%硝酸银溶液。将蘸有少许硝酸银溶液的长棉签涂遍宫颈的糜烂面,并插入宫颈管内约0.5 cm,稍后用生理盐水棉球擦去表面残留的药液,最后用干棉球吸干。每周一次,四次为一个疗程。用长棉签蘸铬酸溶液后涂于宫颈糜烂面,使局部呈黄褐色,再用长棉签蘸药液插入宫颈管内约0.5 cm,保留1 min后取出。每20～30天上药一次,直至糜烂面乳头完全光滑为止。

【护理要点】

(1)月经期或子宫出血者不宜从阴道给药。

（2）阴道片剂或栓剂最好在晚上或休息的时候上药,避免起床后脱出影响疗效。

（3）棉签上的棉花应捻紧,涂药时朝一个方向转动,避免棉签上的棉花脱落于阴道内。

（4）涂擦非腐蚀性药物时,应转动阴道窥器,使药物能涂满整个阴道壁。

（5）使用腐蚀性药物时,要注意保护阴道壁及宫颈正常组织。上药前应将纱布或干棉球垫于阴道后壁及阴道后穹隆,避免药液灼伤正常组织。

（6）给未婚女性上药时,禁止使用阴道窥器,可用长棉签涂擦或手指上药。

（7）用药期间禁止同房。

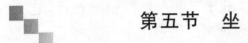

第五节　坐　浴

【目的】

坐浴是将患者的外阴直接浸泡于一定温度的药液内,通过水温及药液的作用,促进局部血液循环,增加抵抗力,减轻炎症与疼痛,使创面清洁,有利于组织修复。

【适应证】

（1）各种阴道炎、外阴炎、会阴切口愈合不良、子宫脱垂等。

（2）外阴、阴道手术及经阴道行手术的术前准备。

【物品准备】

（1）坐浴盆1个,坐浴盆内盛2000~3000 mL 药液、坐浴架1个、坐浴药液或药物、无菌纱布1块等。

（2）坐浴药液的配制

①滴虫性阴道炎:临床上常用1∶5000 高锰酸钾溶液、1%乳酸溶液、0.5%醋酸溶液等。

②外阴阴道假丝酵母菌病:一般用2%~4%碳酸氢钠溶液。

③萎缩性阴道炎:常用1%乳酸溶液、0.5%醋酸溶液。

④外阴炎及其他特异性阴道炎、外阴阴道手术术前准备:可选用1∶5000 高锰酸钾溶液、1∶1000苯扎溴铵溶液或中成药制剂,如洁尔阴溶液等。

【操作步骤】

1. 配制药液　根据病情配制2000~3000 mL 药液,将坐浴盆放置于坐浴架上。

2. 测试水温　热浴温度为41~43 ℃,温浴温度为35~37 ℃,冷浴温度为14~15 ℃,为防止烫伤,坐浴前用温度计调试好水温,无温度计时用手腕内侧测试水温。

3. 坐浴　患者全臀及外阴浸泡在药液中,一般持续20 min,坐浴完毕用无菌纱布将局部擦干。有伤口者则遵循无菌原则,坐浴结束后上药。

4. 整理用物　坐浴结束后撤去用物,协助患者上床休息。

【护理要点】

（1）月经期、人工流产后、产后或清宫术后等阴道流血期间禁止药物坐浴。

（2）药物坐浴不可长期使用,必须在临床医师的指导下进行,避免因长期坐浴导致菌群失调等并发症的发生。

（3）高锰酸钾遇高热会加速氧化,降低药效,因此配制时需用冷开水调制好后再加热至适当温度。同时要注意药液的浓度,浓度过高会导致黏膜烧伤,浓度过低则影响疗效。

（4）坐浴盆要注意专人专用,避免交叉感染。

（5）坐浴时注意室内温度,避免受凉。

（6）年老体弱患者坐浴时要注意安全,应有专人在旁看护,起立时注意扶持,防止直立性低血压、跌倒等意外发生。

 目 标 检 测

1. 阴道灌洗液的合适温度是（　　　）。

A. 31～33 ℃　　　　　　　　B. 34～36 ℃　　　　　　　　C. 41～43 ℃

D. 44～46 ℃　　　　　　　　E. 47～49 ℃

2. 阴道灌洗的适应证不包含（　　　）。

A. 滴虫性阴道炎　　　　　　　　　　　B. 老年性阴道炎

C. 外阴阴道假丝酵母菌病　　　　　　　D. 阴道出血者

E. 妇科手术前阴道准备

3. 指导滴虫性阴道炎患者进行会阴坐浴,下述不正确的是（　　　）。

A. 坐浴前应排空膀胱　　　　　　　　　B. 选用药物为 4‰碳酸氢钠溶液

C. 药液量约为 2000 mL　　　　　　　　D. 水温为 40 ℃

E. 浸泡 20～30 min

4. 阴道、宫颈上药的方法不包含（　　　）。

A. 人流术后填塞棉球　　　B. 药片放入法　　　　　　　C. 喷洒药粉法

D. 宫颈棉球上药　　　　　　E. 药膏涂擦法

5. 会阴热敷的温度为（　　　）。

A. 38～41 ℃　　　　　　　　B. 41～48 ℃　　　　　　　　C. 48～51 ℃

D. 51～58 ℃　　　　　　　　E. 60～64 ℃

6. 关于会阴擦洗错误的是（　　　）。

A. 患者取膀胱截石位暴露外阴

B. 按阴唇、阴阜、大腿内侧、会阴、肛门的顺序擦洗

C. 棉球由外向内擦洗 1～2 遍

D. 如会阴有伤口,应以伤口为中心向外擦洗

E. 勿使擦洗液流入阴道

7. 关于阴道、宫颈上药错误的是（　　　）。

A. 应用腐蚀性药物时,应主要保护好正常组织

B. 为未婚妇女上药时不宜用阴道窥器

C. 用药后禁止性生活

D. 患者可自行放置栓剂

E. 月经期也可继续行阴道上药治疗

8. 会阴热敷不适用于（　　　）。

A. 会阴部水肿　　　　　　　　B. 会阴血肿吸收期　　　　　　C. 会阴早期感染

D. 会阴伤口硬结　　　　　　　　E. 会阴部出血

9. 张女士,患滴虫性阴道炎,其准备在家用自助冲洗器灌洗阴道,护理人员应告知冲洗的醋酸溶液浓度为(　　)。

A. 0.5%　　　　B. 1%　　　　C. 2%　　　　D. 3%　　　　E. 4%

10. 会阴切口感染的一名产妇,需要做阴道灌洗,责任护士向产妇介绍阴道灌洗的目的、操作方法,请产妇复述,责任护士指出下列哪项陈述错误?(　　)

A. 常用于产后一周的产妇　　　　　　　B. 配制药液温度为 41～43 ℃

C. 可选用 1∶5000 高锰酸钾溶液　　　　D. 阴道灌洗有清洁、收敛和热疗的作用

E. 一次灌洗的药液量为 500～1000 mL

(熊晓莉)

第二十二章　产科常用手术配合与护理

第一节　会阴切开缝合术

会阴切开术是最常用的产科手术。其目的是减小分娩时会阴阻力,防止会阴严重裂伤。在妇科有时为阴道手术扩大视野而行会阴切开术。常用术式有会阴后-侧切开(图 22-1)和会阴正中切开两种。

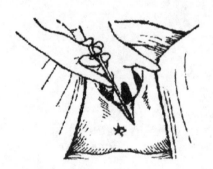

图 22-1　会阴后-侧切开

【适应证】

(1) 初产妇阴道助产需行产钳术、胎头吸引术、臀位助产术。

(2) 防止会阴严重裂伤,如初产妇会阴体较长、会阴部坚韧,胎儿较大等。

(3) 为缩短第二产程,如重度子痫前期需缩短第二产程者。

(4) 预防早产儿因会阴阻力而引起颅内出血。

【物品准备】

无菌会阴切开包 1 个,内有剪刀、20 mL 注射器、长穿刺针头、弯血管钳、巾钳、持针器、2 号圆针、治疗巾、纱布、1 号丝线、0 号肠线 1 根或 2/0 可吸收缝线 1 根,利多卡因 5 mL 等。

【麻醉方式】

通常采用阴部神经阻滞麻醉及局部皮下浸润麻醉。

【操作步骤】

(一) 会阴后-侧切开

1. 会阴切开　多选会阴左后-侧切开。冲洗、消毒会阴部并铺巾。麻醉起效后,右手持剪刀在会阴后联合正中偏左 0.5 cm 处向左下方,与正中线呈 45°角(会阴高度膨隆时,可为 60°～70°角)。于宫缩时剪开皮肤和黏膜,一般剪开 3～4 cm。注意阴道黏膜与皮肤切口长度应一致。然后用纱布压迫止血,必要时结扎小动脉止血。

2. 会阴缝合　胎盘娩出后检查阴道有无其他部位裂伤,阴道内填塞带尾纱布。检查会阴切口,寻找阴道黏膜顶端,用 0 号或 1 号肠线自切口顶端上方 0.5～1 cm 处开始连续褥式缝合阴道黏膜及黏膜下组织,至处女膜外缘打结。采用 2/0 可吸收缝线间断或连续缝合会阴部肌层、皮下组织,常规丝线缝合会阴皮肤(或皮内缝合)。缝合时应注意皮肤对合整齐、松紧适宜,不留死腔。

3. 肛门检查　缝合完毕取出阴道内带尾纱布,行肛门指诊,了解有无肠线穿过直肠黏膜及有无阴道后壁血肿。如发现此种情况,应立即拆除穿过直肠的缝线,重新缝合。

(二) 会阴正中切开

会阴正中切开切口不超过 2～3 cm,出血少,易缝合,但会阴正中切开切口有可能下延撕裂肛门括约肌,造成会阴Ⅲ度裂伤,故不主张应用,目前多采用会阴后-侧切开术。

【护理配合】

1. 术前护理

(1) 向产妇讲清会阴切开术的目的是缩短第二产程,或是避免阴道及会阴裂伤,取得产妇积极配合,做好术前准备。

(2) 密切观察产程进展,协助医师掌握会阴切开的时机。

2. 术中配合

(1) 指导产妇正确运用腹压,使胎儿经阴道顺利娩出。

(2) 给手术者提供会阴切开所需要的器械、药物等。

3. 术后护理

(1) 术后嘱产妇健侧卧位,在产房观察 2 h,无异常则可送回休养室。

(2) 注意观察会阴切口有无渗血、红肿、硬结及脓性分泌物,若有异常及时通知医生处理。

(3) 会阴切口肿胀伴明显疼痛时,选用 50%硫酸镁溶液湿热敷或 95%乙醇溶液湿敷,配合切口局部理疗,有利于切口愈合。

(4) 会阴切开术后 3～5 天拆线。

(5) 保持外阴部清洁、干燥,及时更换会阴垫,每天进行会阴冲洗 2 次,排便后及时清洗会阴。

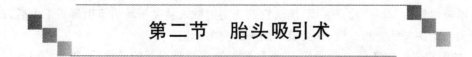

第二节　胎头吸引术

胎头吸引术是将胎头吸引器(图 22-2)置于胎头,形成一定负压后吸住胎头,通过牵引协助胎儿娩出的一种助产手术。此方法操作简单,但对胎头行负压吸引可能发生胎儿颅脑损伤,因此必须严格掌握适应证和条件。

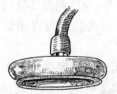 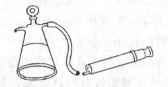

(a)金属扁圆形胎头吸引器　(b)金属直形空筒胎头吸引器　(c)牛角形空筒胎头吸引器

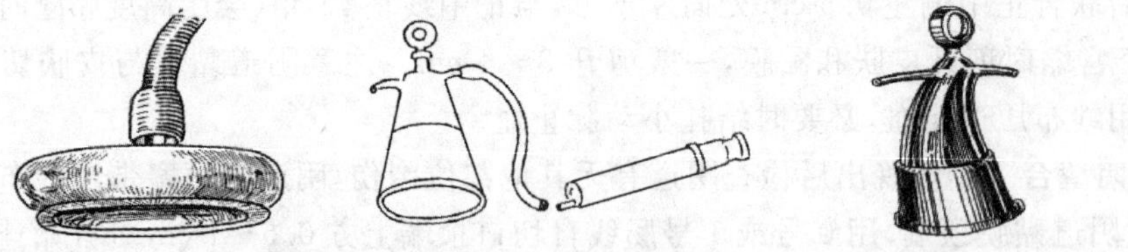

图 22-2　常用的胎头吸引器

【适应证】

(1) 产妇患心脏病、子痫前期等需缩短第二产程者。

(2) 宫缩乏力致第二产程延长,或胎头拨露达 30 min,胎儿仍不能娩出者。

(3) 有剖宫产史或子宫有瘢痕,不宜过分屏气用力者。

(4) 持续性枕后位或枕横位需做胎头内旋转并牵引胎头助产者。

(5) 胎儿窘迫需尽快娩出胎儿且具备由阴道娩出条件者。

【必备条件】

(1) 头盆相称。

(2) 活胎、顶先露。

(3) 胎头双顶径已达坐骨棘水平以下。

(4) 宫颈口开全且胎膜已破。

【禁忌证】

(1) 严重头盆不称、面先露、产道阻塞、尿瘘修补术后等,不能或不宜经阴道分娩者。

(2) 宫口未开全或胎膜未破者。

(3) 胎头位置高,未达阴道口者。

【物品准备】

胎头吸引器 1 个,50 mL 注射器 1 副,血管钳 2 把,治疗巾 2 张,纱布若干,一次性吸引管 1 根,吸氧面罩 1 个,供氧设备,新生儿吸引器,抢救药品等。

【操作方法】

1. 体位　产妇取膀胱截石位,导尿,外阴冲洗、消毒、铺巾。

2. 会阴后-侧切开　初产妇会阴体较长或会阴部坚韧者,应先行会阴切开术。

3. 放置吸引器　术者左手分开两侧小阴唇,并以示指、中指两指撑开阴道后壁,右手持涂以润滑剂的吸引器头端,沿阴道后壁缓慢滑入,示指、中指两指掌面向外拨开阴道右侧壁,使吸引器头端侧缘滑入阴道内,继而手指转向上撑起阴道前壁,使吸引器头端上缘滑入阴道,最后右手示指、中指两指撑开阴道左侧壁,使吸引器头端完全滑入阴道内并与胎头顶端紧贴。用右手示指沿吸引器头端周边检查一周,确认宫颈和阴道壁未被夹于胎头吸引器头端内后,调整吸引器横柄与胎头矢状缝相一致,作为旋转胎头方向的标记。

4. 抽吸空气形成负压　助手用 50 mL 注射器连接吸引器的橡皮管,抽出空气 150～180 mL,即用血管钳钳夹橡皮管。

5. 牵引　宫缩时,顺产轴方向,按分娩机转使胎头俯屈、仰伸娩出。如为枕后位或枕横位,可边旋转边牵引。同时注意指导产妇屏气用力,并保护好会阴。

6. 取下吸引器　胎头娩出后即可松开止血钳,解除负压,取下吸引器,协助胎肩及胎体娩出。

【护理配合】

1. 术前护理 术前向产妇讲解胎头吸引术助产的目的及方法,取得产妇的积极配合。

2. 术中配合

(1) 牵拉胎头吸引器前,检查吸引器有无漏气。吸引器负压要适当,压力过大容易使胎儿头皮受损,压力不足则容易滑脱。若发生滑脱,虽可重新放置,但不应超过 2 次,否则应改行剖宫产术。

(2) 牵引时间不应超过 20 min。

3. 术后护理

(1) 术后仔细检查软产道,有撕裂伤应立即缝合。

(2) 做好新生儿护理:①密切观察新生儿头皮产瘤大小、位置,有无头皮血肿及头皮损伤的发生,以便及时处理。②注意观察新生儿面色、反应、肌张力等,警惕发生颅内出血,做好新生儿抢救准备。③新生儿静卧 24 h,避免搬动,出生后 3 天内禁止沐浴。④给予新生儿维生素 K_1 10 mg 肌内注射,防止颅内出血。

第三节 产 钳 术

产钳术是指使用产钳牵引胎头帮助胎儿娩出的手术。根据放置产钳时胎头在盆腔内位置的高低分为出口、低位、中位、高位产钳四种。产钳由左、右两叶组成,每叶分为钳叶、钳胫、钳锁扣和钳柄四部分(图 22-3)。

【适应证】

(1) 同胎头吸引术。

(2) 胎头吸引术因阻力较大而失败者。

(3) 臀位分娩胎头后出困难者。

图 22-3 产钳

【禁忌证】

(1) 同胎头吸引术。

(2) 胎头颅骨最低点在坐骨棘水平或以上,有明显头盆不称者。

(3) 确定为死胎、胎儿畸形者,应行穿颅术,避免损伤产妇软产道。

【物品准备】

会阴切开包 1 个,无菌产钳,吸氧面罩,麻醉药,抢救药品等。

【操作方法】

1. 会阴后-侧切开 产妇取膀胱截石位,导尿,常规外阴消毒,铺巾,阴道检查明确胎位及施术条件。放置产钳前多行左侧会阴后-侧切开术。

2. 放置产钳 以枕前位为例。术者左手持产钳左叶钳柄,将左叶沿右手掌面伸入手掌与胎头之间,将钳叶置于胎头左侧,钳叶及钳柄与地面平行,由助手持钳柄固定。右手持产钳右叶钳柄,在左手引导下将钳叶引导至胎头右侧,达左叶产钳对应位置。产钳放置好后,检查钳叶与胎头之间有无软组织及脐带夹入,胎头矢状缝是否在两钳叶正中。

3. 产钳合拢 产钳右叶在上,左叶在下,两钳叶柄平行交叉,扣合锁住,钳柄对合。宫缩间隙略微放松钳锁。

4. 牵拉产钳 宫缩时术者向外、向下缓慢牵拉产钳,然后再平行牵拉。当胎头着冠将钳柄上提,使胎头仰伸娩出。

5. 取下产钳 当胎头双顶径越过骨盆出口时,应松开产钳,先取下产钳右叶,再取出产钳左叶,然后按分娩机转娩出胎体。

6. 检查 术后常规检查宫颈、阴道壁及会阴切口,并予以缝合。

【护理配合】

1. 术前护理 术前明确胎位,检查产钳是否完好。向产妇及家属说明行产钳术的目的,指导产妇正确运用腹压,缓解其紧张情绪。

2. 术中配合 注意观察产妇宫缩及胎心变化,并根据需要给产妇吸氧或补充能量。

3. 术后护理 注意检查新生儿有无产伤,产妇宫缩、阴道流血、会阴切口及排尿等情况。新生儿护理同胎头吸引术。

第四节 剖 宫 产 术

剖宫产术是经腹壁切开子宫取出胎儿及其附属物的手术。主要用于不能经阴道分娩或若经阴道分娩将给母儿带来危害的产妇。手术应用恰当能使产妇转危为安,但也存在出血、感染和脏器损伤的危险,故决定行剖宫产术应慎重。主要术式有子宫下段剖宫产、子宫体部剖宫产和腹膜外剖宫产三种。

【适应证】

1. 产道异常 如骨盆狭窄、头盆不称、畸形骨盆、产道阻塞等。

2. 胎儿异常 如横位、颏后位、初产妇臀位、巨大胎儿、胎儿窘迫等。

3. 产力异常 如宫缩乏力经处理无效者。

4. 异常妊娠 如重度妊娠期高血压疾病治疗无效者、前置胎盘、胎盘早剥等。

5. 子宫异常 如有前次剖宫产史、瘢痕子宫、先兆子宫破裂者。

6. 盼子心切 如高龄初产妇、多年不育、多次难产无胎儿存活者。

【禁忌证】

(1)具备阴道分娩条件者。

(2)死胎及胎儿畸形。

【物品准备】

剖宫产手术包1个,新生儿抢救用物等。

【麻醉】

以连续硬膜外麻醉为主,也可采用局麻或全麻。

【手术方式】

1. 子宫下段剖宫产术 此术式切口愈合好,盆腔组织粘连少,再次妊娠子宫破裂机会少,被临床广泛应用。

（1）切开腹壁及探查：常规消毒、铺巾。切口取下腹正中切口或下型横切口，长为 12～14 cm，打开腹壁及腹膜腔。

（2）剪开腹膜反折：弧形切开子宫下段的膀胱腹膜反折，分离并下推膀胱，暴露子宫下段。

（3）切开子宫：在子宫下段前壁正中做一小横切口，用两示指向左、右两侧钝性撕开切口约 10 cm。

（4）娩出胎儿：刺破胎膜后吸净羊水，一手入宫腔达胎头下方，将胎头托起，另一手在宫底加压，两手协助将胎头娩出，随之胎体娩出，断脐后交助手处理。

（5）娩出胎盘：向宫体注缩宫素，等待胎盘剥离娩出，出血量多者可徒手剥离。

（6）缝合子宫及关腹：缝合子宫切口及腹膜反折，清理腹腔，清点敷料及器械无误，缝合腹壁各层直至皮肤。

2. 子宫体部剖宫产术　　在子宫体部正中做纵形切口，长约 10 cm，刺破胎膜，取出胎儿及胎盘、胎膜。缝合子宫切口。此法虽易掌握，但术中出血多，切口容易与大网膜、腹壁腹膜粘连，再次妊娠易发生子宫破裂，仅适用于急于娩出胎儿或胎盘前置不能做子宫下段剖宫产术者。

3. 腹膜外剖宫产术　　利用解剖特点，于腹膜外切开子宫下段，取出胎儿及胎盘、胎膜的手术。此术式虽较复杂，但因不进入腹腔，术后肠蠕动恢复快。产妇不需严格禁食，身体恢复快。该术式可明显减少剖宫产术后腹腔感染的危险，对宫腔有感染者尤为适用。

【护理配合】

1. 术前准备

（1）告知产妇剖宫产术的目的，耐心解答有关疑问，缓解其焦虑情绪。

（2）做好备皮、皮试、输血等术前准备。

（3）手术当天清晨禁食，留置导尿管。

（4）密切监测胎心变化，做好新生儿抢救准备。

2. 术中配合　　密切观察并记录产妇的生命体征。如因胎头入盆太深取胎头困难，助手应在台下戴消毒手套自阴道向上推胎头，以利胎头顺利娩出。

3. 术后护理　　在腹部手术后常规护理及产褥期妇女护理的基础上，还应注意以下几点。

（1）观察产妇宫缩及阴道流血状况。

（2）留置导尿管 24 h，拔管后注意能否自行排尿。

（3）鼓励产妇尽早下床活动，根据肠道功能恢复状况，指导产妇进食。

（4）酌情补充液体 2～3 天，遵医嘱应用抗生素预防感染。

【健康教育】

（1）摄取营养丰富的食物，有利于体力恢复。

（2）鼓励符合母乳喂养条件的产妇坚持母乳喂养。

（3）做产后保健操，促进骨骼肌及腹肌张力恢复，避免腹部皮肤过度松弛。

（4）指导产妇采取避孕措施，至少应避孕 2 年。

（5）产后 42 天回医院做产后健康检查。

第五节　人工剥离胎盘术

人工剥离胎盘术是指胎儿娩出后,术者用手剥离并取出滞留于宫腔内胎盘的手术。

【适应证】

(1) 胎儿娩出后,胎盘部分剥离引起子宫大量出血,经按摩宫底或用缩宫素等处理,胎盘不能完全娩出者。

(2) 胎儿娩出后 30 min,胎盘尚未剥离娩出者。

【禁忌证】

植入性胎盘。

【物品准备】

无菌手套 1 副,导尿管 1 根,无齿长镊 2 把,5 mL 注射器 2 副,干棉球及棉签若干等。

【麻醉】

通常不需麻醉,可适量给予镇静剂。当宫颈内口较紧、手不能进入宫腔时,可肌内注射阿托品 0.5 mg 及哌替啶 50 mg,也可用乙醚麻醉。

【操作方法】

1. 体位　产妇取膀胱截石位,导尿,重新消毒外阴,术者更换无菌手套。

2. 剥离胎盘　术者一手五指并拢呈圆锥形沿脐带进入宫腔,宫腔内的手找到胎盘边缘,手背紧贴子宫壁,以手掌的尺侧缘慢慢从胎盘边缘部进入中心部,使胎盘与子宫壁分离,另一手在腹部按压宫底。严格执行无菌操作规程,动作应轻柔,禁忌用手指抓取。

3. 取出胎盘　待整个胎盘剥离后,以手掌将胎盘取出。取出后立即肌内注射缩宫素。

【护理配合】

1. 术前护理

(1) 应向产妇说明行人工胎盘剥离术的目的,取得产妇积极配合,缓解其紧张情绪。

(2) 注意产妇一般情况,备血,如失血多,应迅速输血。

2. 术中配合

(1) 密切观察产妇的生命体征。

(2) 认真检查取出的胎盘、胎膜是否完整。

3. 术后护理

(1) 剥离胎盘后注意观察宫缩及阴道流血,宫缩不佳时应及时按摩子宫并遵医嘱注射缩宫素。

(2) 术后注意观察有无异常,应用抗生素预防感染。

第六节   臀牵引术

胎儿先露部为臀,由人工牵引协助娩出的方式称臀牵引术。此术因造成胎儿产伤率及死亡率较高,仅于臀位临产遇危急状况、无法在短时间内剖宫取出胎儿时使用。

【适应证】

(1) 单臀先露或混合臀先露,胎儿体重在 3500 g 以下者。

(2) 臀位宫口已开全,胎儿存活者。

(3) 胎儿窒息、脐带脱垂等需要紧急抢救胎儿时。

(4) 内倒转术后,急需娩出胎儿者。

【禁忌证】

(1) 骨盆异常者:扁平骨盆、畸形骨盆者等。

(2) 胎儿过大者:估计胎儿体重超过 3500 g 以上者。

(3) 宫口未开全者。

(4) 足先露者。

【物品准备】

产包 1 个、新生儿抢救用物等。

【操作方述】

1. 体位   取膀胱截石位,导尿,常规消毒、铺巾。

2. 阴道检查   了解产道有无畸形,宫颈是否开全,臀位的类型,先露部下降的情况。

3. 会阴切开   术前常规行会阴切开术。

4. 下肢及臀部娩出   混合臀先露时,待胎臀娩出后,术者以治疗巾包裹胎臀,双手拇指放于胎儿骶部,其余四指握住胎儿髋部,向下牵引使胎儿、胎臀及胎肩相继娩出。握髋时,切勿挤压胎腹,以免损伤胎儿腹腔器官。单臀先露时,术者用双手示指钩住胎儿双侧腹股沟牵引,使胎臀粗隆间径经过骨盆出口前后径娩出,下肢随胎臀逐渐娩出。

5. 胎肩及上肢的娩出   术者在继续向下牵引的同时将胎背转向侧方,使胎儿双肩径通过骨盆出口前后径,并用下列方法之一娩出胎肩及上肢。

(1) 旋转胎体法(以骶右前为例):术者双手握住胎儿髋部,将胎体向逆时针方向旋转、牵引,使前胎肩及前臂自耻骨弓下娩出,再将胎体向顺时针方向旋转,将另一肩及上肢娩出。

(2) 滑脱法:手术者双手握住胎儿双足,向前上方提起,使后肩显露于会阴部,左手示指、中指伸入阴道内,按压后上肢肘部,使之自胎儿前胸滑出,然后将胎体放低,前肩及上肢自耻骨弓下方娩出。

6. 胎头娩出   当胎肩及上肢全部娩出后,将胎背转向前方,使胎体俯卧于术者左前臂上,同时左手中指伸入胎儿口内,示指与环指分别扶于胎儿颌骨上,右手中指压低胎儿枕骨使胎头俯屈,示指与环指置于胎儿两锁骨上(切勿放于锁骨上窝,避免损伤臂上神经丛),术者两手协作,向下牵拉,使胎儿下颌、面部相继娩出。

【护理配合】

1. 术前护理 倾听产妇叙述,耐心解答疑问,指导产妇采取正确的应对方式,使产妇能知情配合。

2. 术中配合

(1) 臀位牵引过程中必须按臀位分娩机制进行。牵引时要用力均匀,防止胎儿损伤。

(2) 脐带娩出后,必须在 8 min 内娩出胎儿,以免脐带受压时间过长导致胎儿窒息。

3. 术后护理

(1) 严密观察宫缩情况,如果宫缩不好应立即按摩子宫,刺激宫缩,再用缩宫素,避免产后出血。

(2) 保持外阴清洁,左侧会阴侧切者嘱产妇取右侧卧位,以避免恶露浸渍伤口诱发感染。每天外阴擦洗 2 次,保持外阴干燥、爽洁。

【健康教育】

(1) 出院后取健侧卧位休息,避免仰卧导致子宫后倾。

(2) 产后 6 周回院复查。

(3) 指导避孕措施。

目标检测

1. 用胎头吸引术助产时,全部牵引时间不宜超过(   )。

A. 5 min   B. 10 min   C. 15 min   D. 20 min   E. 30 min

2. 剖宫产的适应证不包括(   )。

A. 妊娠合并糖尿病   B. 骨盆狭窄   C. 巨大儿

D. 前置胎盘   E. 妊娠合并心脏病

3. 某产妇,32 岁。自然分娩一男婴,30 min 后,胎盘未娩出,发现因子宫狭窄环所致的胎盘嵌顿,正确的处理措施是(   )。

A. 牵拉脐带,协助胎盘娩出   B. 徒手伸入宫腔剥离胎盘

C. 用刮匙取出残留胎盘   D. 按压宫底,协助胎盘娩出

E. 使用麻醉药后,用手取出胎盘

4. 患者,女,初产妇。胎膜早破超过 3 天,原发性宫缩乏力,宫口扩张缓慢,体温连续 2 次 38 ℃以上,宫缩间歇宫底压痛明显,疑有宫内感染,拟行剖宫产术。适宜的剖宫产手术方式是(   )。

A. 子宫体剖宫产术   B. 腹膜外剖宫产术   C. 子宫下段剖宫产术

D. 子宫底部剖宫产术   E. 经典式剖宫产术

5. 会阴切开缝合术后,护士指导产妇宜采取的体位是(   )。

A. 平卧位   B. 半坐卧位   C. 健侧卧位   D. 伤口侧卧位   E. 俯卧位

(6～7 题共用题干)

患者,女,30 岁。G_2P_1,会阴侧切阴道分娩后第 2 天,主诉伤口肿胀、疼痛。查体:伤口红肿、无脓性分泌物、无渗血。

6. 应指导采取哪种体位最恰当?(   )

A. 平卧位   B. 俯卧位   C. 半坐卧位   D. 伤口侧卧位   E. 健侧卧位

7. 下列不宜采取的护理措施是(　　)。

A. 会阴擦洗　　　　　　　　B. 50%硫酸镁会阴局部湿热敷　C. 红外线局部照射

D. 高锰酸钾坐浴　　　　　　E. 紫外线局部照射

(8～9 题共用题干)

患者,女,26 岁。剖宫产术后第 6 天,明天出院,现为其进行出院前健康指导。

8. 常规产后到医院健康检查的时间是(　　)。

A. 产后 1 个月　　　　　　　B. 产后 6 周　　　　　　　C. 产后 2 个月

D. 产后 100 天　　　　　　　E. 产后半年

9. 护士交代产妇至少应避孕几年?(　　)

A. 半年　　　　B. 1 年　　　　C. 2 年　　　　D. 3 年　　　　E. 4 年

(黄　琴)

参考答案

Answers

第一章

1. D 2. B

第二章

1. B 2. A 3. B 4. B 5. E 6. A 7. B 8. A 9. B 10. B
11. C 12. E 13. C 14. A 15. A 16. C 17. E 18. A 19. E

第三章

1. B 2. D 3. E 4. E 5. A 6. B 7. A 8. C 9. A 10. C
11. E 12. B 13. A 14. E 15. B 16. C 17. A 18. A 19. D

第四章

1. A 2. E 3. C 4. B 5. A 6. C 7. D 8. D 9. B 10. B
11. D 12. C 13. C 14. B 15. B 16. B 17. D 18. A 19. E 20. E

第五章

1. B 2. D 3. C 4. C 5. E 6. D 7. B 8. E 9. A 10. C
11. A 12. E 13. E 14. D 15. A

第六章

1. C 2. B 3. B 4. D 5. B 6. A 7. A 8. C 9. B 10. B 11. A 12. B
13. A 14. A 15. D 16. D 17. D 18. B 19. D 20. C 21. A 22. E

第七章

1. C　2. B　3. E　4. E　5. E　6. B

第八章

1. E　2. B　3. C　4. E　5. C　6. E　7. C　8. D　9. C　10. B
11. D　12. E　13. D　14. A　15. B　16. C　17. A　18. D

第九章

1. C　2. A　3. A　4. C　5. E　6. C　7. E　8. B　9. D　10. B
11. D　12. E　13. C　14. E　15. D　16. E　17. B　18. B　19. C　20. A
21. C　22. C　23. B　24. D　25. B　26. C　27. E

第十章

1. C　2. E　3. B　4. D　5. D　6. B　7. D　8. D　9. E　10. D
11. B　12. D　13. B　14. C　15. C

第十一章

1. D　2. E　3. C　4. E　5. E　6. C　7. B　8. A　9. C　10. D

第十二章

1. D　2. C　3. D　4. E　5. B　6. B　7. E

第十三章

1. C　2. E　3. D　4. A　5. D　6. D　7. A　8. E　9. E　10. A
11. A　12. D　13. D　14. E

第十四章

1. C　2. B　3. B　4. B　5. D　6. B　7. E

第十五章

1. A 2. B 3. B 4. C 5. C 6. D 7. A 8. A 9. B 10. C
11. E 12. C 13. D 14. D 15. E 16. C 17. D 18. B 19. B 20. A

第十六章

1. C 2. C 3. D 4. B 5. B 6. A 7. C 8. D 9. B 10. C

第十七章

1. A 2. C 3. C 4. B 5. D 6. E 7. D 8. C 9. B 10. B
11. B 12. D 13. B 14. D 15. C 16. C 17. E 18. C 19. A

第十八章

1. D 2. D 3. E 4. A 5. C 6. A 7. D 8. C 9. C

第十九章

1. B 2. C 3. C 4. A 5. D 6. A 7. A 8. D 9. D 10. D
11. B 12. D 13. E 14. A 15. B

第二十章

1. C 2. A 3. D 4. B 5. A 6. B 7. D 8. B 9. E 10. B 11. C 12. A

第二十一章

1. C 2. D 3. B 4. A 5. B 6. C 7. E 8. E 9. A 10. A

第二十二章

1. D 2. A 3. E 4. B 5. C 6. E 7. D 8. B 9. C

References | 参考文献

[1] 郑修霞.妇产科护理学[M].5 版.北京:人民卫生出版社,2012.

[2] 潘洁,王莉杰.妇产科护理学[M].南昌:江西科学技术出版社,2013.

[3] 谢幸,苟文丽.妇产科学[M].8 版.北京:人民卫生出版社,2013.

[4] 罗先武,王冉.2017 护士执业资格考试轻松过[M].北京:人民卫生出版社,2016.

[5] 全国护士执业资格考试用书编写专家委员会.2017 全国护士执业资格考试指导要点精编[M].北京:人民卫生出版社,2016.

[6] 周立蓉,熊晓美.妇产科护理学[M].2 版.西安:第四军医大学出版社,2012.

[7] 王娅莉.妇产科护理学[M].北京:高等教育出版社,2009.

[8] 郑修霞.妇产科护理学[M].3 版.北京:北京大学医学出版社,2014.

[9] 邓开玉,林新容.妇产科护理学[M].2 版.北京:北京大学医学出版社,2015.

[10] 茅清,李丽琼.妇产科学[M].7 版.北京:人民卫生出版社,2014.

[11] 李晓琳,王炜振.妇产科护理学学习指南与习题集[M].北京:北京大学医学出版社,2013.